中西医整合
肿瘤学理论与实践
——跟师国医大师周岱翰心得

主 编 王雄文

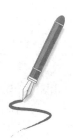

全国百佳图书出版单位
中国中医药出版社
·北 京·

图书在版编目（CIP）数据

中西医整合肿瘤学理论与实践：跟师国医大师周岱翰
心得 / 王雄文主编 . —北京：中国中医药出版社，
2022.6
ISBN 978-7-5132-7501-9

Ⅰ.①中… Ⅱ.①王… Ⅲ.①肿瘤—中西医结合—
诊疗 Ⅳ.① R73

中国版本图书馆 CIP 数据核字（2022）第 042283 号

中国中医药出版社出版

北京经济技术开发区科创十三街 31 号院二区 8 号楼
邮政编码　100176
传真　010-64405721
三河市同力彩印有限公司印刷
各地新华书店经销

开本 710×1000　1/16　印张 17.25　字数 271 千字
2022 年 6 月第 1 版　2022 年 6 月第 1 次印刷
书号　ISBN 978-7-5132-7501-9

定价　68.00 元
网址　www.cptcm.com

服 务 热 线　010-64405510
购 书 热 线　010-89535836
维 权 打 假　010-64405753

微信服务号　zgzyycbs
微商城网址　https://kdt.im/LIdUGr
官 方 微 博　http://e.weibo.com/cptcm
天猫旗舰店网址　https://zgzyycbs.tmall.com

如有印装质量问题请与本社出版部联系（010-64405510）

《中西医整合肿瘤学理论与实践》
编委会

自 序

　　恶性肿瘤是全球重大公共卫生问题之一，严重威胁人类健康，具有很高的发病率和死亡率。国际癌症研究机构（IARC）发布的《全球癌症2020》显示，2020年全球癌症病例已升至1930万，癌症死亡人数已升至1000万。IARC估计全球范围内1/5的人在一生中罹患癌症，约有1/8男性和1/11女性因癌症死亡。2015年中国肿瘤登记数据显示，我国恶性肿瘤新发病例约392.9万，恶性肿瘤死亡病例约233.8万，全国平均每天大约10764人被诊断为癌症。恶性肿瘤发病率前十位依次是肺癌、胃癌、结直肠癌、肝癌、乳腺癌、食管癌、甲状腺癌、子宫颈癌、脑瘤、胰腺癌，占全部恶性肿瘤的77%。恶性肿瘤疾病发病率逐年增高、晚期难治愈、死亡率高、并发症多，在部分民众中产生"谈癌色变"的恐惧心理。防治恶性肿瘤是我们面临的巨大挑战，已成为国内外医学界高度关注的重要课题。近年来中西医结合防治恶性肿瘤取得了诸多进展。

　　传统中医药学体系基于（原始）系统论构建，而现代医学体系基于分析还原论构建。历经几十年的迅速发展，对恶性肿瘤的流行病学特点、病理生理学机制、分子分型、大样本临床随机对照试验等方面的研究都有所进展。在诊断方面，彩超、CT、磁共振、PET/CT、影像组学、液体活检、基因检测、大数据人工智能辅助诊断等技术让恶性肿瘤的诊断越发精确；在治疗方面，开放式手术、腔镜手术、机器人手术、血管介入、精准放疗、微波与射频热消融、氩氦冷冻消融、化疗、分子靶向治疗、免疫治疗等疗法也在科学技术进步和循证医学证据的支持下形成了精准医学治疗体系。中医学"整体观念"及"带瘤生存"理念已经受到业界的认可，中医学整体观念、辨证论治与西医学基于指南的综合治疗、分期治疗理念相结合，综合应用中医药内服外治以及西医药各种扶正祛邪手段是中西医整合肿瘤学临床实践的一以贯之的思路和方法。然而，如何从理论体系及临床实践整合中西医依然颇有争议。

笔者先后获得湖北中医学院（今湖北中医药大学）中医学学士、中山医科大学（今中山大学中山医学院）中西医结合临床硕士、第一军医大学（今南方医科大学）肿瘤专业博士学位，并有幸获国家中医药管理局第四批名老中医师带徒项目批准成为中医肿瘤学泰斗国医大师周岱翰教授学术经验继承人，系统学习了中医学、中西医结合、西医学三个学科体系。学中习西三十余载，深刻体会到中西医理论体系各自的优势与不足，体会到中西医理论体系巨大的差异及殊途同归的趋势，体会到中西医整合诊治疾病的优势互补。

本书分上下两篇探讨中西医整合肿瘤学的理论与实践，上篇"学中习西三十载理论心悟"探讨中医哲学思维、整体观念、辨证论治、藏象学说、治病求本、治未病、扶正祛邪、标本缓急、中医预后观、中西医整合等理念的内涵，以及这些中医理念与西医学的表观遗传学、自稳态调控机制、精准医学、生物 - 心理 - 社会医学模式、肿瘤微环境等研究进展构建的西医学体系的异同，构建中医战略指导中西医整合战术并动态评估与调整的恶性肿瘤诊疗要点及路径。下篇"学中习西三十载实践与医案"将上篇的中西医整合理论运用于临床实践，记录并分析典型案例，探讨多疗程扶正祛邪治则及相应中西医整合方案优化组合的临床应用。

本书在编写过程中，得到了国医大师周岱翰教授的指导及国内外诸多专家学者的支持和帮助，参考了国内外同行的临床与科研成果。值此书稿付梓之际，谨向诸位良师和同道表示衷心的感谢。我们的编写工作难免有不足之处，恳请前辈、同仁、广大读者提出宝贵意见和建议，以便再版时修订提高。

王雄文

2022年2月9日

目 录

下篇　学中习西三十载实践与医案

上 篇

学中习西三十载理论心悟

一、初识"中"医

1."道法自然"——大道至简的中医哲学思维

中医学的孕育、形成及发展过程必然携带着中华文化的基因，她不仅是一门医学，也是中华哲学与文化传承的载体。哲学是文化的中枢，哲学亦是医学的顶层设计，而学界中素有《易经》为"群经之首""大道之源"的说法，儒家尊之为"六经之首"，道家奉之为"三玄之冠"，故中华哲学的源头多认为当为《易经》，中医学亦深受《易经》的影响。在众多受《易经》启发的思想家中，老子将其描述天地万物运行规律的卦象符号凝练成哲学概念"道"，并在《道德经》中提出"道法自然"，其含义为"以辅万物之自然而不敢为"，是影响并指导中医学最主要的核心哲学思想之一。古希腊哲学家亚里士多德认为，"自然"是指事物本身固有的、是其所是的根据和自身活动的内部根源，即指事物自身所具有的本性。"辅万物之自然"即指遵从事物发展的自身趋势，"不敢为"指不过多地人为干预。这种顺应自然的哲学观指导和影响了中医养生观与治疗学，是中医学的特色，也是有别于西医学的主要特征之一，孕育了中医学天人合一的整体观念。

（1）道法自然的养生观

《吕氏春秋》认为中医学是"生生之道"，第一个"生"是动词，第二个"生"是名词，为生命、生机之意。中医养生学不仅汇集了我国历代劳动人民防病健身的实践和智慧，也融合了儒、佛、道、法等各家的思想精华，是中医学体系中最具特色的部分。养生，也称摄生，是中国哲学永恒的话题之一，《周易·系辞》云"夫大人者，与天地合其德，与日月合其明，与四时合其序"，提出了师法自然的准则。"道法自然"包含了"天人合一""形神合一"的思想，即顺自然、形神兼修的养生法则。《黄帝内经》（下简称《内经》）作为中医学理论体系的奠基，明确提出"虚邪贼风，避之有时"，"春夏养阳，秋冬养阴"，"食饮有节，起居有常，不妄作劳，形与神俱"，"恬淡虚无，真气从之，精神内守，病安从来"等有关防御外邪入侵、顺应四时变化调摄、规律日常饮食起居、少私寡欲等顺应自然、形神共调的养生方法。

养生与食疗是不可分割的，唐代医家孙思邈在其著作《备急千金要方·食治篇》中讲"夫为医者，当须先洞晓病源，知其所犯，以食治之，食疗不愈，然后命药"，提倡养生祛病先用食物调治，不效再行药物干预的观点。中医养生观体现了主动预防、积极养生的理念，不仅对西医学三级预防有启蒙作用，也为一级预防提供了理论指导和具体的实施手段，体现了中医学的先进性、前瞻性。

（2）道法自然的治疗观

"有病不治，常得中医"的自愈模式

"有病不治，常得中医"出自《汉书·艺文志》，意思是生病后顺其自然、不去干预，可以达到中等医生的水平，可见中医学很早就意识到机体具有自我恢复与调节机制。中医学认为天人相应，人体阴阳与大自然阴阳的升降转化活动是相对应的，人体实现疾病的自愈也与天之阳加于人增强正气，从而使某些邪气尚浅的疾患在一定的时间出现自解相关。《伤寒论》论述六经病时提到了各自的自解时间，如"太阳病，欲解时，从巳至未上"等。西医学认为人是典型的自组织系统，具有通过内部生理的调节达到维护平衡和治愈疾病的自我调节、自我康复的能力，这是机体防御能力、损伤修复能力、应激能力及免疫系统、内分泌系统等协调的结果，与中医学基于整体观念的包括五脏六腑阴阳自和、五行亢害承制等内在自愈机制的理论是一致的。《伤寒论》六经病各篇、霍乱病篇有诸多关于自愈的条文，其相关文字表述有"必自愈""必愈""愈""欲愈""解""欲解"等，如《伤寒论》第58条云："凡病，若发汗，若吐，若下，若亡血、亡津液，阴阳自和者，必自愈。"一般延伸理解为若邪气尚浅，正气初损，机体通过自我调节以祛邪外出可达到"阴阳自和"而自

愈。"有病不治，常得中医"，寓意中医认为疾病从本质上是自愈而非治愈的，所谓"上医之道"是指医者要顺应自然之道、顺应患者自愈的能力和节律，审察病机、因势利导联合养生导引及食疗等手段，促其恢复"阴阳自和"的健康状态。《素问·脏气法时论》曰"肝欲散，急食辛以散之……心欲软，急食咸以软之……脾欲缓，急食甘以缓之……肺欲收，急食酸以收之……肾欲坚，急食苦以坚之"，这便是顺应五脏生理，善用五味以调和五脏的防治模式。

西医学在面对各种疾病时，往往采用"对抗性"治疗，一味追求对抗、打压的模式势必造成化学药物的过度使用甚至滥用，不可避免地出现各种并发症，而且损害了机体自我修复的节律和能力，一病变多病，药物也越服越多，以致终身用药。"有病不治，常得中医"的自愈模式强调的是"不敢为"，指邪气尚浅、病情尚轻时，不过多地干预，依靠养生、导引及食疗而非药物调动机体，使之发挥自我调节能力抵御病邪而自愈。

扶正祛邪 – 调和阴阳的治疗模式

《素问·刺法论》云："正气存内，邪不可干。"《素问·评热病论》云："邪之所凑，其气必虚。"中医学认为正邪决定疾病的发生发展，其转归有三：一是正胜邪退，则病愈；二是邪胜正衰，则病进；三是邪正胶着，疾病转为慢性。因此治疗时应评估正邪状态以决定采用先祛邪后扶正，还是先扶正后祛邪，或者扶正与祛邪同时兼顾的治法，通过扶正祛邪 – 调阴阳的导引、针灸、食疗、药物等干预措施促进带病机体自我恢复达到阴阳自和的健康状态。中医学主张无论是祛邪还是扶正，均"中病即止，不必尽剂"。《素问·五常政大论》言："大毒治病，十去其六；常毒治病，十去其七；小毒治病，十去其八；无毒治病，十去其九。谷肉果菜，食养尽之。无使过之，伤其正也。"这里的"毒"指药物偏性，非现今毒药之意，这句话可以理解为治疗任何疾病，除了药疗外，养生食疗等手段可扶助正气，促进正盛邪退，故应留一定的时间和空间给机体使其自我痊愈康复。《伤寒论》全篇均重视机体自愈能力，尤其在行发汗、涌吐、逐水等治疗时更为注重"中病即止"，适当调摄，避免过药伤正，如在记录桂枝汤服用法时注明"若一服汗出病差，停后服，不必尽剂"等。

中医有"汗、吐、下、和、温、清、消、补"治病八法，其中祛邪方法多而扶正的手段少，其排序亦颇有深意，"汗（发汗）、吐（涌吐、吐纳）、下（排泄二便）"本是人体的生理排泄途径，然而中医治疗理念及方法的高明之处就在于她深刻认识机体自我新陈代谢和调节的规律，以人为本，故而治病祛邪遵循其自然规律立法。在《素问·阴阳应象大论》中即有相关论述："其高者，因而越之；其下者，引而竭之……其在皮者，汗而发之。"《伤寒论》也有同样的认识，遵循大道至简，太阳病篇占全书半数篇幅以上均是讲汗法，剩下的部分多涉及下法与吐法，通过药物食养等调治使邪去而正气来复，促进机体的恢复。

2."和"——从文化到中医学的核心思想

"天气氤氲，万物化醇"指出天地阴阳交感合和而化生万物，"和"是最具特色的中国古代哲学智慧，"和"思想深刻影响着道家、儒家，进而成为中华文化的精神命脉。《周易》云："乾道变化，各正性命，保合太和，乃利贞。"《论语·学而第一》言："礼之用，和为贵，先王之道，斯为美，小大由之。"儒家学派创始人孔子重礼，华夏素有礼仪之邦之称，而礼的推行以和为贵，因此孔子把它作为人文精神的核心，它也是儒家所特别倡导的伦理、政治、社会原则，对于自然、社会中的一切差异、分歧、矛盾都具有化解的能力。这样的思想认识长期以来一直影响着中国社会各阶层和各方面。中医根植于中华文化，同样"和"思想深入中医学理论体系，即以重视人体内部及人与自然的和谐共处为特征，以追求脏腑、经络、气血、阴阳的平衡协调为目标，"和"始终贯穿整个中医学治疗、养生、康复系统，并最终形成中医理论的精髓，使之有别于世界其他医学，关注的焦点不只是特异性病因和局部病理改变，而是人的整体功能。"和"思想为中医整体观及辨证论治的形成奠定了理论基础，并体现在具体的治疗中，特别是和解剂中的各种治法和方药都表现出了"和而不同"的思想。

（1）"阴阳和"的健康观与"失和"的疾病观

早在《内经》中就提出了"阴平阳秘，精神乃治；阴阳离决，精气乃绝"的对于阴阳调和重要性的认识。"阴平阳秘"是《内经》运用阴阳五行理论对人体生命对立统一规律的总结，是对生命活动中各种功能之间复杂关系的抽象概括，是中医健康观的诠释。其核心在于强调"和"是人身体本能的内在要求和趋向，"自和"是人体生命活动中固有的、内在的、本质的特性，是生命的根本规律。中医学把人体看作一个以五脏为中心的有机整体，其在时间和空间上始终维持着相对动态的平衡，即"和"状态。这在中医基础理论中得到了充分体现，如阴阳以平为期、五行生克制化协调有度、营卫气血以和为贵、中焦如衡非平不安、少阳为枢调和为用等，进一步强调了人体与自然、社会应处于和谐状态。

从汉字字义理解，"疾"和"病"都从"疒"部，"疒"由"广"和"冫"构成，"广"即"厂"，代表人之机体；"冫"为寒水，代表阴阳失调；二者合一而成"疒"，意为生命、机体处于阴阳失调状态。一旦外邪侵入，或正气虚衰，致机体阴平阳秘状态"失和"即为"非阴平阳秘"的病态。中医学就是运用中药的四气五味的偏性、药物归经及功效等特性，基于整体观念指导从辨证确立的"证"入手，调治人体"非阴平阳秘"的"失和"状态，"平其不平"，使其达到新的"阴阳和"而治愈疾病。

"自和"是阴阳的根本属性和规律，在人的生命活动中客观存在并必然地发挥着作用。中医学基于系统论指导下的整体观与"和"的人文思想建立的"阴平阳秘"的健康观与"非阴平阳秘"的疾病观具体体现在"辨证论治"，辨证，即在整体观念指导下运用不同的辨证思维分析当下是何种非阴平阳秘状态，也是区别于西医学的本质特征之一。

(2)"谨和阴阳"的治疗观

基于对"失和"是疾病本质的认识，中医治疗的根本目的是"和其不和者也"(《景岳全书·和略》)，《内经》总结为"谨察阴阳所在而调之，以平为期"。在治疗方面，"和"法属中医治疗八法之一，具有调和表里、上下、气血、脏腑等多病位和阴阳、寒热、虚实等多病性的作用，是中医学多维度综合治疗的范例；在养生方面，"和"是遵循"和于阴阳，调于四时"，"食饮有节，起居有常，不妄作劳，形与神俱"这种顺应自然、动静有时、劳逸结合、阴阳平衡、形神共养所达到的最佳境界；在方剂配伍方面，体现在重视药物的升降结合、收散兼容、寒热并用、攻补兼施等，利用五味之偏性以调整脏腑之偏颇，达到阴平阳秘的和谐状态。

《素问·至真要大论》指出："谨察阴阳所在而调之，以平为期。"说明调和阴阳，补偏救弊，恢复阴阳的动态平衡，是临床治疗的根本原则，故中医辨证应用食疗、药物、导引吐纳、针灸膏摩、心理疗法等治疗阴阳失调的状态，以达到"人即安和"的平衡稳态。《素问·生气通天论》言"因而和之，是谓圣度"，强调了"和"的重要性。其后，汉代张仲景在《伤寒杂病论》中创制了一系列和解剂，尤其在《金匮要略》中占有重要地位，大体可归纳为调阴阳和营卫、和解少阳、表里双解、调和肝脾、调和胃肠、调和寒热、调和气血、分消上下八类，将《内经》的治法精神用于临床，为和法的形成演变及组方用药奠定了基础。

可见，在中医治疗观中，"和"不仅是形而上的思想指导与终极目标，也是形而下的具体治疗方法，这恰恰体现了"和"的丰富内涵，是仁厚的人文思想的渗透。

3. "中"——平衡、中庸的治疗理念与方法

中华文化变道、儒、佛三家思想的影响，三者各有不同，但它们有着共同的支点，即所谓殊途同归，都落脚到"中和"二字上。

《中庸》有言"中也者，天下之大本也"，《易经》亦有"中以为志"等，儒家的"中和"从社会伦理的层面展开，可理解为不偏不倚、无过无不及的"中庸"之道，这正代表了中医的治疗理念，注重平衡、中和，而非简单对抗，这是中医学与西医学的重要区别。"中"与"和"在中华文化中常相通，但"中"代表的"中庸之道"与"和"所体现的"和谐共融"的状态亦有不同，这就好比"中"是血液基因，"和"是精神气质，有"中"的基因表达，才有"和"的面貌特征。"中庸"思想从根本上决定了中医学在认识疾病、治疗疾病方面都反映着人与天地自然平衡和谐相处的指导理念，因此治疗以顺应、协调为主，最终促进机体自和。

正是基于"和"的思维，中医辨证之本质即在于运用脏腑辨证、八纲辨证、六经辨证、三焦辨证、卫气营血辨证等分析是何种非阴平阳秘的"失和"病态，进而基于"中"的理念应用"虚则补之，实则泻之"，"寒者热之，热者

寒之"，"坚者削之，结者散之"等治则治法，用"中和"的方法利用药物的偏性纠正"失和"的病态。因此与辨证相对应，中药的应用并非类似西药的基于针对特定病原的杀灭与针对特定靶点的拮抗、阻断或兴奋等药理作用，而是分析中药的四气五味、归经与功效主治，利用药物的偏性纠正表现为不同证型的"非阴平阳秘"状态。如麻黄性温，味辛、微苦，归肺经、膀胱经，功在解表散寒、发汗、利水消肿，可用于风寒袭肺的表实证。取其辛能发散、温可散寒等特性治疗风寒表实证，正是"和"理念与"中和"方法的体现，若分解为麻黄素来理解就已经西药化了。

"中"的治疗方法的目的依然是"中和""调和"以求"阴平阳秘"从而达至"正气存内，邪不可干"的健康状态。《中庸》曰："中也者，天下之大本也；和也者，天下之达道也。致中和，天地位焉，万物育焉。""中庸"即"用中"，"和"是"用中"后达到的一种最佳状态，亦即"阴平阳秘"的状态。这与西医学采用的"对抗性"治疗有所不同。针对病因明确且相对单一的疾病，如特定细菌、病毒感染性疾病，西医对抗性治疗取得了巨大的成就，而针对衰老与肿瘤等复杂的多基因病变就因缺乏针对性而力不从心，甚至会损害人体自我协调平衡的能力。"中庸之道"则可或突破或补充西医学认知的局限性，以"证"为依据论治，在科技日益发达的今天依然有其举足轻重的指导意义，并取得良好的疗效。

4. "以人为本"的健康医学

国医大师周岱翰教授指出"中医治疗'得病的人'，与西医治疗'人得的病'是有所不同的"，道出了中西医治疗目的的不同，这也决定了二者之间的巨大差别。中医学是健康医学、人文医学，"以人为本"，尊重人的个体差异，通过整体观念和辨证论治，采用养生导引、食疗及药物针灸等各种手段防病治病，达到维护人身、心及社会属性多维度获益才是目的。以肿瘤学为例，中医学对于中晚期恶性肿瘤提倡"带瘤生存"，在让患者"相对有质量地活着"的前提下尽各种治疗方法以延长生存时间。西医肿瘤学最初以 TNM 分期来进行肿瘤的评估，只关注肿瘤大小体积，实体瘤疗效评价标准（response evaluation criteria in solid tumor，RECIST）则从只对瘤体大小评估到考虑瘤体缩小的疗效评估，这种不够完善的标准与理念指导下的西医肿瘤学在相当长时间内必然会见瘤治瘤，直到2004年世界卫生组织（WHO）建立以总生存期（overall survival，OS）和生活质量为要素的疗效评估体系，才回归到重视肿瘤患者本身从治疗中的获益上来，其关注的重点不再只是肿瘤，而是增加了对患者的生活质量和生存时间的考虑，也正契合了"以人为本"的精神，与中医学殊途同归。

中医学是中国医学，也是中国传统文化体系的分支。道家与儒家的朴素唯物观与医学结合得到的延续与发展，构建了中医学"道法自然"指导下的整体观念，基于阴阳五行（亢害承制）学说的脏腑理论，"和"的人文理念指导下的"阴平阳秘"健康观与"非阴平阳秘"疾病观及相应的辨证体系，基于儒、道两家"中""致中和"理念构建的治疗观、理法方药体系，以及"以人为本"的疗效评价等，这也正是中医学体系与西医学体系的差异所在。

（王雄文　贺凡）

参考文献

［1］亚里士多德.形而上学［M］.吴寿彭，译.北京：商务印书馆，1959：87-89.

［2］张雪薇，王小丁.论"生生之道"在传统文化中的体现［J］.中国医学人文，2015，1（8）：11-13.

［3］邓磊，李伟锋.《伤寒论》自愈机理的探讨［J］.四川中医，2004（2）：18-20.

［4］孙榕，叶庆莲.《内经》和法的重要特点——自和［J］.江苏中医药，2008（10）：14-16.

［5］张玉清."阴阳自和"探析［J］.安徽中医学院学报，1991（3）：5-6.

［6］高平，鞠宝兆.《黄帝内经》与《伤寒论》"和法"探讨［J］.实用中医内科杂志，2019，33（5）：10-12.

［7］王新陆，田思胜.儒家"致中和"思想与中医稳态理论［J］.中国中医基础医学杂志，1999（9）：50-52.

［8］王雄文，林龙，李佩华，等.周岱翰诊治肿瘤的中医学术思想探讨［J］.广州中医药大学学报，2015，32（4）：762-764.

二、用整体观念认识人体的生理与疾病
——物质、能量与信息

中医学整体观念是关于人体自身的完整性及人与自然、社会环境的统一性的认识，是中医学理论体系的主要特点之一，运用于人体生理和疾患的认识，以及指导辨证论治及养生保健等各个方面，是中医学基础理论和临床实践的指导思想。

1. 经典的中医整体观念理论

经典的中医整体观，其中的"整体"指的就是统一性和完整性，具体来说，包括人体自身的完整性、人与自然及人与社会的统一性。

（1）人体本身是一个有机整体

人体本身是一个有机整体，在生理方面表现为五脏一体观和形神一体观。人体以五脏为中心，通过经络系统将六腑、形体、官窍等联系在一起，气、血、津液以不同的形式分布于各个脏腑、形体、官窍中，构成统一整体，共同维持机体正常的生命活动，即"五脏一体观"；而"形神一体观"是指形体和精神的结合与统一，其中"形"指人的形体结构和物质基础，"神"是意识、思维等精神活动的主宰和总体现，正如明代高濂在《遵生八笺》中所言"形恃神以立，神须形以存"，深刻论述了形神互依的辩证关系。

在病理变化方面，表现为中医学在分析疾病时，善于从整体出发，如《金匮要略》所载"见肝之病，知肝传脾，当先实脾"，《孟子·告子下》所载"有诸内，必形诸外"；另一方面，由于形神病理上亦相互影响，表现为形变可致神伤，而神异也可使躯体、脏腑、官窍等部位发生病变，如情绪低落、神不守舍、表情淡漠、喃喃自语者，可诊断为痰扰心神。

在诊断防治方面，中医学在诊断疾病时，通过观察外在形体、官窍、舌脉等变化，四诊合参，来推测内在脏腑的病理改变，从而做出正确的诊断，体现了诊断防治的整体性，如《灵枢·本脏》中就有"视其外应，以知其内脏，则知所病矣"的论述。

在养生康复方面，中医学则主张形神共养以康复治疗疾病，因《素问·上古天真论》中有论述道："食饮有节，起居有常，不妄作劳，故能形与神俱，而尽终其天年，度百岁乃去"，故在养生方面，既要注重饮食及作息规律，注意形体锻炼，同时提倡劳逸适度，精神调摄，使形旺而神健，才能度百岁而去。康复治疗时，老子有云："治身，太上养神，其次养形，神清意平，百节皆宁，养生之本也。"而当形体病变引发精神异常时，当先治疗躯体病变，若是精神病变引发躯体病变，则以精神病变治疗为要。

（2）人与自然环境的统一性

人与自然环境的统一性体现在自然环境对人体生理、病理的影响，以及和人体疾病防治的密切相关。自然环境包括自然气候和地理环境，具体表现为季节气候、昼夜时辰、地域环境等。

在生理方面，如《素问·生气通天论》所载"阳气者，一日而主外，平旦人气生，日中而阳气隆，日西而阳气已虚"，论述了不同时刻人体阳气之变动；《灵枢·顺气一日分为四时》："春生、夏长、秋收、冬藏，是气之常也"，则讲述了四季人体之内在变化。《备急千金要方》里说道"江南岭表，其地暑湿，其人肌肤薄脆，腠理开疏，用药轻省；关中河北，土地刚燥，其人皮肤坚硬，腠理闭塞，用药重复"，则阐明了南北方形体之差异。

在病理方面，如《素问·金匮真言论》中所言"春善病鼽衄，仲夏善病胸胁，长夏善病洞泄寒中，秋善病风疟，冬善病痹厥"，四季分别可导致不同类型的疾病；《诸病源候论·瘿候》中有言"瘿病者，是气结所成……诸山州县人，饮沙水多者，沙搏于气，结颈下，亦成瘿也"，说明地理位置与人体疾病的发生密切相关。《灵枢·顺气一日分为四时》有云"以一日分为四时，朝则为春，日中为夏，日入为秋，夜半为冬。朝则人气生，病气衰，故旦慧；日中人气长，长则胜邪，故安；夕则人气始衰，邪气始生，故加；夜半人气入脏，邪气独居于身，故甚也"，指出昼夜节律之变化与人体生理病理息息相关。

在疾病防治方面，既要"虚邪贼风，避之有时"，又要"因时因地因人制宜"，同时"春夏养阳，秋冬养阴"，《素问·移精变气论》亦有云："动作以避寒，阴居以避暑。"以上论述皆为人与自然"天人合一"思想的具体体现，揭示了自然环境的改变与人体的生理、病理及疾病的防治都有着极其重要的联系。

（3）人与社会环境的统一性

人与社会环境的统一性体现在人无时无刻不存在于社会之中，与自然环境对人体的影响具有类似之处。如《素问·疏五过论》讲，"尝贵后贱"可致"脱营"，反之，"尝富后贫"可致"失精"，说明人所处的社会环境的改变会导致人的身心疾病的发生。同时因个人所处的社会环境不同，政治、经济地位的高低有异，个人体质和身心健康也各有所异，如在《伤寒论·序》中提到"余宗族素多，向余二百。建安纪年以来，犹未十稔，其死亡者三分有二，伤寒十居其七"，则论述了社会动荡和经济的不稳定影响了人民安稳的生活。所以我们在治未病时必须充分考虑到社会因素对人体的影响，尽可能创造有利的社会环境，并通过自身的精神调摄来适应社会，以此来预防疾病的发生。总之，传统的整体观所坚持的核心是"以人为本"，在医学模式的构建中，中医学提出了人－自然（环境）－社会（心理）的医学模式，充分体现了中医学整体观念的指导意义。

2. 对整体观念理论的再认识

（1）结构－能量－信息：人自身的整体性与统一性的关键要素

人体结构的相对独立与统一

人体自身是统一整体表现为构成人体的器官、组织与细胞等结构及功能既相互独立又彼此关联。生理功能协调完成，而病理改变相互影响。如体内循环系统的动脉、静脉、毛细血管遍布每一个组织、器官。又如血液循环是一个需要全身配合，同时传递信息和能量的过程。一方面血液在体内的流动需要机体供能，而能量主要来源于心脏的搏动，心脏搏动的能量来源于线粒体内一系列的有氧呼吸过程；其次，血液在体内的循环过程分为体循环和肺循环，体循环经左心室出发，经动脉到达全身各处的毛细血管，在毛细血管处进行物质和信息的交换后经静脉返回右心房；而肺循环则是从右心室出发，经过肺动脉到达肺泡处毛细血管进行气体交换，经肺静脉回左心房；当血液流出心脏时，给全身各处输送氧气和养料，当血液流回心脏时，又将机体产生的废物经代谢器官排至体外。一系列的能量与信息的传递均依赖于人体结构正常和多脏腑密切合作。研究证明，当大脑中血液循环停止 3～4 分钟，人的意识就会丧失；血液循环停止 4～5 分钟，半数以上的人将会发生永久性的脑损害；停止 10 分钟，即使不会毁掉全部智力，也会毁掉绝大部分。

物质与能量代谢及转化利用依赖多系统、多层次的协作与整体调控

能量代谢和物质代谢统称为新陈代谢，机体通过物质代谢从外界获取营养物质，其中所伴随的能量的释放、转移、贮存和利用称为能量代谢。生物体必须有适宜的内外环境方能使生命所需的物质代谢正常进行。随着外环境改变，体内的内环境也必定有所反映，随之整体、器官、组织和细胞水平的物质代谢就会有相应的调节控制，使代谢途径正确无误，速度适宜，营养物质的供应和代谢产物的应用及消除得当，才能维持生命的正常继续。因此，物质代谢的调控是在生物体的整体、细胞及分子水平上起作用的。就整体层次而言，其体内的代谢必定因环境的不同而异，尤其受营养素供应的影响。多食兽、鱼等动物食品者，其体内的脂肪及蛋白质的分解代谢必然旺盛。若以含淀粉多的谷物为主食，体内能量的产生就多来自糖的分解代谢。细胞水平调节主要依赖神经 – 内分泌系统的反馈调节，体内的物质代谢受机体所在环境的影响。外来的刺激因素首先影响神经，然后传导到内分泌腺调控不同的内分泌激素，经血流到达各组织细胞并调节其物质代谢。分子水平调节的主角是调控物质代谢的化学反应的酶。受温度、pH、作用物及辅助因子等影响，物质代谢中的各个化学反应酶分子的结构改变及合成、降解速度的增减是调节代谢最直接的因素。物质代谢的调节虽然分为整体、细胞及分子三种水平来讨论，但实际上体内代谢的调节总是依次通过神经、激素及基因，最后落实到酶分子上来实现。

中医古籍中并无"能量和物质代谢"的表述，但早在《素问·经脉别论篇》中即有相关论述。"饮入于胃，游溢精气，上输于脾；脾气散精，上归于肺；通调水道，下输膀胱。水精四布，五经并行，合于四时五脏阴阳，揆度以为常也。"这提示水液代谢与胃、脾、肺、膀胱等多脏腑密切相关，是基于整体观念对水液代谢的有力论证。

神经系统、内分泌系统与免疫系统是内环境稳定的主要调节机制

人体是一个有机整体的另一方面表现在人体各个系统通过分泌传导介质起到了传递信息同时联系整体的作用，如神经系统、内分泌系统、免疫系统及肿瘤的体内信号传导过程。例如血压的调节主要通过神经和体液调节进行。支配心脏的交感神经兴奋时释放肾上腺素和去甲肾上腺素，副交感神经释放乙酰胆碱，作用于心肌细胞，引起血压下降，交感神经和副交感神经相互协调，相互依存，密不可分，同时在颈动脉窦和主动脉弓的血管壁外膜上有丰富的感觉神经末梢，神经末梢受压兴奋增加，发送神经冲动，经传入神经到达心血管中枢从而调节血压；在体液调节方面，肾上腺髓质分泌的肾上腺素和去甲肾上腺素，肾脏分泌的肾素，以及在血浆中分解形成的血管紧张素，主要由下丘脑视上核的神经细胞合成的抗利尿激素等，都具有调节血压的作用。由此可见，血压的调节过程需要体内多个系统密切合作，在通过介质传递信息的同时起到了联系整体的作用，是人自身是个有机整体的有力证据。

（2）物质（能量）与信息——人与自然的纽带

《素问·阴阳应象大论》中有云："阴阳者，天地之道也，万物之纲纪，变化之父母，生杀之本始，神明之府也，治病必求于本。"中医学用以指导对人体生理的认知及疾病的诊治，体现了"天人合一"的整体观。

人体构成元素来源于自然

"天人合一"整体观首先表现为人与自然同源，早在《素问·宝命全形论》中有云："夫人生于地，悬命于天，天地合气，命之曰人。"而《素问·天元纪大论》对此也作了相关阐述，即"故在天为气，在地成形，形气相感而化生万物矣。"人禀天地之气而生，是天地相合的产物，天地相合，化生万物，因此人与自然万物有着相同的根源。随着现代科学的进步，人类也开始认识到人体自身与其所处的自然环境有着千丝万缕的联系，大自然不仅为地球上的生命提供了物质基础，也是意识形成的摇篮。组成人体的元素有60多种，其中钙、钠、钾、镁、碳、氢、氧、硫、氮、磷、氯等属必需的定量元素，另有铁、铜、锌、锰、钴、钒、铬、钼、硒、碘等十余种必需的微量元素，其中钙、钠、钾、镁四种元素约占人体中金属离子总量的99%以上。人体含氧65%、碳18%、氢10%、氮3%、钙1.5%、磷1%、钾0.35%、硫0.25%、钠0.15%、氯0.15%、镁0.05%。氧、碳、氮、硫和磷等其他元素组成人体糖类、蛋白质、脂肪、生长因子、辅酶、激素等物质，有着重要的作用。

人赖以生存的营养成分与微量元素来源于自然

《素问·汤液醪醴论》中有云："必以稻米，炊之稻薪，稻米者完，稻薪者坚。""此得天地之和，高下之宜，故能至完；伐取得时，故能至坚也。"人类以稻谷为主食，用稻秆作为燃料，因稻谷秉承天地四时的和平之气而生，生长的地点高低适宜且气味完备，而稻秆出于土壤而坚韧，故而适合做我们的食物和燃料。稻谷为食物，稻秆为燃料，作为人体生存的物质基础，通过代谢作用进入人体为人体提供能量，起到了沟通人与自然的纽带作用。

碳水化合物（糖类）、油脂、蛋白质、维生素、水和无机盐（矿物质）是人体所需的六大营养素，前三者在体内新陈代谢后产生能量，故又称产能营养素。其他营养素，包括纤维素、水、矿物质和维生素，不提供能量，但在机体的生理活动中具有重要的作用。人体营养物质均来自自然界，是机体的构成成分，也为机体新陈代谢提供能量。正常人每天都要摄取各种有益于身体的微量元素，即铁、锌、铜、锰、碘、钴、锶、铬、硒等。人体所需各种食物、微量元素、空气、阳光、水均来源于自然。因食性不同或供应短缺，往往会造成一种或几种营养素的不足，例如维生素B_1缺乏时引起脚气病，碘缺乏导致甲状腺功能异常等。

自然影响人体生理与疾病

"天人合一"理念的另一个方面表现在人体生理、病理与大自然的昼夜、四季转换、地理方位、海拔等密切相关。

昼夜可影响人体的生理和病理。早在《内经》中就有关于昼夜影响人体正邪斗争变化的相关记载，同时西医学证实，白天胃肠蠕动速度和胃排空明显比夜间活跃，白蛋白水平、球蛋白水平、组织中的血流量、血浆蛋白结合率等体内物质生理水平显示出明显的昼夜节律变化，病理上亦有研究证实不同病因导致的疼痛呈现出明显的昼夜变化特点，如牙痛易在晨起发作，偏头痛常在上午10点发作，而癌痛多在夜间加重。

　　有研究证明，季节与人体的发病密切相关。如缺血性中风大多集中在当年11月至次年1月发病，具有明显的季节节律特征，可能与季节引起温差变化从而影响人体内环境相关；过敏性鼻炎的发作与季节气候、地理方位具有显著关联，即具有季节性和地域性，是内外因共同作用的结果；人体内血清T_3、T_4含量呈现明显的季节性变化，表现为夏秋低冬春高，相关动物实验进一步论证了此机制，证明甲状腺激素的季节性波动与松果体的高位调节有关，而系统性红斑狼疮的活动在冬春季或者冬季最为活跃，考虑可能与春、夏季日照时间相关。

　　地理方位与疾病谱相关。《2012中国肿瘤登记年报》显示，肿瘤的发生呈地域化特点，胃癌在西北及沿海地区多发，肝癌大多集中在东南沿海及东北吉林等地区，城市结直肠癌发病率上升速度较农村快。因此专家推测，肿瘤的发病与当地的文化传统、饮食习惯、环境气候等有一定关系。而早在《素问·异法方宜论》中就有相关记载："东方之域……其民食鱼而嗜咸……故其民皆黑色疏理，其病皆为痈疡……西方者……其民华食而脂肥，故邪不能伤其形体，其病生于内……北方者……其民乐野处而乳食，脏寒生满病……南方者……其民嗜酸而食胕，故其民皆致理而赤色，其病挛痹……中央者，其民食杂而不劳，故其病多痿厥寒热……"海拔同样与人体生理病理密切相关，有研究证明，海拔每增加300米，紫外线的辐射水平增加10%，而在1500米海拔处，人体生理变化很小，当海拔达到2000米，则人体生理变化将会非常显著。

正常菌群与人体是共栖与共生关系

　　人体胃肠道通过口腔与外界相通，肠道内栖息着大量微生物，其种类和数量在正常情况下处于稳定状态，被称为正常菌群或原籍菌群，即"人体肠道菌群元基因组"。生存在人体肠道里的大量细菌构成的集体，其数量可达100万亿，远超于自身细胞数量，被称为人体的"第二基因组"。正常情况下，肠道菌群与宿主处于一种动态平衡状态，当宿主状态或者外界环境发生变化，平衡状态被打破时，则会表现为肠道内的各种需氧型细菌如肠杆菌、变形杆菌、肠球菌等增加，而对人体有益的细菌如乳酸杆菌等则相应减少，从而导致疾病的发生发展，因而肠道菌群现已成为疾病治疗的潜在靶点。美国洛克菲勒大学的 Cohen 等的研究证明，肠道菌群可产生 N- 酰基酰胺的小型有机复合物，它们与受体互作，以此调节人体生理健康。因 N- 酰基酰胺是一类重要的人体信号传导分子，同时参与生理活动的各个方面，包括免疫、行为和代谢等体内活动，故肠道菌群在人体内发挥着不可或缺的作用。美国加州大学洛杉矶分校等机构的研究人员找出了高脂肪低碳水化合物生酮饮食在抗癫痫作用中起重要作用的特定肠道细菌，此研究首次建立了癫痫易感性和肠道菌群之间的因果关系。Menni 等人通过研究首次发现了肠道菌群和女性机体动脉硬化之间的关联。英国牛津大学的科学家们在国际学术期刊 Science 上发表了相关研究结果，证明不同种类细菌之间的协作关系会扰乱菌群生态系统的稳定，而益生细菌之间的竞争关系反而会通过负反馈回路抵消菌群多样性造成的不稳定，从而使肠道生态系统保持稳定。以上证据皆表明肠道菌群与人体各方面关系紧密，且二者相互影响，也正是因为这种互惠共生关系使得微生物和人体成为一个联合体。人体一方面让某些微生物定植于肠道，并为其提供适宜的栖息环境；另一方面，这些微生物及其代谢产物又通过合成某些维生素、刺激免疫系统而促进肠黏膜免疫功能的完善，同时有一些微生物可以通过改变肠腔内的酸碱度而起到一定的抗肿瘤作用。

研究也表明不同地域、不同食性、不同运动方式与慢性疾病等都可影响肠道正常菌群，调节人体生理功能，干预疾病的发展与预后，而补充肠道益生菌可以提高程序性死亡分子 1（PD-1）的抗肿瘤疗效。

（3）物质与信息——人与社会的主要纽带

《灵枢·逆顺肥瘦》中说："圣人之为道，上合于天，下合于地，中合于人事，必有明法。"由此我们可知，对患者病症的把握和分析，不仅要从自身出发，同时应把自然和社会因素纳入参考范围，使人与社会形成一个整体。

人与社会是统一整体的一方面表现在社会生产力决定生产关系，不同生产关系下所传递的信息充当着人与社会的纽带，导致人体身心形成差异，从而对疾病谱产生影响。人类社会从古至今产生的五种基本生产关系，即五种社会经济制度——原始公社、奴隶制、封建制、资本主义和社会主义经济制度，都是适应一定的生产力发展水平而产生的。不同的社会制度下，个体的身心健康和生活方式截然不同。良好的社会环境，融洽的人际关系，和谐的家庭生活，向我们传递的是一种积极的信号，这种信号于身心皆有裨益；若战火连天，人民饱受压迫，或面对社会的不公与冷漠而无能为力，人们在此种环境中自然感到沮丧、压抑、精神紧张。社会传递给我们的信息通过影响体内激素的分泌，进而产生一些现代身心疾病，久之改变人类的疾病谱。研究证实，厦门慢性疾病的发生与性别、年龄、婚姻状况、孤独感等密切相关，说明身心健康可导致疾病的改变，因人与社会的主要联系以这种信息为中介，是人与社会的主要纽带。

人与社会是统一整体的另一个方面在于不同的生产力决定了人们可获得物质的质和量，进而影响人体生理功能，导致疾病的产生，改变整个社会的疾病谱。当社会生产力低下时，生活物资和医疗器械极其匮乏，人们食不果腹，医疗卫生水平难以跟进，人们所患以营养不良和感染类疾病为主，如肆虐一时的传染病天花、缺乏维生素A造成的夜盲症、缺乏维生素D造成的软骨症等。现今生产力大幅度提高，"天花疫苗"的发现使"不可一世"的天花终被消灭，营养缺乏所致疾病也荡然无存。随着居民饮食结构改变，体力活动减少，生活方式改变，营养失衡性疾病逐渐增多，同时现代研究表明，疾病谱的改变与人们物质生活水平密切相关。于是，"生物－心理－社会"的医学模式应运而生，人们认识到，只有从社会、文化、经济、心理之间的关系考虑，才能正确处理人与社会的关系。

（王雄文　严倩）

参考文献

［1］俞景茂.钱乙学术思想研究进展［J］.山东中医学院学报，1988（1）：55-58.

［2］孙广仁.中医基础理论［M］.北京：中国中医药出版社，2012：14.

［3］聂金娜，蔡万德.从脉象谈人与自然息息相应的整体观［J］.中外医疗，2009，28

（27）：111.

［4］李一良，孙思.地球生命的起源［J］.科技通报，2016，61（Z2）：3065-3078.

［5］Konturek PC，Brzozowski T，Konturek SJ.Gut clock：implication of circadian rhythms in the gastrointestinal tract［J］.J Physiol Pharmacol，2011，62（2）：139-150.

［6］Stow LR，Gumz ML. The circadian clock in the kidney［J］.J Am Soc Nephrol，2011，22（4）：598-604.

［7］余早勤，张程亮，王友群，等.疼痛的昼夜节律与镇痛药物治疗［J］.医药导报，2014，33（6）：771-774.

［8］陈裕爱.中风发病时间探讨［J］.浙江医学，1998（10）：59-60.

［9］袁卫玲，刘丹，李媛媛，等.过敏性鼻炎季节易感性发病机制的理论探讨［J］.中华中医药杂志，2016，31（1）：78-79.

［10］张明泉，郭霞珍.季节变化对甲状腺激素T_3、T_4的影响及其机制探讨［J］.北京中医药大学学报，2010，33（7）：461-463.

［11］Zhang HL，Xu SC，Tang DS，et al. Seasonal distribution of active systemic lupus erythematosus and its correlation with meteorological factors［J］. Clinics（Sao Paulo），2011，66（6）：1009-1013.

［12］Zittermann A，Schleithoff SS，Koerfer R. Putting cardiovascular disease and vitamin D insufficiency into perspective［J］.Br J Nutr，2005，94（4）：483-492.

［13］Heinicke K，Heinicke I，Schmidt W，et al. A three-week traditional altitude training increases hemoglobin mass and red cell volume in elite biathlon athletes［J］. Int J Sports Med，2005，26（5）：350-355.

［14］孔凡华，成泽东.肠道菌群失调的中医病机探讨［J］.江西中医药大学学报，2016，28（6）：6-7，13.

［15］魏晓，刘威，袁静，等.人类肠道菌群与疾病关系的元基因组学研究进展［J］.中国微生态学杂志，2011，23（1）：75-80.

［16］Cohen LJ，Esterhazy D，Kim SH，et al. Commensal bacteria make GPCR ligands that mimic human signalling molecules［J］.Nature，2017，549（7670）：48-53.

［17］Olson CA，Vuong HE，Yano JM，et al. The Gut Microbiota Mediates the Anti-Seizure Effects of the Ketogenic Diet［J］.Cell，2018，173（7）：1728-1741.

［18］Menni C，Lin C，Cecelja M，et al. Gut microbial diversity is associated with lower arterial stiffness in women［J］. Eur Heart J，2018，39（25）：2390-2397.

［19］Coyte KZ，Schluter J，Foster KR. The ecology of the microbiome：Networks，competition，and stability［J］. Science，2015，350（6261）：663-666.

［20］Wang Y，Kasper LH. The role of microbiome in central nervous system disorders ［J］. Brain Behav Immun，2014，38：1-12.

［21］韩耀风，王萍，方亚. 厦门市老年人慢性病患病率、疾病谱及其影响因素分析 ［J］. 中国卫生统计，2017，34（6）：873-876，880.

三、得病的人与人得的病

中医诊治历来都强调治病救人，因此在诊疗过程中，不仅仅关注人得的病，也关注得病的人，包括人的体质、人得的其他兼病兼症、人的心理状态、人所处的社会环境等。随着医学技术的进步和人口老龄化，越来越多的患者不仅仅得一种疾病，很多患者都是数病在身，而且很多疾病的诊治方案之间可能是存在一些矛盾的。这时候，就需要医生在中医学的标本缓急、治病求本、扶正祛邪等理念的指导下，根据患者现阶段的病情特点，综合评估各种诊治方案的优劣，制定出最优治疗方案，并在患者及家属充分知情同意的基础上，尊重患者及家属因为心理因素、信仰因素、经济因素、家庭因素而作出的决定，共同确定最适合的治疗方案。

1. 得病的人是一个整体

依据《黄帝内经》的思想，中医学认为人是一个整体，人的五脏（肝、心、脾、肺、肾）、六腑（胆、小肠、胃、大肠、膀胱、三焦）、五官（目、舌、口、鼻、耳）、五志（怒、喜、思、悲、恐）、五声（呼、笑、歌、哭、呻）相互联系，与自然界的五气（风、暑、湿、燥、寒）、五味（酸、苦、甘、辛、咸）、五色（青、赤、黄、白、黑）、五季（春、夏、长夏、秋、冬）又相互关联，从而形成了天人合一的医学观。

中医学的整体观念与西医学的诸多研究也相契合。2017 年，Jeffrey C. Hall、Michael Rosbash 和 Michael W. Young 三位科学家因为发现控制昼夜节律的分子机制的研究而获得诺贝尔生理学或医学奖。西医学也证实，为患者行 24 小时血压监测时可以发现人的正常血压在 24 小时内会出现双峰一谷的昼夜节律变化，上午 7 ～ 11 时及下午 3 ～ 7 时的血压会在较高的水平，而夜间 0 ～ 3

时血压会下降，出现夜间低谷，这也是人体与自然界、与时间是一个相互影响的整体的一个表现。其实，人的血压、体内激素水平、情绪变化等都会受到季节、昼夜等的影响，《庄子·让王》曰"日出而作，日入而息，逍遥于天地之间而心意自得"，这其实就是提示我们要有整体观念，要坚持规律的作息时间并保持良好的心理状态。

中医学以"整体观念"的思想认识恶性肿瘤，以"辨证论治"的方法治疗肿瘤。肿瘤辨证论治中整体观念的指导意义就如同木头上面长香菇，单纯摘除香菇则会反复生长，其根本应在于改变木头潮湿闷热的环境。肿瘤疾病有异于其他内伤杂病，扶正可能助邪，如单纯营养支持治疗可加速肿瘤生长；祛邪可能伤正，如化疗、放疗可进一步破坏脏器功能。因此，肿瘤的治疗应依据肿瘤的属性、局部特征，结合病患整体情况，辨别在气在血、属虚属实，分清虚实、邪正的轻重，调整扶正祛邪治则的平衡，避免过度伐瘤而导致瘤去人亡、过度扶正导致邪长正虚。人体是一个有机的整体（五脏相关），人与自然、社会是一个整体，因此中医学强调治疗"得病的人"，通过四诊合参整体评估得病的人，通过有胃气则生及有神无神判断患者的预后，兼顾微观认病辨治"人得的病"。在中医学的整体观念中，人是一个整体，人与自然、人与社会环境也是一个整体，这与西医学的生物－心理－社会医学模式的理念殊途同归。

2. 香菇与木头

说到肿瘤，经常会用香菇与木头的例子做比喻，身体上长出的肿瘤就如同木头上长出的香菇。香菇的生长需要菌种在适宜的温度、湿度、酸碱度及木质养料等条件下萌发生长，仅有菌种而无合适的生长环境或者环境适宜而无菌种都是没办法长出香菇的，就如同种子与土壤的关系一样，二者缺一不可。同样，肿瘤的发生是由于机体的微环境发生一系列变化造成癌基因的激活或抑癌基因的失活导致肿瘤细胞恶变生长。实体瘤是以局部占位为首发症状的全身性疾病，肿块就好比是香菇，而机体的内环境则如同木头。我们知道，治疗实体肿瘤时，手术切除是首选治疗方法，如同拔除香菇，而如放疗、介入、消融等减灭肿瘤病灶的局部治疗手段亦如消灭香菇，但若机体的内环境不改变，大部分肿瘤会复发，甚至出现远处转移，因此仅除去香菇是远远不够的，更重要的是清理土壤，即改变香菇生长的木头的内在环境，故而消除局部肿块占位只能缓一时之急，根治肿瘤需要的是整体治疗。

肿瘤的治疗，有手术、放疗、微创等局部治疗，也有化疗、内分泌治疗等全身治疗。基因治疗、分子靶向治疗和免疫治疗等针对肿瘤微环境的精准治疗近年来显示出了相当大的治疗优势及巨大的潜力，也成为了目前肿瘤研究的最新动向。肿瘤的生长习性如同木头上长出的香菇，却要比香菇的破坏力强得多，香菇只需要吸收一定份额的养料就足够，肿瘤却是无限膨胀的，并且在它不断增殖巨变的过程中，逐渐侵蚀削伐着机体并产生可能难以预料的并发症，如果不行干预措施，很可能使人快速走向死亡。时至今日，虽然肿瘤的治疗取得了瞩目的成绩，然而，无论是局部治疗，还是全身治疗，都有各自的治疗局限性，攻克肿瘤仍任重而道远。因此，目前的肿瘤治疗模式以多学科诊疗团队（Multidisciplinary team，MDT）的综合治疗模式为指导，综合治疗的内容即是整体治疗。

以乳腺癌为例，外科手术是乳腺癌综合治疗中的首要方法，经典根治术是切除全乳及表面皮肤、胸大肌、胸小肌、肌间淋巴结及腋下全部脂肪和淋巴结，使用较广，然而术后仍然有一定的复发率，并发症的发生率亦较高；其后扩大根治术应运而生，即在经典根治术的基础上清除第一至四肋间内乳区淋巴结，较为彻底地清除了乳腺的全部一级淋巴结，有效降低了局部复发率。随着医学的进步、治疗手段与技术的创新、治疗理念的转变及肿瘤知识的普及，人们对于乳腺癌的认识从局部病变转变为全身性疾病。随着新的放疗技术、化疗药物及内分泌治疗药物的问世，乳腺癌有了更多的优选方案，人们对于术后生存期及生活质量有了更高的要求，也有了更强的美容需求，保乳术加术后放疗、化疗既满足了人们审美的需求也兼顾了术后复发率控制，保证了生活质量。然而，即使是经过了手术及术后规范治疗的早期患者，仍有30%～40%会出现复发转移。晚期乳腺癌虽难以治愈，但不断问世的新型药物可改善患者生活质量，进一步延长生存期，对于乳腺癌的治疗模式探索随之进入到维持治疗的概念。乳腺癌治疗从最初的根治术、扩大根治术到保乳术联合放化疗、维持治疗等一系列治疗模式的转变，将把肿瘤看作局部病变转变为看作全身性疾病，将治疗手段从局部治疗转变为整体治疗，体现了医学的不断进步。西医学对于实体瘤的评价标准从仅关注瘤体大小的 RECIST 标准转变至关注疗效的修订后实体瘤疗效评价标准（modified RECIST，mRECIST），再到关注患者个体的 OS 和生活质量的评价标准，亦体现了西医学在认识疾病和治疗疾病的理念上的转变与进步。

整体观是中医学的优势与特色，中医学从宏观着手，从整体出发认识疾病，因而在诊疗实践中有战略指导性优势。中医学将肿瘤的病因概括为虚、瘀、痰、毒，认为癌毒邪发五脏，因此在治疗上不是见瘤治瘤，而是通过辨证论治行以扶正补虚、活血化瘀、化痰散结或以毒攻毒等清除肿瘤生长的机体环境，同时也达到消减肿瘤的目的。改变了木质，香菇自然无法生长。

不仅肿瘤如此，其他疾病的发生都与环境因素密不可分，包括机体内环境及人体所在的自然环境。《素问·宝命全形论》言"人以天地之气生，四时之法成"，即说明人类依赖自然环境而生存，人与自然息息相关。人与天地自然相通应，自然界气候的变化、时空的转换会对人的身心产生影响，人体如果不能适应外界的种种改变，就会产生一系列机体或心理疾病。以细菌为例，环境中的细菌无处不在，细菌致病力是细菌对环境作出的相应反应，通过表达特定的细菌产物表现出来，这些特定的细菌产物即毒力因子。特定的寄生宿主、各种环境信号如温度、渗透压等都可诱发细菌致病基因的表达，产生黏附素、侵袭素、毒素等毒力因子，对细菌的致病过程起到重要作用。研究者发现只有能侵入大肠黏膜上皮细胞的痢疾杆菌才能引起痢疾，而能否侵入上皮细胞是受到温度调控的。在体内环境中，环境因子常常是共同调控的，即致病基因最终表达与否或表达水平高低是这些环境因子共同决定的。肿瘤的发生即是如此，机体受癌基因与抑癌基因的调控，二者保持着阴阳平衡状态则不发病，一旦机体遭受创伤或身心受到打击，身体在长期极端刺激下内环境逐渐发生变化，微环境的变化刺激机体产生一系列复杂变化，最终导致癌基因被激活，抑癌基因失活，从而促进肿瘤的恶变增殖。

钱学森认为"人体是一个复杂的巨系统"，中医学将人体内部彼此相互关联的脏器归于五脏，将外界的一切事物与现象归类于五行，以此实现人体自身功能与外界时空的联系。五脏中有君主之官、相傅之官、将军之官等，各有次第。五脏功能变化与四时气候变化相对应，藏象功能盛衰与地域的转变有关。中医学通过脏腑将机体内外相互联系，构成了一个脏腑自我调节的网络，一个人体与天地自然相互关联的整体系统。因而，对于疾病的认识也有了相应的归类和一定的规律，五行生克制化、脏腑相传、虚实转化、六淫七情等致病皆有一定规律。基于此，中医学的功能性调节、整体性治疗得以有的放矢。

3. 生物 – 心理 – 社会医学模式

治疗恶性肿瘤应重视得了肿瘤的人，而不单单是关注疾病本身。患者不但有生理上的问题，还可能伴有心理问题，社会支持系统、经济状况、身心问题与疾病相互影响。WHO 指出癌症是一种生活方式疾病，吸烟、饮酒、嗜食腌制或烟熏食品、营养不均衡、肥胖、运动缺乏等不良行为或生活方式与肿瘤发病密切相关。改善生活方式、改变饮食行为等社会医学因素成为防治肿瘤的重要组成部分。

在生活方面，烟、酒精、黄曲霉毒素、亚硝胺、苯并芘、甲醛与恶性肿瘤疾病密切相关。

吸烟有害健康已深入人心，其中吸烟与肺癌相关的研究具有重要地位。1951 年，英国科学家 Doll 和 Hill 跟踪随访了 4 万多名医生长达 25 年，通过前瞻性队列研究，明确吸烟者的肺癌发生率和死亡率远高于不吸烟者，吸烟量越大肺癌死亡率越高，戒烟可以降低患肺癌的风险。

WHO 和美国临床肿瘤学会（American Society of Clinical Oncology，ASCO）都将酒精列为致癌物。大量研究数据证明，酒精与口腔癌、喉癌、食管癌、头颈癌、肝癌、结直肠癌、女性乳腺癌、胃癌和胰腺癌等有密切关系，全世界5.5% 的癌症发生和 5.8% 的癌症死亡是酒精引起的。酒精进入体内后，乙醇由乙醇脱氢酶代谢为乙醛，然后再由乙醛脱氢酶代谢为乙酸排至体外。其中间产物乙醛能直接结合 DNA，导致 DNA 突变，甚至引起染色体变异。同时乙醛可以导致体内细胞死亡，诱发慢性炎症和细胞复制，增加癌变概率。中国人多携带突变的乙醛脱氢酶基因，导致无法有效降解乙醛，最终乙醛在体内不断积累。因此有酒精代谢基因缺陷者更应该尽可能地减少饮酒。

花生、玉米、小麦、大米、奶制品之类的食物发霉后常含有黄曲霉毒素。黄曲霉毒素中的黄曲霉毒素 B_1 是目前已知的毒性和致癌性最强的物质之一，被 WHO 认定为一级致癌物。研究表明，摄入黄曲霉毒素的量与肝癌的发生呈正相关。黄曲霉毒素是黄曲霉和寄生曲霉在生长过程中的代谢产物。其中黄曲霉多见于发霉的谷物及有机物表面。若食用发霉食物，则有摄入大量黄曲霉毒素的可能。黄曲霉毒素是脂溶性物质，在 280℃ 以上的高温环境下才会裂解，无论是水洗，还是常用的烹饪方法，均无法有效地、完全地去除发霉食物中的黄曲霉毒素。因此，要尽量吃新鲜的食品，防止因长时间储存而产生黄曲霉毒素。

可见，烟、酒、霉变食物等都是证据确凿的致癌物，中医学提倡养生与治未病，重视饮食禁忌与社会、心理因素。《素问·上古天真论》曰："上古之人，其知道者，法于阴阳，和于术数，食饮有节，起居有常，不妄作劳，故能形与神俱，而尽终其天年，度百岁乃去。今时之人不然也，以酒为浆，以妄为常，醉以入房，以欲竭其精，以耗散其真，不知持满，不时御神，务快其心，逆于生乐，起居无节，故半百而衰也。"其中谈到的饮食、作息、劳逸等养生之道，契合西医学的生物 - 心理 - 社会医学模式的内涵。

恶性肿瘤是慢性疾病，需要长时间的诊治，需要医护与患者、患者家属之间紧密配合。患者和家属对病情有知情和决策权，而心理、社会因素会影响到疾病的诊治和转归预后。临床中偶尔可见一些患者和家属，因为讳疾忌医，发现早期病灶之后，不积极进行穿刺活检明确诊断，或者拒绝手术、放疗、化疗、靶向治疗等行之有效的一线治疗方案，或是在治疗过程中，因为惰性没有坚持规律治疗和复查，最终导致错过治疗时机。也有患者因经济因素，不能承担靶向治疗、免疫治疗、放射治疗等价格较为昂贵的诊疗手段的费用。因此，在真实世界的诊疗过程中，医生面对的不仅仅是人得的病，还要更多地看到得病的人，要根据患者病情，为患者拟定最佳的一线治疗方案。

4. 精准医学与三因制宜

恶性肿瘤是异质性很大的疾病。同一种恶性肿瘤，可能有不同的病理类型，可能有不同的病灶部位，可能有不同的分化程度，可能有不同的生物学行为，可能对药物的敏感性和耐药情况也不同，因此会有不同的预后。诊治过程中，如果仅仅关注人得的病而忽视了得病的人，则会只见树木不见森林，制定的诊治方案过于片面。

中医学认为在疾病诊治过程中存在"同病异治"和"异病同治"的情况。同病异治是同一种疾病，因其病程、病性、病位、病势的不同，可依据辨证论治给予不同的治疗方案；异病同治是不同的疾病，在疾病的某一阶段，可能出现同样的辨证，则可予类似的治疗方案。西医学的个性化治疗体现了同病异治理念。不同的恶性肿瘤，可能有相同的基因检测结果，从而制定同样的靶向治疗药物方案则类似于中医的异病同治。

针对此问题，中医学认为治疗疾病时要根据不同季节气候特点、不同地域环境特点及患者个体年龄、性别、体质等不同特点，来制定适宜的治疗方法，亦即因时制宜、因地制宜和因人制宜。"因时制宜"是根据时令气候节律特点，制定适宜的治疗原则。《素问·六元正纪大论》："用寒远寒，用凉远凉，用温远温，用热远热，食宜同法。""因地制宜"是根据不同的地域环境特点，制定适宜的治疗原则。《医学源流论》："人禀天地之气以生，故其气随地不同。西北之人，气深而厚，凡受风寒，难于透出，宜用疏通重剂；东南之人，气浮而薄，凡遇风寒，易于疏泄，宜用疏通轻剂。"北方用黄芪，南方用五爪龙，辅以生地黄、麦冬之类滋阴之品。"因人制宜"是根据患者的年龄、性别、体质等不同特点，制定适宜的治疗原则。

5. MDT 医学模式：杂合以治与综合治疗

在恶性肿瘤疾病诊疗过程中，我们还经常会看到诸病夹杂的情况。例如一个患者既往患有冠心病、房颤，行 PCI 术后服氯吡格雷、华法林，又在体检中发现早期恶性肿瘤，若是无基础疾病患者，则应首选手术根治，但患者长期口服抗血小板和抗凝药，会增加手术风险。故此时应在整体观念指导下看到得病的人，而非一个人得的病，在诊治中应该联合肿瘤内科、肿瘤外科、心血管科、药学部等科室联合会诊，即 MDT 模式。

　　MDT 诊疗是针对疾病，由临床多个学科通过跨学科综合讨论后制定出最优化治疗方案的临床治疗模式。MDT 可以避免专科医生的知识局限，为患者提供最优化、最合理的治疗方案。

　　现在医学的分科越来越精细化，这可以为专科的发展和医生的专业技术发展带来帮助，但也可能会造成学科细分之后诊疗知识盲区的出现。当患者出现多种疾病夹杂，甚至是多种治疗方案相互矛盾的时候，需要主管医生组织多学科会诊，了解各学科专业医师的诊疗意见后，根据中医学标本缓急、治病求本的理念，为患者制定长期的、最优的综合治疗方案。这其实就是要求主管医师要把人得的病汇成得病的人，用整体观念指导中西医结合方案的拟定。

（林龙　贺凡　王雄文）

参考文献

［1］Zehring WA，Wheeler DA，Reddy P，et al. P-element transformation with period locus DNA restores rhythmicity to mutant，arrhythmic Drosophila melanogaster［J］. Cell，1984，39（2 Pt 1）：369-376.

［2］Hardin PE，Hall JC，Rosbash M. Feedback of the Drosophila period gene product on circadian cycling of its messenger RNA levels［J］. Nature，1990，343（6258）：536-540.

［3］Vosshall LB，Price JL，Sehgal A，et al. Block in nuclear localization of period protein by a second clock mutation，timeless［J］. Science，1994，263（5153）：1606-1609.

［4］刘爽，赫丽杰，张志强，等.浅谈多学科诊疗模式在恶性肿瘤治疗中的应用［J］.临床医药文献电子杂志，2019，6（1）：189.

［5］郭斌，王圣应.早期乳腺癌的外科治疗进展［J/OL］.蚌埠医学院学报：1-15［2019-08-02］. http：//kns. cnki. net/kcms/detail/34. 1067. R. 20190604. 1413. 018. html.

［6］Gonzalez-Angulo AM，Morales-Vasquez F，Hortobagyi GN. Overview of resistance to systemic therapy in patients with breast cancer［J］. Adv Exp Med Biol，2007，608：1-22.

［7］徐兵河，王树森，江泽飞等.中国晚期乳腺癌维持治疗专家共识［J］.中华普通外科学文献（电子版），2018，12（1）：1-5.

［8］丁婕，戴旭，孟宪运等.实体瘤疗效评价标准的研究进展［J］.中国肿瘤临床与康

复，2015，22（9）：1150-1152.

［9］王雄文，林龙，李佩华等.周岱翰诊治肿瘤的中医学术思想探讨［J］.广州中医药大学学报，2015，32（4）：762-764.

［10］胡稳奇.病原细菌致病性基因表达的环境调控［J］.生物学杂志，1995（5）：5-7.

［11］钱学森，陈信.人体科学是现代科学技术体系中的一个大部门［J］.自然杂志，1988（5）：331-338.

［12］Doll R，Hill AB.Smoking and carcinoma of the lung；preliminary report［J］.Br Med J，1950，2（4682）：739-748.

［13］LoConte NK，Brewster AM，Kaur JS，et al. Alcohol and Cancer：A Statement of the American Society of Clinical Oncology［J］.J Clin Oncol，2018，36（1）：83-93.

四、表观遗传学——人与自然、人与环境、人与社会是统一整体的实证依据

整体观念认为四时气候、地土方宜、周围环境等因素对人体生理病理有不同程度的影响，既强调人体内部的统一性，又重视机体与外界环境的统一性。正如古人在《晏子春秋·杂下之十》中的论述："橘生淮南则为橘，生于淮北则为枳，叶徒相似，其实味不同。所以然者何？水土异也。""水土异也"是经验总结，而后基因组时代的表观遗传学提供了更直观与科学的解释。例如现代科学研究证明，蒲公英的生长发育、开花、吐粉、所含微量元素的变化范围与其所处的环境密切相关，地域不同，花粉含量不同，对同一元素的吸收量亦有区别。蒲公英和橘子在南北的差异受多种因素影响，其中自然环境起到了决定性作用，这也是表观遗传学的内容之一。此外，Lira-Medeiros等进一步证实了红树林群体在盐地沼泽和淡水河边生长的形态差异与 DNA 甲基化模式的较大差别密切相关，说明表观遗传变异在植物自然种群应对多变的环境中扮演着重要角色。表观遗传变异也为整体观提供了充分的证据。

1. 人是一个有机整体

其一，就形体结构而言，人体是由若干脏腑器官构成的。这些脏腑器官在结构上是不可分割、相互关联的。每一脏腑都是人体有机整体中的一个组成部分，都不能脱离开整体而独立存在。其二，就生命物质而言，气、血、精、津、液是组成人体并维持人体生命活动的基本物质。分言之，则为气、为血、为精、为津、为液，实则均由一气所化。它们在气化过程中相互转化，分布、运行于全身各脏腑器官，这种物质的同一性保证了各脏腑器官功能活动的统一

性。其三，就功能活动而言，形体结构和生命物质的统一性决定了功能活动的统一性，使各种不同的功能活动互根互用，协调和谐，密切联系。"和实生物，同则不继"。曾跃琴等发现，肾阳虚证患者 WNT5B、CSNK1D、FRAT2 启动子区甲基化可能表现为对基因本身的负调控，FHIT、MAP2K6 启动子区甲基化可能表现为正调控。文钦等采用双生子及表观遗传学方法来筛选糖尿病肾虚证的差异表达基因，发现糖尿病与 MMP-9、UGDH 和 GART 基因的异常甲基化调控导致的低表达关系密切，而该病肾虚证特征差异基因涉及 21 条甲基化下调基因和 50 条甲基化上调基因。这些从表观遗传学角度与机体本身情况结合进行的研究，更符合中医基础理论"整体观"，有利于其论证及实践。

2. 人与自然环境的统一性

人与自然有着统一的本原和属性，人产生于自然，人的生命活动规律必然受自然界的规定和影响。人与自然的物质统一性决定了生命和自然运动规律的统一性。人类生活在自然界之中，自然界存在着人类赖以生存的必要条件。自然界的运动变化又可以直接或间接地影响人体，机体则相应地发生生理和病理上的变化。这种"天人一体观"认为天有三阴三阳、六气和五行的变化，人体也有三阴三阳、六经六气和五脏之气的运动。自然界阴阳五行的运动变化，与人体五脏六腑之气的运动是相互收受通应的。所以，人体与自然界息息相通，密切相关。人类不仅能主动地适应自然，而且能主动地改造自然，从而保持健康，并生存下去，这就是人体内部与自然环境的统一性。在表观遗传学的概念里，自然环境的作用更为直接，包括温度、光照、营养物质组分的改变等，似乎能"凌驾"于基因之上，直接影响表型和健康。

2017 年诺贝尔生理学或医学奖授予缅因大学的研究者 Jeffrey C. Hall，布兰迪斯大学的研究者 Michael Rosbash 和洛克菲勒大学的研究者 Michael W. Young，他们合作成功分离到了编码 PER 蛋白的 period 基因。PER 蛋白夜晚时会在细胞中进行积累，而白天就会发生降解，因此，PER 蛋白的水平会在 24 小时的循环状态下波动，并且同昼夜节律钟是同步的。包括人类在内的多细胞有机体都会利用相似的机制来控制昼夜节律。生物钟能够调节很大一部分基因的表达，帮助调节睡眠模式、摄食行为、激素释放、血压及体温等一系列生理调控机制。

环境温度的改变影响基因的表达，从而对生长发育及新陈代谢产生重要影响。玉米幼苗在寒冷应激4℃的诱导下，根部组织基因组发生了低甲基化，只有在冷应激条件下才会转录的ZmMI1也发生了去甲基化，随后经过7天23℃的恢复，冷应激导致的低甲基化仍然没有恢复到正常水平，说明这一过程发生的低甲基化可能与抵御冷应激有关。Jabbari等发现鱼类和两栖动物机体甲基化是鸟类和哺乳动物的两倍，Varriale等发现南极鱼类甲基化程度高于热带鱼类，提示动物在进化的过程中体温与机体DNA甲基化可能存在反比关系。多项研究表明营养供给可以改变表观遗传学的状态从而引起生物表型的变化。工蜂给幼虫饲喂蜂王浆则其发育为蜂王，蜂王具有繁衍后代的能力且体型更大、寿命更长，而饲喂花粉的幼虫则发育为工蜂，工蜂则负责外出觅食、泌浆清巢和保巢攻敌等工作。虽然蜂王与工蜂拥有相同的基因组，但是早期发育过程中的营养供给不同使其表型发生了改变。Lyko等检测蜂王与工蜂头部的甲基化水平发现，有500个基因的甲基化状态呈显著性差异，这些基因大多属于组蛋白基因家族。Kucharski等采用RNAi沉默DNMT3，则幼蜂则向蜂王方向发育，说明DNA甲基化在蜂王发育过程中发挥重要作用。

3. 人与社会环境的统一性

中医学的整体观念强调人体内外环境的整体和谐、协调和统一，认为人体是一个有机整体，既强调人体内部环境的统一性，又注重人与外界环境的统一性。所谓外界环境是指人类赖以生存的自然和社会环境。表观遗传学机制非DNA序列改变，其改变可遗传，但并非一定永久。将人体内外环境差异造成的生理病理的不同考虑到诊疗之中，决定了个体与整体研究中需要兼顾同一性与特异性，其与中医学整体观念中人与社会环境的统一性非常相似，故而越来越多的表观遗传学研究被用于该领域。人类早期生活经历与成年后的行为有相关性，大量临床研究表明，童年经历虐待、忽视或其他不良经历与成年后患抑郁症呈正相关。同时，早期环境刺激还会影响一些基因的甲基化。Beach等发现 5- 羟色胺转运体（5-HT）SLC6A4 上游 CGI 甲基化与人童年期受虐有关，而 5-HT 参与了多种神经传递生理过程。在环境刺激下，机体可以通过兴奋下丘脑 - 垂体 - 肾上腺轴（hypothalamic-pituitary-adrenal axis，HPA）产生大量糖皮质激素，该激素与糖皮质激素受体结合后可调节一系列的转录因子，从而应对外界应激产生反应。儿童期有受虐经历且有自杀史的人群与对照组相比，海马区的糖皮质激素受体（GR）mRNA 表达量显著低于后者（$P < 0.05$），同时 GR 启动子甲基化水平显著高于后者（$P < 0.05$），这些高甲基化位点阻止神经生长因子诱导因子 NGFI-A 的结合，从而使 GR 表达量降低；Weaver 等在大鼠中也发现了类似现象，与对照组相比，母性好（如舔舐、梳理幼鼠毛发）的雌鼠后代表现对环境刺激不太敏感、少忧虑和较正常的 HPA 反应及较高的 GR 表达水平，且海马区 GR 启动子外显子 17 甲基化程度低于对照组，其中 16 CpG 位点甲基化程度显著低于对照组（$P < 0.0001$），这说明早期环境刺激影响人和大鼠 GR 甲基化的普遍性。Champagne 等发现母性好的雌鼠视前区雌激素受体 ER-α 表达量高，其后代相比于对照组在 ER-α 1b 启动子发生了去甲基化，这些去甲基化位点又可以与转录激活子 Stat5 结合，这一过程可能介导了 ER-α 的表达。随后 Zhang 等发现，母性好的雌鼠，其后代合成抑制性神经递质的谷氨酸脱羧酶 GAD1 mRNA 水平显著高于对照组（$P=0.003$），而 GAD1 启动子的甲基化水平显著低于对照组（$P=0.004$），在抑郁症患者中也观察到了 GAD1 启动子的高甲基化及低表达现象，提示母性与 ER-α、GAD1 等基因的甲基化水平相关。Suderman 等采用芯片技术测定了童年有受虐经历人群的甲基化状态，发现了大量甲基化差异区域，这些区域多集中于启动子区域及与中枢神经系统发育相关的原钙黏蛋白 α、β 和 γ 基因家族，这与 McGowan 等对大鼠的研究结果一致，由此说明不同哺乳动物早期环境刺激影响 DNA 甲基化的机制可能是一致的。所以，表观遗传学的改变，最终还是可能会镌刻到基因里的，这是为了适应社会环境"迫不及待"提前做出应变的一种机制，既强调人体内部的统一性，又重视机体与外界环境的统一性。

（唐莹）

参考文献

［1］曾凌云，吴丽燕，何和明. 蒲公英开花习性及花粉微量元素的研究［J］. 中国野生植物资源，2001（3）：37-38.

［2］Lira-Medeiros CF，Parisod C，Fernandes RA，et al. Epigenetic variation in mangrove plants occurring in contrasting natural environment［J］. PLoS One，2010，5（4）：e10326.

［3］曾跃琴，李炜弘，张天娥，等. 肾阳虚证免疫相关基因CPG岛调控机制研究［J］. 时珍国医国药，2013，24（6）：1515-1517.

［4］文钦，张天娥，韩玉萍，等. 双生子方法在证候（表型）研究中探讨［J］. 辽宁中医杂志，2011，38（10）：2102-2105.

［5］Chinnusamy V，Zhu JK. Epigenetic regulation of stress responses in plants［J］. Curr Opin Plant Biol，2009，12（2）：133-139.

［6］Steward N，Ito M，Yamaguchi Y，et al. Periodic DNA methylation in maize nucleosomes and demethylation by environmental stress［J］. J Biol Chem，2002，277（40）：37741-37746.

［7］Jabbari K，Cacciò S，Païs de Barros JP，et al. Evolutionary changes in CpG and methylation levels in the genome of vertebrates［J］.Gene，1997，205（1-2）：109-118.

［8］Varriale A，Bernardi G. DNA methylation and body temperature in fishes［J］.Gene，2006，385：111-121.

［9］Lyko F，Foret S，Kucharski R，et al. The honey bee epigenomes：differential methylation of brain DNA in queens and workers［J］. PLoS Biol，2010，8（11）：e1000506.

［10］Kucharski R，Maleszka J，Foret S，et al. Nutritional control of reproductive status in honeybees via DNA methylation［J］. Science，2008，319（5871）：1827-1830.

［11］Heim C，Newport DJ，Mletzko T，et al. The link between childhood trauma and depression：insights from HPA axis studies in humans［J］. Psychoneuroendocrinology，2008，33（6）：693-710.

［12］Beach SRH，Brody GH，Todorov AA，et al. Methylation at SLC6A4 is linked to family history of child abuse：an examination of the Iowa Adoptee sample［J］. Am J Med Genet

B Neuropsychiatr Genet，2010，153B（2）：710–713.

［13］McGowan PO，Sasaki A，D'Alessio AC，et al. Epigenetic regulation of the glucocorticoid receptor in human brain associates with childhood abuse［J］. Nat Neurosci，2009，12（3）：342–348.

［14］Weaver IC，Cervoni N，Champagne FA，et al. Epigenetic programming by maternal behavior［J］. Nat Neurosci，2004，7（8）：847–854.

［15］Champagne FA，Weaver IC，Diorio J，et al. Maternal care associated with methylation of the estrogen receptor-α 1b promoter and estrogen receptor- α expression in the medial preoptic area of female offspring［J］. Endocrinology，2006，147（6）：2909–2915.

［16］Zhang TY，Hellstrom IC，Bagot RC，et al，Meaney MJ. Maternal care and DNA methylation of a glutamic acid decarboxylase 1 promoter in rat hippocampus［J］. J Neurosci，2010，30（39）：13130–13137.

［17］Suderman M，McGowan PO，Sasaki A，et al. Conserved epigenetic sensitivity to early life experience in the rat and human hippocampus［J］. Proc Natl Acad Sci U S A，2012，109（Suppl 2）：17266–17272.

［18］McGowan PO，Suderman M，Sasaki A，et al. Broad epigenetic signature of maternal care in the brain of adult rats［J］. PLoS One，2011，6（2）：e14739.

五、从中西医学对感冒认知的异同谈中西医学理论体系的异同

中医学和西医学对感冒这一常见疾病的病因、生理病理机制、诊治等方面的认识都有相似及差异之处，通过比较中医和西医对感冒的认知的异同，可以更加直观地比较两个医学理论体系。

1.中医学对感冒的认识

广义的感冒包括了普通感冒和流行性感冒，对应的英文分别是 Common Cold 和 Influenza，对应到中医是"伤风"和"时行感冒"。狭义的感冒，就是 Common Cold，也就是"伤风"。

中医学对感冒的定义为：感冒是由于感受风邪或时行毒邪，引起卫表不和，以鼻塞、流涕、喷嚏、头痛、恶寒、发热、全身不适为主要表现的一种外感疾病。早在《内经》即有关于外感风邪引起感冒的论述。如《素问·骨空论》所言："风者百病之始也……风从外入，令人振寒，汗出头痛，身重恶寒。"汉代张仲景在《伤寒论·辨太阳病脉证并治》中论述太阳病时，以麻黄汤治疗表实证，桂枝汤治疗表虚证，提示感冒风寒有轻重虚实之分，为感冒的辨证治疗奠定了理论基础。宋代杨士瀛《仁斋直指方·诸风》首次提出"感冒"之病名。

感冒是因六淫、时行之邪侵袭肺卫或体虚卫外不固，以致卫表不和，肺失宣肃而为病。风邪为六淫之首，流动于四时之中，故感冒常常以风邪为主导。但在不同的季节，常与当令之气相合伤人，而表现为不同的证候。如秋冬寒冷之时，风与寒合，多为风寒证；春夏温暖之际，风与热合，多见风热证；夏秋

之交，暑多夹湿，多为风暑夹湿证候。《灵枢·百病始生》："风雨寒热不得虚，邪不能独伤人。"外邪侵袭人体后是否发病，关键在于卫气之强弱，同时与感邪的轻重有关。若体质虚弱，卫表不固，稍有不慎，即易见虚体感邪，或因生活起居不当，寒温失调，或过度疲劳，以致腠理不密，营卫失和，外邪侵袭为病。风性轻扬，为病多犯上焦。《素问·太阴阳明论》："伤于风者，上先受之。"外邪从口鼻、皮毛入侵，肺卫首当其冲，故感冒的病位涉及卫表及上焦肺系。诊断上常常根据患者所出现的卫表及鼻咽为主的症状，比如鼻塞、流涕、喷嚏、咽痒、周身酸楚不适、恶风或恶寒，或时有发热等，结合患者的其他临床表现及舌脉象进行。感冒邪在肺卫，遵《内经》"其在皮者，汗而发之"之旨，治疗上以解表达邪，疏风宣肺为原则，区分兼夹证，风寒者宜解表散寒，风热者宜解表清热，暑湿者宜清暑祛湿解表，体质虚弱者，当辨气虚、阴虚之别，分别予以益气解表或滋阴解表。

《类证治裁·伤风》："唯其人卫气有疏密，感冒有浅深，故见症有轻重，治法不宜表散太过，不宜补益太早，须察虚实，审轻重，辨寒热，顺时令。"因此，感冒的治疗必须根据具体的症状及体质辨证进行。风寒束表证，常因风寒外束，卫阳被郁，腠理闭塞，肺气不宣而发。症见恶寒重，发热轻，无汗，头痛，肢体酸痛，鼻塞，喷嚏，时流清涕，咳嗽，咽痒，舌淡红，苔薄白，脉浮或浮紧。治疗上宜辛温解表，代表方为荆防败毒散加减。恶寒甚者，加用麻黄、桂枝以增强解表散寒之功；头痛甚者，加白芷、藁本以散寒止痛；涕多者，加苍耳子、细辛以祛风通窍；肢体酸痛者，可加羌活胜湿汤散寒祛湿。风热犯表证，常因风热犯表，热郁肌腠，卫表失和，肺失清肃而发。症见身热较著，微恶风，有汗或少汗，咽红肿痛，鼻塞，喷嚏，流稠涕，咳嗽，口干渴，舌质红，苔薄黄，脉浮数。治疗上宜辛凉解表，代表方为银翘散加减。发热甚者，加黄芩、石膏加强清热之功；咽喉肿痛者，加射干、玄参、马勃解毒利咽；头痛甚者，加桑叶、菊花、蔓荆子清利头目；咳嗽，咯痰稠者，加黄芩、瓜蒌皮以清热化痰。暑湿袭表证，常因暑湿遏表，湿热伤中，表卫不和，肺气不清而发。夏季多见，症见头身困重，发热，暑湿偏重者，兼食欲不振，胸闷脘痞，口中黏腻，或呕吐，腹泻，苔白厚，脉濡数；暑热偏重者，见高热汗出，心烦口渴，小便短黄，苔黄腻，脉濡数。治疗上宜清暑祛湿解表，代表方为新加香薷饮加减。湿邪偏盛，胸闷脘痞，口中黏腻者，加苍术、半夏、陈皮化湿和中；苔白厚者，加藿香、佩兰芳化湿浊；呕吐、腹泻者，可用藿香正气散加减；暑热偏盛，高热烦渴者，可加黄连、黄芩清暑泻热；小便短黄者，加滑石、甘草、茯苓清热利湿。体虚感冒证，气虚者常因表虚卫弱，风寒乘袭，气虚无力达邪而发病，阴虚者常因阴亏津少，外受风热，表卫失和，津液不能作汗而发病。症见恶寒发热，鼻塞，流涕，喷嚏，头痛。偏于气虚者，兼见倦怠乏力，气短懒言，易汗出，反复易感，舌淡苔白，脉浮而无力；偏于阴虚者，兼见口干咽燥，手足心热，舌红少苔，脉细数。治疗上宜益气解表或滋阴解表，气虚感冒者以参苏饮加减，阴虚感冒者以加减葳蕤汤加减。气虚较甚者，可加黄芪加强益气之效；气虚自汗易感冒者，可用玉屏风散益气固表；阴虚口干咽燥甚者，加天花粉、沙参、麦冬养阴生津。

　　感冒需与风温及鼻鼽相鉴别。感冒与诸多温病早期症状相类似，尤其是风热感冒与风温初起颇为相似，但风温有较明显的季节性，冬春为多，起病急骤，表现为高热，有传变，由卫而气，甚或入营血，甚则神昏、谵语、惊厥。而感冒四时皆有，病势轻，发热一般不高或不发热，多不传变，预后良好。鼻鼽即过敏性鼻炎，临床与感冒的症状相类似，但不同的是，该病起病较急，伴有鼻腔发痒或眼痒，喷嚏频繁，流清水样鼻涕，发作与环境或气温突变有关，症状多在数分钟至数小时内消失。

　　《景岳全书》："凡人有感冒外邪者，当不时即治，速为调理，若犹豫隐忍，数日乃说，致使邪气入深，则难为力矣，唯小儿女子，则为尤甚。"感冒一般病势较轻，病程较短，只要能及时、恰当地治疗，预后一般较好。但老人、婴幼儿、体弱或感邪较重者，应密切观察病情变化，及时处理，防止发生疾病的传变，出现热毒壅肺、正虚邪陷等危证。感冒的预防调护关键在于适当锻炼，增强体质，正气存内，邪不可干。生活上应避风寒，食饮有节，起居有常，不妄作劳，在冬春之际尤当注意防寒保暖，盛夏亦不可贪凉露宿。感冒流行高峰期避免去人群聚集的场所，经常洗手，避免脏手接触口、眼、鼻。感冒的煎药方法为将汤剂煮沸 5～10 分钟即可，趁温热服，服后避风覆被取汗，或进热粥、米汤以助药力。出汗后尤应避风，以防复感。体虚易感者，平时可服用玉屏风散益气固表，增强体质。感冒的疗效评价则应四诊合参，判顺逆。

2.西医学对感冒的认识

普通感冒，为最常见的急性上呼吸道感染性疾病，俗称"伤风"。起病较急，主要表现为局部（鼻部卡他症状及炎症）和全身症状，如喷嚏、鼻塞、流清水样鼻涕，也可表现为咳嗽、咽干、咽痒或烧灼感，甚至鼻后滴漏感。后三种表现与病毒诱发的炎症介质导致的上呼吸道传入神经高敏状态有关。2～3天后鼻涕变稠，可伴咽痛、头痛、流泪、味觉迟钝、呼吸不畅、声嘶等，有时可因咽鼓管炎致听力减退。严重者有发热、轻度畏寒和头痛等。体检可见鼻腔黏膜充血、水肿、有分泌物，咽部可为轻度充血。一般5～7天痊愈，伴有并发症者可致病程迁延。主要病原体是病毒，少数是细菌。发病不分年龄、性别、职业和地区，免疫功能低下者易感。

急性上呼吸道感染是人类最常见的传染性疾病之一，好发于冬春季节，多为散发，且可在气候突变时小规模流行。主要通过患者的喷嚏和含有病毒的飞沫经空气传播，或经污染的手和用具接触传播。可引起上感的病原体大多为自然界中广泛存在的多种类型病毒，同时健康人群亦可携带，机体对其感染后产生的免疫力较弱且短暂，病毒间也无交叉免疫，故可反复发病。急性上呼吸道感染约有70%～80%由病毒引起，包括鼻病毒、冠状病毒、腺病毒、流行性感冒病毒、副流感病毒、呼吸道合胞病毒、埃可病毒和柯萨奇病毒等。另有20%～30%的上呼吸道感染由细菌引起，可单纯发生或继发于病毒感染之后，多见口腔定植菌如溶血性链球菌，其次为流感嗜血杆菌、肺炎链球菌和葡萄球菌等，偶见革兰氏阴性杆菌。但接触病原体后是否发病，还取决于传播途径和人群易感性。淋雨、受凉、气候突变、过度劳累等可降低呼吸道局部的防御能力，致使原来存在的病毒或细菌迅速繁殖，或者直接接触携带病原体的患者后，由喷嚏、空气、污染的手或用具诱发本病。老弱体幼、免疫功能低下或患有慢性呼吸道疾病，如鼻窦炎、扁桃体炎者，更易发病。成年人平均每年上呼吸道感染次数为2～4次，学龄前儿童为 4～8 次。

急性上呼吸道感染在组织学上可无明显病理改变，亦可出现上皮细胞损伤。炎症因子参与发病，可导致上呼吸道黏膜血管充血、分泌物增多、单核细胞浸润、浆液性及黏液性炎症渗出。继发细菌感染者可有中性粒细胞浸润及脓性分泌物。黏膜局部充血导致临床上出现鼻塞等症状，咽喉疼痛，咽鼓管水肿导致出现听力障碍或诱发中耳炎。呼吸道上皮损伤及炎症因子的释放入血导致患者出现发热，全身肌肉酸痛等症状。

诊断上可根据病史、流行病学、鼻咽部症状和体征，结合周围血象和阴性的胸部 X 线检查作出临床诊断。一般无须病因诊断，特殊情况下可进行细菌培养和病毒分离，或病毒血清学检查等确定病原体。因多为病毒性感染，血液检查一般白细胞计数正常或偏低，伴淋巴细胞比例升高。细菌感染者可有白细胞计数与中性粒细胞增多和核左移现象。因病毒种类繁多，且明确类型对于治疗无明显帮助，故一般无须病原学检查。需要时可用鼻拭子、咽拭子或鼻咽拭子免疫荧光法、酶联免疫吸附法、血清学诊断或病毒分离鉴定等方法确定病毒的类型。细菌培养可判断细菌类型并进一步完善药物敏感试验以指导临床用药。

在治疗上，由于目前尚无特效的抗病毒药物，故主要以对症处理为主，同时针对病因治疗及运用中医中药治疗。对症治疗包括戒烟、注意休息、多饮水、保持室内空气流通和防止继发性细菌感染，病情较重或年老体弱者还应卧床休息。对于有急性咳嗽、鼻后滴漏和咽干的患者可给予伪麻黄碱治疗以减轻鼻部充血，亦可局部滴鼻应用，必要时加用解热镇痛类药物、抗组胺药物及镇咳剂等。针对病因治疗主要有运用抗菌药物治疗和抗病毒治疗。有白细胞升高、咽部脓苔、咯黄痰和流鼻涕等细菌感染证据的，可根据当地流行病学史和经验选用口服青霉素类、第一代头孢菌素、大环内酯类药物或喹诺酮类药物。16 岁以下禁用喹诺酮类抗生素，普通感冒极少根据病原菌选用敏感的抗生素。由于药物滥用而造成流感病毒耐药的现象，所以对于发热、免疫功能正常、发病不超过 2 天的患者一般无须应用抗病毒药物。对于免疫缺陷患者，可早期常规使用。奥司他韦和利巴韦林有较广的抗病毒谱，对流感病毒、副流感病毒和呼吸道合胞病毒等有较强的抑制作用，可缩短病程。

中医中药治疗可根据患者的症状体征，四诊合参，辨证论治，有助于改善症状，缩短病程。

急性上呼吸道感染需与初期表现为感冒样症状的其他疾病相鉴别。比如过敏性鼻炎、流行性感冒、急性气管 - 支气管炎、急性传染病前驱症状等。过敏性鼻炎起病急，常表现为鼻黏膜充血和分泌物增多，伴有突发性连续喷嚏、鼻痒、鼻塞和大量清涕，无发热，咳嗽较少。多由过敏因素如螨虫、灰尘、动物毛皮、低温等刺激引起。如脱离过敏原，数分钟或 1～2 小时内症状即消失。检查可见鼻黏膜苍白、水肿，鼻分泌物涂片可见嗜酸性粒细胞增多，皮肤过敏试验可明确过敏原。流行性感冒由流感病毒引起，可为散发，时有小规模流行，病毒发生变异时可大规模爆发。起病急，鼻咽部症状较轻，但全身症状较重，伴高热、全身酸痛和眼结膜炎症等。取患者鼻洗液中黏膜上皮细胞涂片，免疫荧光标记的流感病毒免疫血清染色，置荧光显微镜下检查，有助于诊断。近年来已有快速血清 PCR 方法检查病毒，可供鉴别。急性气管 - 支气管炎表现为咳嗽、咯痰，白细胞计数可升高，鼻部症状较轻，X 线胸片常见肺纹理增粗。急性传染病前驱症状，比如麻疹、脊髓灰质炎、脑炎、肝炎和心肌炎等病毒感染性疾病，初期可有鼻塞、头痛等类似症状，应予重视。但如果在一周内呼吸道症状未减轻反而出现新的症状，需进行必要的实验室检查，以免误诊。

急性上呼吸道感染重在预防，增强体质，避免诱因，必要时使用免疫调节药物和疫苗等。加强锻炼，增强体质，坚持适度有规律的户外运动，提高机体免疫力与耐寒能力是预防本病的主要方法。避免受凉、淋雨、过度疲劳，避免与感冒患者接触，避免脏手接触口、眼、鼻，注意改善营养、饮食生活规律。对于年老体弱易感者应注意防护，上呼吸道感染流行时佩戴口罩、避免在人多的公共场合出入等有助于降低疾病的易感性。对于经常、反复发生本病及年老免疫力低下的患者，可酌情应用免疫增强剂。目前除流感病毒外，尚没有针对其他病毒的疫苗。疗效评价则可以根据患者症状、体征的改变及实验室检查结果、影像检查的改善等来进行。

表 5-1 中西医学对感冒认知的异同

	中医	西医
感冒定义	由于感受风邪或感受时行毒邪，引起卫表不和，以鼻塞、流涕、喷嚏、头痛、恶寒发热、全身不适为主要表现的一种外感疾病	最常见的急性上呼吸道感染性疾病
病因	六淫	感染和免疫功能降低
病位	卫表及上焦肺系	上呼吸道
临床表现	鼻塞、流涕、喷嚏、头痛、恶寒、发热、全身不适	症状：局部（卡他症状及炎症）和全身表现；体征：局部（鼻腔黏膜充血、水肿、有分泌物，咽部轻度充血）和全身表现
病机 / 病理生理	风寒束表、风热犯表、暑湿袭表、体虚感冒（气虚、阴虚）	炎症、充血、高反应性
诊断	四诊合参	病史、流行病学、症状体征、实验室检查（血分析及病原学）及胸部影像学检查
鉴别诊断	风温、鼻衄	过敏性鼻炎、流行性感冒、急性气管 – 支气管炎、急性传染病前驱症状等
治疗	整体：基于辨证的平衡、调和 风寒束表证——荆防败毒散、风热犯表证——银翘散、暑湿袭表证——新加香薷饮、体虚感冒证——参苏饮（气虚）、加减葳蕤汤（阴虚） 局部及微观：无，或可以理解为依赖正气平衡调和	整体：无，或可以理解为交给自愈力恢复自稳态 局部与微观：基于病因、病理、病理生理等的对抗、反制与补充，抗病毒治疗 + / – 抗生素、非甾体抗炎药等
预后	痊愈或传变或兼夹其他疾病	一般 5 ~ 7 天痊愈，伴有并发症者可致病情迁延
预防	避风寒等	避免诱因、增强体质、免疫调节药物和疫苗
疗效评价	四诊合参，判顺逆	症状、体征、理化及影像检查等

3. 风寒与普通感冒——中西医学认知的差异与汇通

《内经》和《伤寒论》均有论述风寒是感冒的病因之一，感受风寒是否发病则取决于感邪轻重和人体正气的强弱。分析《内科学》教材相关内容可以得到如下的印象：①没有接受"寒冷"是病因，但认为"受凉"是诱因之一；②从流行病学角度分析，普通感冒在气温较低的冬春季节好发；③与中医认为正邪决定疾病的发生相一致，其发病机制是机体或呼吸道局部防御功能降低（正虚）及原先存在于上呼吸道的从外界侵入的病毒和细菌迅速繁殖（邪实）。有趣的是在英文中"cold"还有"寒冷"的意思，那么从语言系统就可以发现前人认为感冒与风及寒有关。语言的形成过程是漫长的，其中也包含着深层的内在逻辑，美国的詹妮弗·阿克曼就在其著作中讲到了世界的好多种语言中指代感冒这个疾病的词语中皆离不开寒冷之名，包括意大利语、葡萄牙语、德语等语言。王英明却在其著作中指出，虽然日常生活中人们会将受寒与感冒进行联系，但"冷是生病的结果，而不是生病的原因"。这么多人将这个时常困扰人的小毛病与寒冷进行关联，但很多医生却不断否认其关联，这让人十分困惑，我们的常识和中医学数千年来总结的风寒与感冒的关联规律是悖论吗？

西医学认为感冒是病毒在作怪，成人患病多由鼻病毒引起。因为没有证据支持，西医学一度否认受寒是病因，但随着时代的进步，流行病学开始提供了数据支持。Analitis 等人研究了寒冷天气对 15 个欧洲城市死亡率的短期影响，他们利用 1990—2000 年的资料，评估了最低表观温度的寒冷季节（10月到次年 5 月）气温与呼吸道疾病所导致的死亡率的关系，发现温度降低则相关死亡风险会升高。

无独有偶，2011 年，Jusot 等人在非洲的研究发现，温度较低及雨季的时候人们容易发生感冒，这就引发了温度与疾病的关系的一系列研究。感冒与温度降低是大家日常中很直观的感受，科学家们也不例外，那么，为什么天气降温后，没有及时增添衣物容易感冒呢？

西医学普遍认为，大部分普通感冒的发生是鼻病毒在作祟，一项研究调查了亚北极气候中温度和湿度的短期变化与鼻病毒感染风险之间的关系。研究在新兵（n=892）进行军训期间统计因呼吸道症状就医的病例，并通过实时 PCR 鉴定了 147 例鼻病毒感染病例。研究统计了发病前三天（危险期）和两个参考期（发病前后一周）的平均温度、每日环境温度和绝对湿度，发现气温的降低增加了感染鼻病毒的风险。

这一系列的流行病学依据，将寒冷导致感冒这条线索描绘得越发清晰。但是，中西医殊途同归的路依旧漫漫，找不到其中的基础实验证据的支持，这种看似因果的关联是站不住脚的。

2016年6月，耶鲁大学的Akiko Iwasaki课题组进行了一系列实验，发现当温度由33℃上升到37℃的时候，病毒的复制能力在早期就受到了明显的抑制。病毒与低温之间的关联被发现了，低温在感冒的发生中扮演了重要角色，暴露在低温下会增加呼吸道病毒感染的可能性，大部分人分离出来的是鼻病毒，在低温下复制的更加具有生命力。为了深入了解温度依赖性生长的机制，研究人员比较了感染鼻病毒的小鼠气道上皮细胞在33℃和37℃时的转录反应。感染了鼻病毒的小鼠，其气道细胞抗病毒防御应答基因在37℃时反应明显比33℃时增强，I型和III型IFN基因及IFN刺激基因（ISG）在37℃时表达明显增高。研究认为IFN对鼻病毒的温度诱导反应依赖于MAVS蛋白，它是RIG-I Clike受体（RLR）的关键信号转接子，通过合成RLR配体poly I:C刺激初级气道细胞，使IFN及ISG在37℃时表达量高于33℃时，表明细胞中病毒的复制存在显著的温度依赖性。

为了深入了解在37℃限制鼻病毒复制的非干扰素依赖性机制，该研究组继续研究了人支气管上皮细胞和H1-HeLa细胞中的鼻病毒感染。在单个复制周期中，37℃时，鼻病毒在没有IFN诱导的情况下在两种细胞类型中的复制都表现出温度依赖性，鼻病毒感染细胞的早期凋亡迹象伴随着病毒产生的减少。此外，在不同刺激下，上皮细胞的凋亡在37℃时增强。动态数学模型和B细胞淋巴瘤2（Bcl-2）过表达揭示，温度依赖性宿主细胞死亡可部分解释鼻病毒扩增过程中观察到的温度依赖性生长，但也提示了病毒调控的其他机制。为了寻找一条新的抗病毒途径，研究人员确定了RNA降解酶的作用是同时拮抗细胞凋亡、增加病毒复制和显著降低温度依赖性。这些发现揭示了两种独立于IFN的机制在鼻病毒的先天防御中起作用，并且表明即使在没有IFN的情况下，鼻病毒扩增在很大程度上也是依赖温度的，宿主细胞抗病毒限制机制在37℃比33℃更有效。

2017年3月，Boonarkart等人对这一机制进行了更细致的验证。2017年人们已经普遍认为暴露在低温下会提高人类呼吸道中病毒的易感性，实验组研究了低温对人呼吸道细胞株病毒感染和先天防御的影响，发现低温下干扰素诱导的抗病毒应答受损。与生存在37℃的细胞内的病毒相比，温度维持在25℃和33℃的细胞表达黏病毒耐药蛋白（MxA）和2′5′-寡腺苷酸合成酶1（OAS1）mRNA的水平更低。外源性β-干扰素干预可降低病毒在37℃时的复制，而在25℃时则无法影响病毒复制。研究结果显示，低温对干扰素诱导的抗病毒应答的损害是寒冷暴露后宿主对呼吸道病毒易感性增强的几个机制之一。

风寒导致感冒不仅仅是记录在数千年前奥秘无穷的中医经典书籍中的经验积累，现代研究也从大到气候环境，小到分子机制角度探索了其中的奥秘。数千年前的认识与现代研究结果不谋而合。"风寒"一词看似抽象，像是看不见摸不着的概念，却切切实实地反映在机体的生理病理变化之中，借着各种症状表现出来，又依据治疗方法，将其反证得更加详实。中医学发现了风寒与感冒的关联，并且找到了一类可以针对这类问题缓解病痛的干预手段与具体药物，将这些药物解决这类问题的功能命名为"避风寒""辛温解表"等，形成了自然环境、病因病机、四诊合参、辨证治疗之间的沟通联系。而西医学则从环境风寒影响鼻黏膜局部免疫、鼻病毒致病力及流行病学证据等方面提供了科学的严谨的风寒与感冒关联的实证。

风寒与感冒也可以通过试验设计去求证。试想一下，在寒冬腊月，寒风凛冽，分组设计验证，在中医理论指导下的人们避风寒，捂得严严实实的，在西医证据指导下的人们用上最好的增强免疫力的药物及抗病毒药物，但衣衫单薄，两组人群一起去逛街8个小时，哪一组感冒的人数会更多呢？相信你心中已有答案。

风寒与感冒的关联证据确凿，诸多经典的中医理论可以用巧妙的实验方法验证，并且西医学的研究也为中医学基于经验分析归纳的经典理论，如"有胃气则生"等，提供了科学的证据。从中西医学的不同角度相互参照去理解，风寒可以如此的直观、丰满。

4. 中西医学理论体系的异同

(1) 中医学理论体系

中医学的"中"在《说文解字》中解释为"中，和也"，即中庸、平衡、调和的意思，在这里，中是等于和的。那么，中医是什么呢？仅仅指的是中国医学吗？中医的确是发源于中国的医学，但若仅仅将中医定义为中国医学，未免过于肤浅了。中医可以理解为"致中和"的医学，是以整体观念为主导思想，以精气、阴阳、五行学说为哲学基础和思维方法，以脏腑经络及精气血津液的生理病理为基础，以辨证论治为诊疗特点，旨在调整人体阴阳，使人体重新回到"阴平阳秘"状态的独特的医学体系。

后来西方医学发展起来的系统论的思想与中医理论体系不谋而合。系统论是美籍奥地利人、理论生物学家 L.V. 贝塔朗菲（L.Von.Bertalanffy）所创立的。系统论认为，开放性、自组织性、复杂性、整体性、关联性、等级结构性、动态平衡性、时序性等，是所有系统的共同的基本特征。系统论的核心思想是系统的整体观念。贝塔朗菲强调，任何系统都是一个有机的整体，它不是各个部分的机械组合或简单相加，系统的整体功能是各要素在孤立状态下所没有的性质。他用亚里士多德的"整体大于部分之和"的名言来说明系统的整体性，反对那种认为要素性能好，整体性能一定好，以局部说明整体的机械论的观点。同时认为，系统中各要素不是孤立地存在着，每个要素在系统中都处在一定的位置上，起着特定的作用。要素之间相互关联，构成了一个不可分割的整体。要素是整体中的要素，如果将要素从系统整体中割离出来，它将失去要素的作用。正如手在人体中是劳动的器官，一旦将手从身体上砍下来，那时它将不再是劳动的器官了一样。系统论认为，将系统打碎成为它的组成部分的做法是受限制的，对于高度复杂的系统，这种做法就行不通，因此我们应该以整体的系统论观点来考察事物。比如考察一台复杂的机器，还原论者可能会立即拿起螺丝刀和扳手将机器拆散成几千、几万个零部件，并分别进行考察，这显然耗时费力，效果还不一定很理想。整体论者不这么干，他们采取比较简单一些的办法，不拆解机器，而是试图启动运行这台机器，输入一些指令性的操作，观察机器的反应，从而建立起输入－输出之间的联系，这样就能了解整台机器的功能。整体论者基本上是功能主义者，他们试图了解的主要是系统的整体功能，但对系统如何实现这些功能并不过分操心。这样做可以将问题简化，但当然也有可能会丢失一些比较重要的信息。这一点与中医学的观念有着惊人的相似之处。从某种程度上说，中医学的哲学基础本身就是原始系统论。

中医学偏重宏观事物间的联系，善于从整体（人与自然、人与社会、人自身的整体）角度去认识，但是其对于事物深层微观结构和生物机理的认识和把握则过于模糊。中医学理论体系中的精气学说、阴阳学说、五行学说、藏象学说及病因病机学说等的形成，莫不是注重宏观观察的结果。这里的宏观是指总体地动态地观察和把握人体的生命活动规律，把人类看作是自然界的一个物种，它不是孤立的存在，而是与整个自然界是息息相关的，具有密不可分的联系。因此，对于人体正常的生命活动产生的异常变化，不能从孤立的人体去看，而应把人体放在自然界的总体运动和广阔的动态平衡之中进行考察和研究。故中医学虽是关于人体生命、健康、疾病的科学，但却综合运用了与人体生命活动有关的各门自然科学和人文社会科学的知识。

中医学的整体观念，是指中医学关于人体自身的完整性及人与自然、社会环境统一性的思想。中医学认为人体是一个有机的整体，构成人体的各个组成部分之间在结构上不可分割，在功能上相互为用，在病理上则相互影响，而且人体与自然界也是密不可分的，人体的生理功能和病理变化必然受到自然环境和社会条件的影响。在结构上，人体由五脏（肝、心、脾、肺、肾）、六腑（胆、小肠、胃、大肠、膀胱、三焦）、形体（筋、脉、肉、皮、骨）、官窍（目、舌、口、鼻、耳、前阴、后阴）等构成。各个脏腑组织器官在结构上彼此联系，以五脏为中心，通过经络系统"内属于脏腑，外络于肢节"的联络作用，构成了心、肝、脾、肺、肾五个生理系统。每个生理系统中的任何一个局部，都是整体的一个组成部分，结构的完整为功能的统一奠定了基础。在功能上，人体正常生命活动一方面要靠各脏腑发挥自己的功能，另一方面要靠脏腑间相辅相成的协调作用才能维持，这是局部与整体的统一。

这种整体作用只有在心的统一指挥下才能生机不息，《素问·灵兰秘典论》载有"主明则下安……主不明则十二官危"，"凡此十二官者，不得相失也"，这种以五脏为中心的结构与功能相统一的观点，称为"五脏一体观"。中医学还认为形与神也是一个统一的整体，二者既相互依存，又相互影响，中医学称之为"形神一体观"，是整体观念的具体体现之一。中医学在认识和分析病理机制时，将重点放在局部病变引起的整体病理变化上，并把局部病理变化与整体病理反应统一起来。人体某一局部的病理变化，往往与全身的脏腑、气血、阴阳的盛衰有关。因而内脏有病，可反映于相应的形体官窍，即《丹溪心法》所谓"有诸内者形诸外"。局部病变大多是整体生理功能失调在局部的反映。在诊治上，人体的局部和整体是辩证统一的，因而在诊察疾病时，可通过观察分析形体、官窍、舌脉等外在的病理表现，推测内在脏腑的病理变化，从而作出正确诊断，为治疗提供可靠依据。如《灵枢·本脏》说："视其外应，以知其内脏，则知所病矣。"

人禀天地之气而生，人与自然也是统一的。中医学认为世界本原于气，是阴阳二气相互作用的结果。天地阴阳二气的对立统一运动为生命的产生提供了前提。故《素问·宝命全形论》曰"人生于地，命悬于天，天地合气，命之曰人"，"天覆地载，万物悉备，莫贵于人"，人和天地万物一样，都是天地形气阴阳相感的产物，是物质自然界有规律地变化的结果。自然环境是人类生存的必要条件，如《素问·六节藏象论》曰："天食人以五气，地食人以五味。"自然界的运动变化可以直接或间接地影响着人体，机体则相应地发生生理和病理上的变化，如寒暑的更替、地域的差异等产生的影响，故《灵枢·邪客》说："人与天地相应者也。"自然环境主要包括四季变化、昼夜晨昏、地方地域。人体的生理功能随季节气候的变化自有相应的适应性调节，如《灵枢·五癃津液别》："天暑衣厚则腠理开，故汗出……天寒则腠理闭，气涩不行，水下流于膀胱，则为溺与气。"《素问·生气通天论》说："故阳气者，一日而主外，平旦人气生，日中而阳气隆，日西而阳气已虚，气门乃闭。"这种人体阳气白天趋于体表，夜间潜于内里的运动趋向，反映了人体随昼夜阴阳二气的盛衰变化而出现的适应性调节。自然环境对人体病理也是有一定影响的，如《素问·金匮真言论》："春善病鼽衄，仲夏善病胸胁，长夏善病洞泄寒中，秋善病风疟，冬善病痹厥。"《灵枢·顺气一日分为四时》:"百病者,多以旦慧昼安,夕加夜甚。"

人既有自然属性,又有社会属性。中医学强调人与自然和谐统一的同时,也强调人与社会的和谐一致与相互联系。人生活在纷繁复杂的社会环境中,其生命活动必然受到社会环境的影响。政治、经济、文化、宗教、法律、婚姻、人际关系等社会因素,必然会通过与人的信息交换影响人体的各种生理、心理活动和病理变化。《素问·疏五过论》指出:"尝贵后贱,虽不中邪,病从内生,名曰脱营。尝富后贫,名曰失精,五气留连,病有所并。"并解释说:"故贵脱势,虽不中邪,精神内伤,身必败亡;始富后贫,虽不伤邪,皮焦筋屈,痿躄为挛。"

中医学病因是指导致人体发生疾病的原因,又称"致病因素""病原"("病源")或"病邪"等。病因作用于人体,导致机体的生理平衡状态被破坏,脏腑功能失调,就会引起疾病的发生。病因的种类繁多,包括六淫、疠气、七情内伤、饮食失宜、劳逸过度、痰饮、瘀血、结石、外伤、寄生虫,以及药邪、医过、胎传、环境毒邪等。中医学历来重视病因在疾病发生、发展变化过程中的作用,认为任何临床症状和体征都是在某种病因的影响和作用下,使得机体所产生的一种异常反应。在整体观念的指导下,中医学探求病因,除了解发病过程中可能作为致病因素的客观条件外,主要以临床表现为依据,通过分析症状、体征来探求病因,为治疗用药提供依据。这种方法称为"辨证求因",又称"审证求因",为中医探究病因的主要方法,也是中医病因学的主要特点。

中医所描述的病位是指病证发生在人体的部位。病因作用于人体而发病时,一般总是有一定的病变部位,如脏腑经络、三焦、六经、五官九窍、四肢百骸及气血津液等都有可能成为病位。病位不同于个别症状发生的部位,而是运用中医整体观和脏腑经络理论,分析综合了一切临床资料后进行的疾病的整体定位。

病机,是指疾病发生、发展与变化的机理。中医学认为,疾病的发生、发展与变化,与患病机体的体质强弱和致病邪气的性质密切相关。邪气作用于人体,正气奋起而抗邪,正邪相争,破坏人体阴阳的相对平衡,或使脏腑、经络的功能失调,或使气血津液功能紊乱,从而产生一系列的病理变化。中医学坚持运用唯物主义思想解释疾病发生发展的原因，运用整体联系的观念，把研究局部病变与机体整体病变联系起来，四诊合参，从机体与外界环境及脏腑经络、形体官窍之间的相互联系和相互制约的关系来探讨疾病的发展和传变规律。

中医的诊断，是通过望、闻、问、切，四诊合参，在整体审察的基础之上，加以分析、综合，病证结合，辨证论治。人体是一个有机的统一整体，人体患病绝不是无缘无故的，事物之间存在着因果和其他的相互作用及联系。因此，不能用孤立片面的、一成不变的观点看待疾病，必须用普遍联系的、整体动态的观点来指导临床诊断，才能获得对疾病本质的认识。在诊疗过程中，常遵循司外揣内、见微知著、以常达变三个原理。中医注重患、医客观与主观，重功能轻结构，整体与局部相结合，在诊断中，常常是定性而非定量的。

中药是在中医学理论体系的指导之下，根据药物的性味归经、四气五味、升降沉浮及功效等，作用于人体，纠正疾病发生时的阴阳失衡状态，使人体重新回到阴平阳秘状态的药物。中医学理论体系认为，任何疾病的发生发展过程都是由于致病因素作用于人体，引起机体阴阳偏盛偏衰，脏腑经络功能失常的结果。药物防治疾病的基本作用，不外是祛邪去因，扶正固本，恢复和协调脏腑经络功能，从而纠正阴阳偏盛偏衰，使机体恢复到"阴平阳秘"的正常状态。药物之所以能够针对病情，发挥上述基本作用，是由于各种药物各自具有若干特性和作用，也就是前人所谓的药物的偏性，即以药物的偏性纠正疾病所表现出来的阴阳偏盛或偏衰。而方剂，则是在辨证审因、确定治法后，遵循君臣佐使的组方原则，选择适宜的药物进行组合，药物间通过有序的配伍以增强或改变其自身功用，调其偏胜，制其毒性，消除或减缓其对人体的不良反应，发挥药物间相辅相成或相反相成等综合作用，使各具特性的药物组合成一个整体，从而发挥更好的预防与治疗疾病的作用。

《素问·阴阳应象大论》："阴阳者，天地之道也，万物之纲纪，变化之父母，生杀之本始，神明之府也，治病必求于本。"从中医角度来看，疾病的发生，从根本上来说就是阴阳相对平衡遭到破坏，出现偏盛偏衰的结果。对于阴阳的偏盛偏衰，《素问·至真要大论》指出应"谨察阴阳所在而调之，以平为期。"因此，调整阴阳，损其有余而补其不足，保证人体处于协调平衡状态，即阴阳调和，乃是中医治疗的根本法则之一。在这个过程中，运用阴阳学说指导治疗原则，实则泻之，虚则补之，寒者热之，热者寒之，选择有针对性调整阴阳的措施，以使阴阳失调的异常情况复归于协调平衡的正常状态，即体现着贯穿中医诊疗过程的平衡与调和理念。

中医的疗效评价标准，是以"证"为核心，四诊合参。证，又称证候，是疾病过程中某一阶段或某一类型病理本质的概括。证候反映疾病的阶段性本质，反映了证候的时相性特征。因此，在中医学进行疗效评价之时，应以"证"为核心，根据四诊（望、闻、问、切）所收集的资料，通过分析、综合，从而对机体的正邪消长及疾病的发展演变和预后转归程度做出判断，对疗效做出具体评价。

（2）西医学理论体系

所谓还原，是一种把复杂的系统（或者现象、过程）层层分解为其组成部分的过程。还原论是一种哲学思想，还原论认为，复杂系统可以通过它各个组成部分的行为及其相互作用加以解释。还原论方法是迄今为止自然科学研究中的最基本的方法，人们习惯于以"静止的、孤立的"观点考察组成系统诸要素的行为和性质，然后将这些性质"组装"起来形成对整个系统的描述。例如，为了考察生命，我们首先考察神经系统、消化系统、免疫系统等各个部分的功能和作用，在考察这些系统的时候我们又要了解组成它们的各个器官，要了解器官又必须考察组织，直到最后是对细胞、蛋白质、遗传物质、分子、原子等的考察。

在近代科学发展史上，西医学与物理、化学、数学、生命科学等其他学科一样，经历了从混沌到科学，从综合到分科的发展阶段，其核心哲学观是还原论。还原论是西方自然科学领域中占主体地位的一种哲学思想，整个现代自然科学体系就是建立在还原论基础之上的分科体系，西医学是以分析还原论为基础的一种医学。西方医学在2000多年的发展历程中，对疾病的认识建立在莫甘尼（Giovanni Battista Morgagni，1682—1771，意大利病理解剖学家）的"病在脏器"和微尔啸（Rudolf Ludwig Karl Virchow，1821—1902，德国细胞病理学家）的"病在细胞"的理论基础之上，采用以实验和分析为主的方法，从单纯生物学角度去认识人类的健康及疾病，把人体从整体细分为系统－组织－细胞等若干层次，分门别类地进行深入研究，强调生物学因素及人体病理生理过程，关注躯体疾病的防治，观察正常结构与正常功能，从而对异常的结构及功能做出判断。

病因是指引起疾病必不可少的、赋予疾病特征或决定疾病特异性的致病因素。在西医学中，病因种类繁多，大多数疾病（尤其是慢性病）的病因目前尚不十分明确。病因包括生物因素（细菌、病毒、真菌、寄生虫等），理化因素（机械、温度、气压、噪声、电离辐射、强酸强碱、毒物等），必需物质缺乏（氧气、水等元素，糖、脂肪、蛋白质、维生素、无机盐等营养素，微量元素，纤维素等），先天遗传因素，免疫疾病（变态反应性疾病、自身免疫性疾病、免疫缺陷病等），精神、心理、社会因素。随着医学技术的发展，人们对病因的探究从整体比较笼统的认识，逐步精确到细菌、病毒、营养、遗传、内分泌、免疫缺陷、基因等具体因素。找出具体的病因对疾病的防治具有重要的意义，病因研究首先依靠描述性研究探索疾病发生的影响因素，再运用逻辑推理建立初步的病因假设，然后通过分析性研究和实验性研究对该病因假设进行检验和验证。在整个过程中，病因的阐明讲求实证。

病位是指疾病发生的部位，即病变部位，一般是指解剖定位。随着医学的发展，西医学对病变部位的认识，从一般的脏器水平，深入到组织、细胞、亚细胞、大分子，甚至是基因突变位点的水平。比如支气管炎的病位在气管、支气管黏膜及其周围组织，肺炎的病位在终末气道、肺泡和肺间质。病位的范围可大可小，可以是八大系统中的某一系统，如呼吸系统、循环系统、生殖系统等，也可以具体到分子水平，比如非小细胞肺癌 EGFR、KRAS、BRAF 基因突变等。

病机，是指疾病发生、发展与变化的机理。在西医学中，病机的概念更多是和病理生理联系在一起的，主要研究疾病发生发展过程中功能、代谢和结构的改变规律及其机制，揭示疾病的本质。疾病可表现为局部变化或全身变化或两者兼有。在疾病发生之时，西医学更大程度上关注的是以局部或者是某一细节为主的变化，注重结构与功能的异常，机体代偿与失代偿的变化。比如水、电解质、酸碱平衡，糖、脂代谢紊乱，缺氧、发热、应激、炎症、缺血－再灌注损伤、休克、弥漫性血管内凝血、细胞增殖与凋亡障碍等，或者是某个器官，如心、肺、肝、肾、脑的损伤。

在诊断疾病的时候，西医学通过患者的症状体征，分析这些症状体征所揭示的病理生理改变，为诊断提供依据。通过物理、化学和生物学等实验室检查方法对患者的血液、体液、分泌物、细胞取样和组织标本等进行检测，获得病原学、病理形态学或器官功能状态等相关资料。运用各种器械及影像学检查等，了解体内发生的一些肉眼所不能直接获得的资料。最后通过对问诊查体、实验室及影像学检查所获得的所有资料进行整理、分析、评价，局部与整体相结合，结构与功能并重，以达到诊断疾病的目的。在整个诊疗过程中，更加注重客观的数据，对于人的整体把握则相对而言比较欠缺。

药物是对机体原有生理功能和生化过程产生影响的化学物质，可用于预防、诊断、治疗疾病。西药一般是由化学合成方法制成或从天然产物提制而成，主要是通过某些作用靶点来起效的，其作用机制较为清晰。在治疗疾病之时用于对症治疗，其疗效颇为可观，副作用及药物间的相互反应等也相对较为明确。

西医学是直观的对抗性医学，在治疗疾病之时，讲究对症治疗与对因治疗。对症治疗总结归纳起来，通常有对抗、反制、补充等方法。比如血压高了就降血压，血压低了就升血压，血糖高了就降血糖，血糖低了就升血糖，有感染就抗感染等。而对因治疗通常体现在找到明确的病因，从而把致病因素去除掉，比如肺结核是由结核杆菌引起的，那就抗结核治疗等。在这一过程中，诊疗思路是很清晰的，对于症状较为单一的疾病，其症状的改善也是非常明显的。

西医学的疗效评价除了考虑患者症状、体征的改善等较为主观的因素之外，其实更加注重客观指标的变化，比如实验室检查等理化指标从异常到正常的变化，以及影像学的改变等，都为疾病的预后估计及疗效评价提供了直接和间接的诊断依据，是西医学的主要疗效评价标准。

表5-2　中西医学理论体系的异同

	中医	西医
理论体系	原始系统论	分析还原论
病因	审证求因	求实证
病位	脏腑经络、三焦、六经	解剖定位、系统、分子
病机	整体+局部：四诊合参	局部为主：结构和功能异常，代偿与失代偿
诊断	整体+局部：定性，重功能轻结构，注重患、医客观与主观	局部+整体：定量，功能与结构并重，注重客观
药物	中药（归经、四气五味、升降沉浮、功效）、方剂	作用靶点、作用机制
治疗	整体：基于辨证的平衡、调和 局部及微观：正气（自愈力？）	整体：自愈力（正气？） 局部与微观：基于病因、病理、病理生理等的对抗、反制与补充
疗效评价标准	以"证"为核心，四诊合参	注重主客观（理化及影像等）指标

（3）中西医学理论体系相比较

从上述的比较中可以较为明确地看出，中医学是平衡、调和的医学。中医学讲究整体观念和辨证论治，讲究治病求本，即探求病因之本而治其因，探求病机之本而治其本，探求病性之本而治其证，探求病位之本而治其位，因此同病异治及异病同治的情况时有发生。同病异治，即同一病证，可因人、因时、因地的不同，或由于病情的发展，病性的各异，病机的变化，以及用药过程中正邪消长等差异，治疗上应根据不同的情况，采取不同的治法。如均为肺癌患者，证属于气阴两虚者宜用生脉散加味，证属脾虚痰湿者宜用四君子汤加味治疗。异病同治，即不同的疾病，若促使发病的病机相同，可采用同一种治法。例如肝癌、肺癌、大肠癌等，这是不同的疾病，通过辨证都属于邪毒蕴结，就都可用华蟾素注射液治疗。中医学认为，阴阳失衡则为病，阴平阳秘则无病，因此，调整阴阳是中医学的重要治法治则之一，阴阳偏盛需损其有余，阴阳偏衰则补其不足，阴阳互损应调补阴阳气血，阴阳极变要回阳救阴、补阴敛阳，阴阳亡失必急救阴阳。除此之外，还有"因时、因地、因人"的三因制宜理论；急则治其标，缓则治其本，标本兼治的标本缓急理论；早期邪盛正未衰以祛邪为主，中期正邪交争宜攻补兼施，晚期正虚邪盛则以扶正为主的扶正祛邪理论。中医学理论体系包括了阴阳学说、五行学说、藏象学说、经络学说、卫气营血学说、津液学说、七情学说、六淫学说等，这一理论体系是在宏观、整体的认识方法、思维方法模式指导下不断发展完善的，具有宏观整体性、动态发展性等特征。中医学偏重宏观整体认识健康与疾病，具有不精确性、不确定性，缺乏客观性，而在微观领域则存在着理论缺失、微观分析方法缺乏等不足之处。辨证论治的灵活性是中医学的优势所在，可充分实现因人而治，使得许多西医学无从下手的疾病得以解决，但这恰恰也是其缺点，过于灵活通常意味着重复性差，有效的治法得不到重复将影响它的传播和普及。中医学复方的君臣佐使很有章法，但是它的煎煮和服用方法较为落后，尤其是组方中含有先煎药物时，甚至煮一次就要花两三个小时，在现代社会的快节奏生活中显得格格不入。煎煮和服用方式的不便也影响了社会对它的接受程度，特别是现代的一些年轻人，想尝试却因其烦琐望而却步。

中医学的原始系统论思维，与西医学的分析还原论思维相比具有一定的自身优势，在诊疗过程中也充分地体现了这一点，有些问题在西医学看来很棘手，甚至无从解决时，求助于中医，问题往往会迎刃而解。但我们也应看到，西医学现代系统论是以还原论思维为基础，在对还原论思维的批判中形成和发展起来的，它吸收了还原论合理的因素，用全新的内容弥补了还原论思维的缺陷，上升到了一个新的高度；中医学的原始系统论思维没有经过还原论思维的发展阶段，缺乏对人的还原研究的必要基础，没有得到还原研究的支持，所以在细节认识上还达不到现代系统科学严格和精确的程度。

西医学认为疾病是由致病因子引起机体稳态的破坏和代谢、功能、结构的损伤，机体通过抗损伤反应与致病因子及损伤斗争的生命过程。而稳态是通过神经、内分泌、旁分泌、自分泌等调节机制使身体各系统、各器官、各组织细胞之间的活动相互协调得以维持的，稳态包括机体内部的稳定（内环境的稳定）和机体与外界环境关系的稳定（机体对自然和社会环境的适应）。简而言之，疾病是机体在一定的条件下，受病因损害作用后，因自稳调节紊乱而发生异常生命活动的过程。西医学是以病因、生理、病理、免疫及解剖学等为理论基础，从器官、组织到细胞、分子、基因的水平上认识疾病的。西医学偏重于探索微观事物间的联系，它首先要求的是实证，认为一切结果必定有其原因，而且原因和结果的关系是完全确定的，即使在复杂系统中，原因和结果也总是一一对应的。这种分析方法有其局限性，对于简单的系统而言，这种做法无往而不利，但于复杂系统而言，就有点力不从心了。西医学是用解剖学方法，从整体到组织、器官、细胞、分子等，将这些分离出来单独研究。实际上心脏或胃都不会独立工作，必须要有神经、血管系统配合才能工作，但为了研究方便，我们常常把它们分离出来单独研究，这本身就背离了自然生理现象。随着研究的深入，现在已经到了 DNA 水平，但问题更多了。知晓结构但不知道它们的功能及相互作用，甚至小小的传导系统也会让科学家不解，解剖得越清晰随之而来的问题也就越多。虽然用西医学方法研究人体有很多长处，但人体不是简单的机器，人要复杂得多，这种简单的还原论有其局限性。

西医学的论证方式为：理论假设→细胞及动物实验→人体试验→标准化→临床应用，基于还原论思维指导下的科学标准求实证。因此，尽管西医学很早就认识到感冒与环境的温度变化有关，但基于分析还原论的思维，只是从鼻局部的病原学、免疫环境等找实证，取得了成功，明确了鼻病毒及免疫低下是病因之一，尽管用"cold"一词，但仍然只能把寒冷归纳为诱因，直到上述诸多环境温度变化与感冒的发生相关的直接流行病学证据，以及基于环境温度变化导致鼻病毒致病力及鼻黏膜局部免疫功能下降证据的出现才补齐了环境变化－人体－鼻局部黏膜免疫功能减低及鼻病毒致病力加强的较为完整的链条。但这历经了漫长的数百年。

中医学的思维方式是原始系统论思维。中医学偏重宏观事物间的联系，中医学从整体（人与自然、人与环境、人自身的整体性）认识，有其顺应自然、整体性、综合性、有机辩证统一性等优点，但是其对于事物深层微观结构和生物机理的认识和把握则过于模糊。

中医学的论证方式是：基于真实医疗的观察分析与归纳→提出假设→干预（养生、导引、食疗、辨证药物等）→评估干预效果→推导结论→更大人群的论证→结论。早在《内经》就肯定了风寒是感冒的病因，而汉代张仲景著《伤寒论》就主要阐述了该病，至今仍有很重要的临床指导意义，治疗时要求避风寒，加衣被以保暖，并予以辛温解表之剂，使邪随汗出。而后辈历代医家也用实践证明了此治法是有效的，至今依旧指导着临床工作。在中医学的许多优势中又都带有一些不足，如果我们不能一分为二地去看待，就不能使优势得到真正的发扬光大。

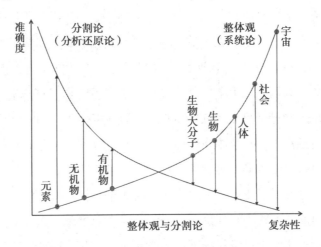

图整体观与分割论的优势与不足

5. 中西医学殊途同归

对事物的认识可区分为科学认识和哲学认识。自然辩证法认为：哲学是对科学大方向的把握。在科学发展中，无论科学家们是有意识的或是无意识的，科学总是朝着哲学引导的方向发展。西医学是形而上学哲学，采用现代科学技术手段，通过实验医学和系统的研究方法，在生理、病理、解剖、细胞、微生物、分子等繁杂的基础分支学科中，与现代各门自然科学同步，对机体生命活动的基础物质及功能予以解释，对当代社会医疗有较大贡献。而中医学是辩证哲学，认为事物永恒运动变化，有整体性和联系性，其运用阴阳五行学说，采用望、闻、问、切四诊法诊断治疗疾病，在治疗慢性、综合性疾病中，有一定的积极意义。中医学的论证方式是：实证→研究（假设）→实证→研究（假设）→实证，中医学是一个从健康医学到疾病医学的过程，它的研究对象是生病的人。与中医学相反，西医学是一个从疾病医学到健康医学的过程。西医学的论证方式是：理论→动物实验→人体试验→标准化→临床应用，它把研究的关注点更多地放在疾病本身，是人生的病。中医学方法论在客观性的基础上要求主观性，强调把握观察者的主观感受，即将观察对象的特征与观察者的感受融合在一起；西医学方法论强调客观性，旨在分辨观察对象的特征。中医学的现状与问题在于实证不足，中医学的诊断资料，比如四诊等，偏向于医生的主观认识，而在结构和功能上的研究是很模糊的，与现代科学产生了脱节。中医学是一个相对封闭的理论体系，扬长补短缺乏方法，与西医学融合及吸收时表现出了一定困难。然而，若将中西医结合起来，中西医优势互补，这些问题往往能得到一个相对比较好的解决。

　　通常人们对客观事物的认识受到时间、空间、能力、客观条件及认识水平的限制。所以只有通过不断实践和认识，才能一步一步走向真理，而且对任何事物的认识不可能永远停留在某一水平。人们对客观世界的认识是无止境的，要能够去粗取精，去伪存真。任何方法论都要解决、验证问题，收集来的无论是主观经验还是客观经验，无论正确与否，均需证实。科学实验能够有效地揭示或验证因果规律，成为"证实"或"证伪"最有效的实践方法之一。无论是中医学还是西医学，都是诊疗疾病的一种手段，所有的一切都是为治疗疾病、使人体恢复健康而服务的，疗效是金标准，是硬道理，中西医殊途同归。因此，在诊疗疾病之时，中西医学可相互参照，扬长避短。

6. 中西医整合

　　中医学的（原始）系统论思维与西医学遵循的分析还原论思维相比虽各有优势与不足，但却是互补的。人类基因组计划完成后的后基因组学时代对健康与疾病的认识方法论更是从还原论思维升华到现代系统论思维，这是在对还原论思维的批判中形成和发展起来的，它吸收了还原论合理的因素，用全新的内容弥补了还原论思维的缺陷，上升到了一个新的高度。而中医学的系统论思维没有经过还原论思维的发展阶段，缺乏对人的还原研究的必要基础，没有得到还原研究的支持，所以在细节认识上还达不到现代系统科学严格和精确的程度。如此等等，中医学这些优势中也隐藏着它的不足。如果想使优势得到真正的发扬，就必须把优势附带着的这些不足比较出来，并给予弥补。不然，这些不足就会成为牵制优势发展的障碍。从这个角度探讨中西医整合是自然而然且必然的。

中西医结合的基础是唯物辩证法，强调的是客观事物本质和规律的运动过程。因此，在诊疗疾病时，可以用中医学的战略指导中西医结合的战术，即以整体观念、辨证论治理论指导，动态制定个体化扶正祛邪原则，在个体化扶正祛邪原则下，进行中西医整合，合理选择中西医治疗手段。

辨证论治是中医学的特点，体现了中医学的整体恒动观，重视人体内在的抗病能力，强调具体情况具体分析，是对整体规律的认识与把握。西医学以辨病为主，重视局部的器质和功能变化，运用现代科学技术和手段，深入和细化微观结构与功能，在诊断和治疗方面有许多特长。因此，将中医学的辨证与西医学的辨病相结合，是中西医结合的基本哲学思路，这是一个分析与综合的过程，综合是分析的进一步发展与完善，而分析是综合的基础，没有分析就不可能进行更高级的综合。辨证与辨病相结合，克服了中医学无证可辨与西医学无病可识之不足。

中西医整合，首先体现在原始系统论和分析还原论之间的酌盈剂虚与取长补短。从分析还原论到后基因组时代的系统论，是医学发展的必然规律。中医学基于原始系统论的指导，在整体观念和辨证论治等宏观层面上有其独特的优势所在，但是在微观细节方面，必然要吸收基于现代分析还原论指导下的成就，取长补短；同样西医学基于分析还原论的成就，到后基因组时代主张分析还原论与系统论结合，是必然的趋势，同样要吸收中医学数千年来基于原始系统论的成就，所以中西医认识的客体是人及其生理与疾患，从辩证法及认识论的角度必然相互整合，殊途同归。

在诊断疾病之时，中西医可病因互参。中医学讲究审证求因，在整体观念的指导下探求病因，除了解发病过程中可能作为致病因素的客观条件外，主要以临床表现为依据，通过分析病证的症状、体征来探求病因，为治疗用药提供依据。而西医学则讲求实证，逐步精确到细菌、病毒、营养、遗传、内分泌、免疫缺陷、基因等。中医学的病因是一个宏观的概念，而西医学的则是更为微观的，在这个层面上，中西医学可对病因进行整合。例如，对于感冒患者而言，中医学认为是由风寒、风热、暑湿、体虚等引起，而西医学则认为是由病毒、细菌等因素导致。实际上，可以对两种认知进行整合，西医学认为的细菌、病毒引起的感冒同样可以有风寒、风热、暑湿、体虚之别，在进行西医学抗病毒或抗细菌治疗的同时，可运用中医进行辨证论治，二者并不冲突，反而可能达到事半功倍之效。但是，对于像患有法洛四联症的患者而言，自幼出现进行性的青紫和呼吸困难，易疲乏，劳累后常取蹲踞位休息，严重缺氧时可引起晕厥。长期右心压力增高及缺氧导致的心功能不全即全出现相应的症状。这些，单单靠中医四诊合参、辨证论治是无法从根源上解决问题的。因为西医学对于先天性法洛四联症病因的研究已经非常明确，这是一个联合的先天性血管畸形，包括肺动脉狭窄、右室间隔缺损、主动脉占位（主动脉骑跨于缺损的室间隔上）和右心室肥大四种异常，对于这种疾病，唯一可选择的治疗方式就是手术纠正畸形。所以，对于疾病而言，仍旧需要中西医病因互参，对于西医学有较好办法的疾病，应以西医为主，中医学可适当地进行改善症状体征的辅助治疗，对于西医学来说非常棘手无法解决的疾病，中医学往往能够凸显疗效优势。这就需要二者相互配合，取长补短。

中西医病位互参主要体现在中医学的脏腑与西医学的解剖二者之间。中医病位是指在中医整体观和脏腑经络理论指导之下的疾病发生的部位，脏腑经络、三焦、六经、五官九窍、四肢百骸及气血津液等都有可能成为病位，而西医学是精确到了局部解剖甚至分子水平的，中西医病位互参，可以使得模糊的整体与精准的局部相结合。中医治疗的最终焦点在于扶正祛邪。《素问·刺法论》："正气存内，邪不可干。"《素问·评热病论》："邪之所凑，其气必虚。"正邪概念属于中医学范畴，它是动态演变并决定疾病转归的。那么该如何将正邪更加的具体细化呢，正邪的定性、定量、定位又该如何评判呢？关于正邪的定性，中医学认为，人体是一个自然整体，脏腑、气血、阴阳平衡，则机体能够维持并进行正常的新陈代谢，属正气强实。西医学则认为在人体器官结构正常，脏器功能、细胞及体液免疫功能、菌群平衡的情况下，人体是处于正盛的状态的。中医学运用八纲辨证中的阴、阳、寒、热、虚、实辨证，对邪实进行定性，其中以阴阳为总纲，从而判断疾病转归，确定治疗原则。西医学的"邪"，则是在生理、生化、影像等检查有异于正常的基础之上定义的。大多情况下，运用脏腑经络理论时，病位可定在某一脏腑，中医学的脏腑，是基于粗浅的解剖而言的，这里面是存在很多问题的。而西医学的解剖，是从系统一直细化到了分子水平的，这种定位更加的精确。比如，同样为肺癌，中医学定位在肺，而西医学的解剖定位可以精细到如 EGFR 19 号外显子这种基因层面，那么此时的治疗，除了运用中医中药，还多了靶向药这种针对突变靶点的特效药的选择，而对于运用靶向药治疗过程中出现的副反应，又可以再行中医四诊合参，辨证论治，中西医结合，使得整个治疗过程达到了最大程度的增效减毒作用。对于定量而言，中医学根据四诊收集到的信息可进行一个整体评估，西医学可根据实验室检查指标对邪实做一个客观的定量。例如，肝功能检验时总胆红素值达到 60μmmol/L，影像学 TNM 分期时肿瘤的直径多大，有感染时 C-反应蛋白升高到 200mg/L，这些都可以作为邪实的定量标准。因此，中西医病位互参可以对正邪进行更为精确的定性、定位、定量评估。

　　中医学的病机与西医学的病理生理也是可以进行整合的。比如中医学的痰饮，痰饮是由于三焦气化失宣，体内水液输布、运化失常，停积于某些部位的一类病证。《素问·经脉别论》："饮入于胃，游溢精气，上输于脾，脾气散精，上归于肺，通调水道，下输膀胱，水精四布，五经并行。"在正常情况下，水液的输布排泄主要依靠三焦的气化作用和肺、脾、肾的功能活动。三焦气化失宣是痰饮形成的主要病机所在。三焦失通失宣，阳虚水液不运，必然导致水液停积为患。肺居上焦，主气，司呼吸，通调水道，朝百脉，主治节。肺气失宣，通调失司，津液失于布散，则聚为痰饮。脾居中州，主运化，统摄血液，主升清。湿邪困脾，或脾虚不运，均可使水谷精微不归正化，聚为湿痰。肾为水脏，处下焦，主藏精，主水，主纳气。肾气肾阳不足，蒸化失司，水湿泛滥，亦可导致痰饮内生。三脏之中，脾运失司，首当其冲。脾阳虚，则不能上输精气以养肺，水谷不归正化，反为痰饮而干肺；下不能助肾以制水，水寒之气反伤肾阳，由此导致水液内停中焦，流溢各处，波及五脏。水饮属阴类，非阳不运。若阳气虚衰，气不化津，则阴邪偏盛，寒饮内停。故《金匮要略》曰："病痰饮者，当以温药和之。"痰饮的治疗当以温化为原则。西医学中的许多急慢性疾病引起的水液输布异常都可归属于中医学痰饮病范畴，如呼吸系统疾病中的慢性支气管炎、慢性阻塞性肺疾病、胸腔积液，循环系统疾病中的慢性心力衰竭、渗出性心包炎，泌尿系统疾病中的慢性肾衰竭等。西医学对于这些疾病的病理生理的认识与中医学的病机有相互借鉴之处。比如慢性支气管炎，西医学病理生理上表现为支气管上皮细胞变性、坏死、脱落，后期出现鳞状上皮细胞化生，纤毛变短、粘连、倒伏、脱失；各级支气管壁均有多种炎症细胞浸润，以中性粒细胞、淋巴细胞为主，急性发作期可见到大量中性粒细胞，严重者形成化脓性炎症，黏膜充血、水肿；杯状细胞和黏液腺肥大、增生、分泌旺盛，大量黏液储留，与中医学肺气失宣，通调失司，津液失于布散，聚为痰饮的认识相似。在治疗上，除了控制感染外，还需要镇咳祛痰、平喘，多给予吸入剂型糖皮质激素，以抑制细胞因子和炎症介质的产生，抑制气道高反应性，缓解支气管痉挛和黏膜肿胀。然而激素带来的副作用有声音嘶哑、口腔念珠菌感染、满月脸、水牛背、痤疮、紫纹与脸部的蝶形红斑等，这些在中医学看来，正是温药应用过量时出现的一派热象。给予茶碱类药物可舒张支气管平滑肌，减少炎症介质释放，降低微血管通透性，从而减轻气道炎症反应，可起到平喘、强心、利尿、扩张血管和中枢兴奋等作用。同样，茶碱类药物所带来的副作用，比如出汗、烦躁、发热、心率加快、焦虑、失眠、颜面潮红等，中医学辨之为一派热象。

在治疗疾病之时，可将中医学的平衡观念与西医学的对抗观念相结合。比如糖尿病，西医学认为糖尿病是一组由多病因引起的以慢性高血糖为特征的代谢性疾病，是由胰岛素分泌和（或）作用缺陷引起的，是遗传和环境因素的复合病因引起的临床综合征，但目前其病因和发病机制仍未被完全阐明。糖尿病属中医学消渴病范畴，是以多饮、多食、多尿、日久乏力、消瘦，或尿有甜味为主要症状的病证。其中以多饮症状为主者称为上消，以多食为主者称为中消，以多尿为主者称为下消。消渴的病因较为复杂，禀赋不足、饮食不节、五志过极、劳欲过度是常见的致病原因，其病机主要在于阴津亏损，燥热偏盛，以阴虚为本，燥热为标，二者互为因果，相互为用。治疗以清热生津、益气养阴为基本原则，三消分治。《医学心悟·三消》："治上消者，宜润其肺，兼清其胃……治中消者，宜清其胃，兼滋其肾……治下消者，宜滋其肾，兼补其肺……"西药降糖药的作用机制是较为清晰的，比如注射用的各类胰岛素，口服降糖药磺酰脲类、双胍类、胰岛素增效剂及 α - 葡萄糖苷酶抑制剂等，短期疗效是非常不错的。但是患者在维持一段时间之后，若是血糖控制不佳，那么便要调整降糖用药，可能会增加药物种类或者提高药量，久而久之单纯西药的降糖效果会逐渐不甚理想，或者因降糖药物使用过量引起低血糖，甚至出现休克等症状。在疾病进展过程中，若血糖不能得到很好的控制，高血糖对于肾、视网膜的微血管，主动脉、肢体动脉等大血管及神经系统的影响是非常可怕的，糖尿病常常是导致失明、非创伤性截肢的主要原因。因此，在这种情况下，中西医结合，将中医学的平衡观念与西医学的对抗观念进行整合就变得可行且必要了。在西药对抗降糖的基础上进行中医辨证论治，运用"中"的理念，可使人体从阴阳失衡的疾病状态重新回到阴平阳秘状态。中医中药在显著改善临床症状的同时，还能对血糖进行双向调节，既能持久稳定降糖，又能防止低血糖症的出现，对糖尿病并发症的防治也更加安全有效。如可以运用补肾结合化瘀通络法治疗糖尿病视网膜病变、糖尿病性闭塞性动脉硬化症早期，运用培补脾胃、豁痰通络法治疗糖尿病肾病，运用益气养阴、活血化瘀法治疗糖尿病合并心脑血管疾病及下肢血管病变等。如此看来，中西医治疗方法的整合所取得的疗效与单纯应用西药相比是有着独特优势的。

在进行疗效评价之时，可以宏观与微观相结合，客观与主观相结合，从个体到群体。即宏观上，仍旧运用中医学四诊合参，观察患者症状表现的变化情况，比如从舌红苔黄腻转变为舌淡红苔薄白，从口干口苦明显转变为无口干口苦，睡眠及饮食较前改善，这些都是正胜邪退之佳兆。微观上，则参考西医学实验室检查及影像学检查等结果，比如对于感染性疾病，白细胞、C反应蛋白、降钙素原等炎症指标从升高的状态到恢复正常，其转变可以从客观上评估疾病的好转情况。若中医四诊资料提示稍有好转，而西医感染指标等不降反升，那么就要慎重考虑患者表现出来的稍好转的四诊资料是否只是暂时的假象，疾病是否仍旧在进展或未得到很好的控制，是否需要升级治疗方案了。中医疗效评价是宏观的，往往带有一定的主观性，而西医角度则是微观的，实验室指标及影像学结果等是较为客观的。中西医疗效评价整合，是主观与客观结合，宏观与微观结合，对于整体疗效的评价是非常有意义的。

简而言之，中西医整合可以具体体现在原始系统论与分析还原论互参、病因互参、病位互参、藏象与解剖互参、病机与病理生理互参、致中和的治法治则和补充与对抗互参及疗效标准互参上。这种整合，对于疾病的诊疗是大有裨益的。

（罗慧燕　张晓莹　王雄文）

参考文献

［1］王英明.感冒，不是你想的那样［M］.北京：中国友谊出版社，2004：41-44.

［2］Analitis A，Katsouyanni K，Biggeri A，et al. Effects of Cold Weather on Mortality：Results From 15 European Cities within the PHEWE Project［J］.Am J Epidemiol，2008，168（12）：1397-1408.

［3］Jusot JF，Adamou L，Collard JM. Influenza transmission during a one-year period（2009-2010）in a Sahelian city：low temperature plays a major role［J］.Influenza Other Respir Viruses，2012，6（2）：87-89.

［4］Foxman EF，Storer JA，Vanaja K，et al. Two interferon-independent double-stranded RNA induced host defense strategies suppress the common cold virus at warm temperature［J］. Proc Natl Acad Sci U S A，2016，113（30）：8496-8501.

［5］Foxman EF，Storer JA，Fitzgerald ME，et al. Temperature-dependent innate defense against the common cold virus limits viral replication at warm temperature in mouse airway cells［J］. Proc Natl Acad Sci U S A，2015，112（3）：827-832.

［6］Boonarkart C，Suptawiwat O，Sakorn K，et al. Exposure to cold impairs interferon-induced antiviral defense［J］. Arch Virol，2017，162（8）：2231-2237.

六、阴阳也可以如此之具体直观

1. 阴阳的定义

    阴阳学说是古代朴素唯物主义辩证法对万物变化规律的归纳分析框架。先贤从我国所处的自然环境特点总结出"山南水北谓之阳，山北水南谓之阴"的规律。《管子》曰"阴阳者，天地之大理也；四时者，阴阳之大经也"，进一步从地理位置与节气等变化规律归纳出客观事物内部存在的阴阳对立制约和相互统一。阴阳既是探索宇宙万物的世界观，也是天人合一体系中研究自然界变化规律与人体生理病理机制的方法论。《素问·阴阳应象大论》云："阴阳者，天地之道也，万物之纲纪，变化之父母，生杀之本始，神明之府也，治病必求于本。"阴阳既相互依存，又相互转化，相互依存是事物存在的前提，而在一定条件下的相互转化是事物发展变化的前提。中医的"阴阳平衡"思想正是反映了这种阴阳关系。《伤寒杂病论》曰"凡病……阴阳自和者，必自愈"，人体的某个器官阴阳相对平衡，这个器官的功能就正常；如果相对平衡被打破，该器官就处于病理状态，需要用药调理恢复。万物负阴而抱阳，包括人在内的任何生命体都是阴阳结合体。

    气一元论是阴阳学说的基石，从气一元论的角度能更深入理解阴阳的内涵。世间万物在空间中有两种存在形式，处于有序状态的称为气之阴，处于无序状态的称为气之阳，气阴与气阳，二者在不断地相互运动转化。物质系统的产生即物质从无序状态转化为有序状态，物质系统的灭亡即物质从有序状态转化为无序状态。阴阳相互变化转换并非变幻莫测，物质系统产生、发展、壮大、衰退、灭亡的规律都能用阴阳变化的规律来解释。自然界是一个整体，其中的一切物质都能相互影响、相互转换，是浑然天成的一个整体系统，因此阴阳学说也揭示了大自然的规律。

2. 阴阳学说

阴阳学说是我国古代朴素的对立统一理论，是我国古人用以认识世界和解释世界的一种世界观和方法论。阴阳学说认为，所有相互对立的事物尽管千差万别，但是矛盾的双方在属性上总是表现出两类特定的相反趋向；一类趋向于明亮、活动、兴奋、向上、温热、向外、扩散、开放等；另一类趋向于晦暗、沉静、抑制、向下、寒凉、向内、凝聚、闭阖等。前一类属于阳，而后一类属于阴。由于阴阳是从具体事物或现象中抽象出来的用以标示事物属性的范畴，并不代表某种具体的事物，所以《灵枢·阴阳系日月》说"且夫阴阳者，有名而无形"，指出阴阳是一对属性概念。阴阳学说主要包含以下内容：

（1）阴阳对立

阴阳代表事物对立之两个方面的属性。自然界诸事物，皆具有阴阳对立的两个方面，如天阳地阴、日阳月阴、火阳水阴、昼阳夜阴、雄阳雌阴、男阳女阴、背阳腹阴、外阳内阴、南阳北阴等。故《易·系辞》云："一阴一阳谓之道。""乾，阳物也；坤，阴物也。阴阳合德，而刚柔有体，以体天地之撰，以通神明之德。"又云："天尊地卑，乾坤定矣；卑高以陈，贵贱位矣；动静有常，刚柔断矣。"阴阳是对立的统一体，双方不是静止的，而是不断地运动变化，从而不断产生新的事物。《易·系辞》又云："天地氤氲，万物化醇，男女构精，万物化生。""日月运行，一寒一暑，乾道成男，坤道成女。"故而《素问·阴阳应象大论》云："阴阳者，天地之道也，万物之纲纪，变化之父母，生杀之本始，神明之府也。"阴阳对立之属性，不是绝对的，而是相对的。阴阳对立之双方，均可以不断地再分阴阳，即"阴中有阴，阳中有阳"。如昼为阳，上午为阳中之阳，下午为阳中之阴；夜为阴，前半夜为阴中之阴，后半夜为阴中之阳。因此，任何事物皆可分阴阳两类，且每一事物皆具有阴阳两个方面，而任何一方面又皆可以再分阴阳，以至无穷。正若《易·系辞》所云："《易》有太极，是生两仪，两仪生四象，四象生八卦。"《素问·阴阳离合论》则更明确言之：“阴阳者，数之可十，推之可百；数之可千，推之可万，万之大不可胜数，然其要一也。”

对立是指处于一个统一体的矛盾双方的互相排斥、互相斗争。阴阳对立是阴阳双方的互相排斥、互相斗争。阴阳学说认为：阴阳双方的对立是绝对的，如天与地、上与下、内与外、动与静、升与降、出与入、昼与夜、明与暗、寒与热、虚与实、散与聚等。万事万物都是阴阳的对立统一。阴阳的对立统一是“阴阳者，一分为二也”的实质。对立是阴阳二者之间相反的一面，统一则是二者之间相成的一面。没有对立就没有统一，没有相反也就没有相成。阴阳两个方面的相互对立，主要表现于它们之间的相互制约、相互斗争。阴与阳相互制约和相互斗争的结果取得了统一，即取得了动态平衡。只有维持这种关系，事物才能正常发展变化，人体才能维持正常的生理状态；否则，事物的发展变化就会遭到破坏，人体就会发生疾病。例如，在自然界中，春、夏、秋、冬四季有温、热、凉、寒气候的变化，夏季本来是阳热盛，但夏至以后阴气却渐次以生，用以制约火热的阳气；而冬季本来是阴寒盛，但冬至以后阳气却随之而复，用以制约严寒的阴。春夏之所以温热是因为春夏阳气上升抑制了秋冬的寒凉之气，秋冬之所以寒冷是因为秋冬阴气上升抑制了春夏的温热之气。这是自然界阴阳相互制约、相互斗争的结果。在人体，生命现象的主要矛盾是生命发展的动力，贯穿生命过程的始终。用阴阳来表述这种矛盾，就生命物质的结构和功能而言，则生命物质为阴（精），生命功能为阳（气）。其运动转化过程则是阳化气，阴成形。生命就是生命形体的气化运动。气化运动的本质就是阴精与阳气、化气与成形的矛盾运动，即阴阳的对立统一。阴阳在对立斗争中取得了统一，维持着动态平衡状态，即所谓“阴平阳秘”，机体才能进行正常的生命活动。有斗争就要有胜负，如果阴阳的对立斗争激化，动态平衡被打破，出现阴阳胜负、阴阳失调，就会导致疾病的发生。总之，阴阳的对立是用阴阳说明事物或现象相互对立的两个方面及其相互制约的关系。

（2）阴阳互根

事物之阴阳两个方面不仅是对立的，而且是互相联系、互相依存、互相为用的，任何一方都以对方为自己的生存条件，密不可分而不能单独存在，是一个对立的统一整体。如上为阳，下为阴，无上则无下；左为阳，右为阴，无左也就无右；热为阳，寒为阴，无热则无所谓寒。古人称此为"阳根于阴，阴根于阳"，"孤阴不生，独阳不长"。《素问·阴阳应象大论》所云"阴在内，阳之守也；阳在外，阴之使也"，正是这个道理。

互根指相互对立的事物之间的相互依存、相互依赖，任何一方都不能脱离另一方而单独存在。阴阳互根，是阴阳之间的相互依存，互为根据和条件。阴阳双方均以对方的存在为自身存在的前提和条件。阴阳所代表的性质或状态，如天与地、上与下、动与静、寒与热、虚与实、散与聚等，不仅互相排斥，而且互为存在的条件。阳蕴含于阴之中，阴蕴含于阳之中。阴阳一分为二，又合二为一，对立又统一。故曰"阴根于阳，阳根于阴"（《景岳全书·阴阳篇》），"阴阳互根……阴以吸阳……阳以煦阴……阳盛之处而一阴已生，阴盛之处而一阳已化"（《素灵微蕴》）。阴阳互根深刻地揭示了阴阳两个方面的不可分离性。中医学用阴阳互根的观点，阐述人体脏与腑、气与血、功能与物质等在生理病理上的关系。

阴阳互根是确定事物属性的依据。分析事物的阴阳属性，不仅要注意其差异性，而且还要注意其统一性，即相互关联性，从差异中寻找统一。双方共处于一个统一体中，才能运用阴阳来分析说明。如上属阳，下属阴，没有上之属阳，也就无所谓下之属阴；没有下之属阴，也就无所谓上之属阳。昼属阳，夜属阴，没有昼之属阳，就无所谓夜之属阴；没有夜之属阴，也就没有昼之属阳。热属阳，寒属阴，没有热之属阳，也就无所谓寒之属阴；没有寒之属阴，也就无所谓热之属阳。所以说，阳依赖于阴，阴依赖于阳，每一方都以其对立的另一方为自己存在的条件。如果事物不具有相互依存的关联性，并不是统一体的对立双方，就无法分析其阴阳属性，也就不能用阴阳来说明了。

阴阳互根是事物发展变化的条件，因为阳根于阴，阴根于阳，阴与阳相互依赖，缺少任何一方，则另一方也就不复存在。所以事物的发展变化，阴阳二者是缺一不可的。在物质与功能之间、物质与物质之间、功能与功能之间，均存在着阴阳互根的关系。物质属阴，功能属阳，物质是生命的基础，功能是生命的主要标志。物质是功能的基础，功能则是物质的反映。脏腑功能活动健全，就会不断地促进营养物质的化生，而营养物质充足，才能保证脏腑活动功能的平衡。在自然界中，四季气候的变化，春去夏来，秋去冬至，四季寒暑的更替，就是阴阳消长的过程。从冬至春及夏，寒气渐减，温热日增，气候则由寒逐渐变温变热，是阴消阳长的过程；由夏至秋及冬，热气渐消，寒气日增，气候则由热逐渐变凉变寒，则是阳消阴长的过程。这种正常的阴阳消长，反映了四季气候变化的一般规律。就人体生理活动而言，各种功能活动（阳）的产生，必然要消耗一定的营养物质（阴），这就是阳长阴消的过程；而各种营养物质（阴）的化生，又必然消耗一定的能量（阳）。运动变化是中医学对自然和人体生命活动认识的根本出发点，这是中医学的宇宙恒动观。这种运动变化，包含着量变和质变的过程。阴阳消长是一个量变的过程。阴阳学说把人体正常的生理活动概括为"阴平阳秘""阴阳匀平"，即人体中阴阳的对立统一，矛盾双方基本上处于相对平衡的状态，也就是阴阳双方在量的变化上没有超出一定的限度，没有突破阴阳协调的界限，所以人体脏腑活动功能正常。只有物质和功能协调平衡，才能保证人体的正常生理活动。所有相互对立的阴阳两个方面都是如此相互依存的，任何一方都不能脱离另一方而单独存在。如果双方失去了互为存在的条件，有阳无阴谓之"孤阳"，有阴无阳谓之"孤阴"。孤阴不生，独阳不长，一切生物也就不能存在，不能生化和滋长。在生命活动过程中，如果正常的阴阳互根关系遭到破坏，就会导致疾病的发生，乃至危及生命。在病理情况下，人体内的阳气和阴液，一方的不足可以引起另一方的亏损，阳损可以耗阴，阴损可以耗阳。当阳虚至一定程度时，由于"无阳则阴无以化"，故可进一步损伤体内的阴液而导致阴虚，称作"阳损及阴"。反之，阴虚至一定程度，由于"无阴则阳无以生"，故又可损伤体内的阳气而导致阳虚，故称作"阴损及阳"。如失血患者，由于血（阴）的大量损失，气随血脱，往往会出现形寒肢冷的阳虚之候，这可称之为阴损及阳的气血两虚证。如果人体内阳气与阴液、物质与功能等阴阳互根关系遭到严重破坏，以至一方已趋于消失，另一方也就失去了存在的前提，呈现孤阳或孤阴状态，这种阴阳的相离，意味着阴阳矛盾的消失，那么生命也就即将结束了。

　　阴阳互根是阴阳相互转化的内在根据，阴阳代表着相互关联的事物双方或一个事物内部对立的两个方面，因而阴和阳在一定条件下，可以各自向自己相反的方向转化。阴阳在一定条件下的相互转化，也是以它们的相互依存、相互为根的关系为基础。因为阴阳对立的双方没有相互联结、相互依存的关系，也就不可能各自向着和自己相反的方向转化。

（3）阴阳消长

事物阴阳对立的双方是运动变化的，此消彼长，此盛彼衰，变化不息。一年之四季寒来暑往，春夏秋冬变化，正是阴阳消长之结果。《素问·脉要精微论》云："冬至四十五日，阳气微上，阴气微下；夏至四十五日，阴气微上，阳气微下。"是谓冬至四十五日后，天气由寒冷逐渐转暖，即阳气开始上升，阴气开始消减，立春将到也；夏至四十五日后，天气由酷热逐渐转凉，即阴气开始上升，阳气开始消减，立秋将到也。后人尝谓"冬至一阳生，夏至一阴生"即是此理。阴阳之间互相消长，在正常状态下总是处于相对之平衡，不可过激。一旦偏盛偏衰太过，就会打破这种平衡，而发生异常现象。正若《素问·生气通天论》所云："阴平阳秘，精神乃治。阴阳离决，精神乃绝。"

消长，增减、盛衰之谓。阴阳消长，是阴阳对立双方的增减、盛衰、进退的运动变化。阴阳对立双方不是处于静止不变的状态，而是始终处于此盛彼衰、此增彼减、此进彼退的运动变化之中。其消长规律为阳消阴长，阴消阳长。阴阳双方在彼此消长的动态过程中保持相对的平衡，人体才能保持正常的运动规律。平衡是维持生命的手段，达到常阈（生理限度）才是健康的特征。阴阳双方在一定范围内的消长，体现了人体动态平衡的生理活动过程。如果这种消长关系超过了生理限度，便将出现阴阳某一方面的偏盛或偏衰，于是人体生理动态平衡失调，疾病就由此而生。在疾病发生发展过程中，同样也存在着阴阳消长的过程。一方太过，必然导致另一方不及；反之，一方不及，也必然导致另一方太过。阴阳偏盛，是属于阴阳消长中某一方"长"得太过的病变；而阴阳偏衰，是属于阴阳某一方面"消"得太过的病变。阴阳偏盛偏衰就是对阴阳异常消长病变规律的高度概括。一般说来，阴阳消长有常有变，正常的阴阳消长是言其常，异常的阴阳消长是言其变。总之，自然界和人体所有复杂的发展变化，都包含着阴阳消长的过程，是阴阳双方对立斗争、依存互根的必然结果。

（4）阴阳转化

事物阴阳对立之双方，不是永恒不变的，它们在运动变化过程中，一旦具备一定的条件，是可以互相转化的，即阴变为阳，阳变成阴。诚如《素问·六元正纪大论》所云："动复则静，阳极反阴。"《素问·阴阳应象大论》亦云"重阴必阳，重阳必阴"，"寒极生热，热极生寒"，即所谓"物之生从于化，物之极由乎变"（《素问·六微旨大论》）。但是这种转化必须要具备一定的条件，这个条件就是事物发展到"极""重"的阶段，才会发生转化，也就是事物由量变发生质变。《灵枢·论疾诊尺》曾具体地举例云："四时之变，寒暑之胜，重阴必阳，重阳必阴。故阴主寒，阳主热；故寒甚则热，热甚则寒。故曰：寒生热，热生寒。此阴阳之变也。"转化即转换、变化，指矛盾的双方经过斗争，在一定条件下走向自己的反面。阴阳转化，是指阴阳对立的双方，在一定条件下可以相互转化，阴可以转化为阳，阳可以转化为阴。阴阳的对立统一包含着量变和质变。事物的发展变化，表现为由量变到质变，又由质变到量变的互变过程。如果说阴阳消长是一个量变过程，那么阴阳转化便是一个质变过程。

阴阳转化是事物运动变化的基本规律。在阴阳消长过程中，事物由"化"至"极"，即发展到一定程度，超越了阴阳正常消长的阈值，事物必然向着相反的方面转化。阴阳的转化，必须具备一定的条件，这种条件中医学称之为"重"或"极"。故曰"重阴必阳，重阳必阴"，"寒极生热，热极生寒"（《素问·阴阳应象大论》）。阴阳之理，极则生变。

但阴阳相互转化是有条件的，不具备一定的条件，二者就不能各自向相反的方向转化。阴阳的消长（量变）和转化（质变）是事物发展变化全过程密不可分的两个阶段，阴阳消长是阴阳转化的前提，而阴阳转化则是阴阳消长的必然结果。

以季节气候变化为例，一年四季，春至冬去，夏往秋来。春夏属阳，秋冬属阴，春夏秋冬四季轮转不已，就具体体现了阴阳的互相转化。当寒冷的冬季结束转而进入温暖的春季，便是阴转化为阳；当炎热的夏季结束转而进入凉爽的秋季，则是由阳转化为阴。在人体生命活动过程中，物质与功能之间的新陈代谢过程，如营养物质（阴）不断地转化为功能活动（阳），功能活动（阳）又不断地转化为营养物质（阴）就是阴阳转化的表现。实际上，物质与功能之间的代谢过程，是阴阳消长和转化的统一，即量变和质变的统一。在疾病的发展过程中，阴阳转化常常表现为在一定条件下，表证与里证、寒证与热证、虚证与实证、阴证与阳证的互相转化等。如邪热壅肺的患者，表现为高热、面红、烦躁、脉数有力，这是机体反应功能旺盛的表现，称之为阳证、热证、实证；当疾病发展到严重阶段，由于热毒极重，大量耗伤人体正气，在持续高热、面赤、烦躁、脉数有力的情况下，可突然出现面色苍白、四肢厥冷、精神萎靡、脉微欲绝等阴寒危象。这是机体反应能力衰竭的表现，称之为阴证、寒证、虚证。这种病证的变化属于由阳转阴。明确这些转化，不仅有助于认识病证演变的规律，而且对于确定相应的治疗原则有着极为重要的指导意义。

（5）阴阳交感与互藏

阴阳交感，是指阴阳二气在运动中相互感应而交合，亦即相互发生作用。阴阳交感是宇宙万物赖以生长和变化的根源。阴阳交感是在阴阳二气运动的过程中进行的，没有阴阳二气的运动，也就不会发生阴阳交感。阴阳二气的运动是阴阳交感得以实现的基础，阴阳交感则是阴阳二气在运动中相互感应的一个阶段，是阴阳二气在运动过程中的一种最佳状态。

阴阳互藏，是指相互对立的阴阳双方中的任何一方都包含着另一方，即阴中有阳，阳中有阴。宇宙中任何事物都含有阴与阳两种属性不同的成分，属阳的事物含有阴性成分，属阴的事物也寓有属阳的成分。阴阳互藏是阴阳双方交感合和的动力根源。阴阳二气升降运动而引起的交感相错、相互作用，是宇宙万物发生发展变化的根源。阴阳互藏是构筑阴阳双方相互依存、相互为用关系的基础和纽带，也是阴阳消长与转化的内在根据。

总之，阴阳的对立制约、互根、交感、互藏、消长、转化，是从不同角度来说明阴阳之间的相互关系及其运动规律，表达了阴阳之间的对立统一关系。阴阳之间的这些关系及其运动规律并不是孤立的，而是彼此相互联系的。阴阳的对立互根是阴阳最普遍的规律，说明了事物之间既相反又相成的关系。事物之间的阴阳两个方面通过对立制约而取得了平衡协调，通过互根而相互促进，不可分离。阴阳交感是万物产生和发展的前提，万物就在阴阳交感过程中产生。阴阳的互藏则是阴阳交感的动力根源，同时也是阴阳消长转化的内在根据。阴阳的消长和转化是阴阳运动的形式。阴阳消长是在阴阳对立制约、互根基础上表现出的量变过程，阴阳转化则是在量变基础上的质变，是阴阳消长的结果。阴阳的动态平衡由阴阳之间的对立制约、互根及其消长转化来维系，而阴阳自和表达了其自动维持和自动恢复这一动态协调平衡的能力与趋势。

3. 阴阳的新解

我们很多都是从小学西方科学长大的。例如，西医学认为，感冒是由病毒引起的常见呼吸道疾病，可分为流行性感冒和普通感冒。普通感冒主要是由腺病毒、鼻病毒、副流感病毒、呼吸道合胞病毒等引起；流感主要由甲、乙、丙型三种流感病毒引起，甲型流感病毒是引起季节性流感的主要原因。然而，中医学却有另一番感冒病因说。《伤寒论》中说："发热恶寒者，发于阳也，无热恶寒者，发于阴也。"这里的阴阳是指什么呢？按《素问·太阴阳明论》的论述："阳者，天气也，主外；阴者，地气也，主内。故阳道实，阴道虚。故犯贼风虚邪者，阳受之；食饮不节，起居不时者，阴受之。"阳在这里指外、指表、指天气、指实证。发烧又作冷的感冒是新感风寒，病起于表，是由阳诱导的。阴在这里指里、指地气、指虚证。作冷不发烧的感冒，是食饮不节，起居不时、体内寒气作祟，病起于里，是由阴诱导的。西医学感冒所说的病因，是病毒学实指腺病毒或甲、乙、丙型流感病毒等特异性原因，可通过现代科学技术检验出来；而中医学推崇的哲学性质的阴阳是无法用科学手段验证的，这使中医难被现代科学所接受，难被人们所理解。我们往往是从西医学分子细胞水平去认识人体，而不是用阴阳。从现代科学的角度而言，阴阳可被视为组成人体的两种基本粒子，即阳性粒子、阴性粒子。但是，阴阳五行均建立在元气论的基础上，现代科学中假设的基本粒子在中医学这里都是同一种更基本的物质（气）组织起来的不同表现形式。物质的统一性展现了阴阳五行的本义，阴就是统一物质（气）的有序状态，阳就是统一物质（气）的无序状态，五行就是统一物质（气）的五种不同运动形式。阴阳五行因为有了物质基础的统一才实现了相互转化。

目前，现代科学已证实了物质的统一性。其中，典型实验为质能转换，这个实验证实了所有基本粒子都可以转化能量；同时，能量亦可转化为基本粒子。我们把中医学讲的"气"视为能量，那么中医学的科学性就可被证实。不过，现代科学中的能量和中医学中的气还是存在本质上的区别。现代科学假定了物质基础的一成不变，能量凌驾在一切物质之上。而中医学认为物质是连续的，并且物质之间存在相互压迫的作用。所以，有物质的存在，即有压迫的产生，这种压迫使得物质充满能量，这种能量的大小就取决于物质间的紧张程度。例如，有序物质的密度大，彼此间紧张程度高，内聚能量大；无序物质的密度小，彼此间紧张程度低，内聚能量小。当物质从有序状态向无序状态转化时，会释放能量，这些能量又会引起周围物质的重新组织，形成新的结构，自然界中的能量就是通过连续物质紧张程度的变化在空间中流动的。

理解了物质转化的本质，所谓物质消失转变为能量，也就是物质从可见的有序状态向不可见的无序状态转化的同时释放了能量，反之亦然。在此过程中，物质不灭，只有聚散，能量不灭，通过连续物质紧张程度的变化在空间中流动。目前，如果要使中医现代化，先要给阴阳下一个科学的定义，让更多人能够理解和支持。

（唐莹　王雄文）

七、脏腑与藏象

1. 藏象之"藏"

（1）藏象学说的解剖学基础

"藏象"一词，最早见于《素问·六节藏象论》。"帝曰：藏象何如？岐伯曰：心者，生之本，神之变也；其华在面，其充在血脉，为阳中之太阳，通于夏气。肺者，气之本，魄之处也；其华在毛，其充在皮，为阳中之太阴，通于秋气。肾者，主蛰，封藏之本，精之处也，其华在发，其充在骨，为阴中之少阴，通于冬气。肝者，罢极之本，魂之居也，其华在爪，其充在筋，以生血气，其味酸，其色苍，此为阳中之少阳，通于春气。脾、胃、大肠、小肠、三焦、膀胱者，仓廪之本，营之居也，名曰器，能化糟粕，转味而入出者也，其华在唇四白，其充在肌，其味甘，其色黄，此至阴之类，通于土气。凡十一脏取决于胆也。"虽然此段文字尚存在很多悬疑未决之处，但岐伯在回答藏象是什么的问题时，所用的体例是一致的，即先叙述"藏"之名，然后再解释它对应的"象"。除此之外，这段文字还向我们传达了一个重要的信息，即最晚到《内经》成书的春秋战国时期，中国的先人已对以上十二个不同的"藏"及其功能进行了区分，而实际上《内经》是对前人经验的总结，因此真实的发现时间必定更早。其中，在甲骨文里发现的最早对内脏器官的描述是"心"，且已初显心脏各个腔室的形态。

至此，不少人会产生疑惑，甲骨文里面的这个"心"究竟指的是"中医的心"还是"西医的心"？在日常生活中我们脱口而出的"心不在焉""痴心一片"，明显是带有感情色彩的，与中医所说的"心主神明"更贴近，而"心悸""心衰"又明显和现代解剖学的心脏有关。因此，"十一五教材"《中医基础理论》中写道："'藏'的概念，不仅是一个解剖学概念，而更重要的是一个生理、病理学概念，一个功能单位的概念。"对此，还有人要提出疑问，既然"藏"包含了解剖学的概念，为什么中医对各脏器的解剖描述在经历数千年以后，仍然停留在粗浅的水平，甚至还存在看似常识性的错误？如最常受人指责的"肝生于左"，还有对胰脏的遗漏。于是，有人据此认为中医的五脏纯粹是臆测的结果，并没有解剖基础。

而事实恰恰相反，根据历史记载，世界上的第一部人体解剖学很可能是我国医家撰写的。《史记·扁鹊仓公列传》就记载了腹部手术的过程："臣闻上古之时，医有俞跗，治病不以汤液、醴洒、镵石、挢引、案抏、毒熨，一拨见病之应，因五藏之输，乃割皮、解肌（皮下组织）、诀脉（血管）、结筋（肌肉）、搦髓脑（神经）、揲荒（胸膜、腹膜）、爪幕（大网膜），湔浣肠胃，漱涤五藏，练精易形。"如果不是来源于实践，如此清晰的解剖结构何以层次分明？再看《灵枢·肠胃》，"黄帝问于伯高曰：余愿闻六府传谷者，肠胃之大小长短，受谷之多少奈何？伯高曰：请尽言之。谷所从出入浅深远近长短之度：唇至齿长九分，口广二寸半。齿以后至会厌，深三寸半，大容五合。舌重十两，长七寸，广二寸半。咽门重十两，广一寸半，至胃长一尺六寸。胃纡曲屈，伸之长二尺六寸，大一尺五寸，径五寸，大容三斗五升。小肠后附脊左环，回日叠积，其注于回肠者，外附于脐上。回运环十六曲，大二寸半，径八分分之少半，长三丈三尺。回肠当脐左环，回周叶积而下，回运还反十六曲，大四寸，径一寸寸之少半，长二丈一尺。广肠傅脊，以受回肠，左环叶脊上下，辟大八寸，径二寸寸之大半，长二尺八寸。肠胃所入至所出，长六丈四寸四分，回曲环反，三十二曲也。"据民国时期梁伯强教授考证，这里的食道（咽门至胃）和肠道的比例为 1∶36，与德国斯氏解剖学所得出的结果（1∶37）基本一致，可证《内经》上的测量结果并不是杜撰的。因此，我们有充分的证据说明，藏象学说最初是基于解剖学的。

（2）西医解剖名词中文译名的由来

我们认为造成中医的"心肝脾肺肾"与西医的"心肝脾肺肾"无法

一一对应，进而导致中西医混淆的主要根源之一，就是把"Heart"翻译为"心"，"Lung"翻译为"肺"，"Liver"翻译为"肝"，"Kidney"翻译为"肾"，"Spleen"翻译为"脾"的历史过程。比利时解剖学家维萨里（Andreas Vesalius）于 1543 年发表的《人体的构造》（De Humanis Corporis Fabrica）一书标志着西方近代解剖学的诞生，100 年后由德国传教士邓玉函（Johann Schreck）通过《泰西人身说概》一书将西方的生理和解剖学知识引入中国，但直到 19 世纪 40 年代，随着一批又一批医学传教士来华行医传教并从事医学著作的翻译、医学教育的开展工作，西方医学才开始了它在中国的广泛传播，其中英国传教士合信（Benjamin Hobson）在 1851 年翻译的《全体新论》一书对解剖学在中国的传播产生了巨大的影响。美国传教士博恒理（Henry W. Porter）在《省身指掌》中指出："每与中国医士辄与谈医，询及人之经脏百骸，所言皆出臆度。又详考中国医书，愈知所言经络脏腑，诸多舛讹。因慨时医之未精，不忍坐视，故于宣道医病之暇，著成一书，签曰《省身指掌》。此非批驳华医，实欲泰西医学，流传中土故也。"这段话道出了不少医学传教士写书的初衷，他们在与当时的中国医生交谈的过程中，认为中国医生并不懂西方解剖，而翻阅中国的医书，里面记载的经络脏腑也存在诸多错误，为了更好地传播西方医学，所以进行翻译著书。

及至 1890 年，史料记载所翻译的西医书籍就达到了 50 余种。随着翻译著作的增多，不同作者的翻译名词不一致的问题就引起了大家的注意，在 1886 年，一个叫作中国医学传教协会（China Medical Missionary Association，又称中国博医会）的组织应运而生，自成立起便成为当时中国医学名词翻译标准的主导者，并在期刊上陆续发表了医学各门类的名词表，但由于许多名词翻译生硬、不符合中国人的语言习惯，博医会上交至清政府的辞书《医学辞汇》并没有得到官方的认可。至民国初期，随着留日学生的归国（如鲁迅），又将日本医学界的翻译习惯带入中国，于是形成了欧美与日本两大名词派别，加上中国本土方言的不同，医学名词的统一问题急需解决。于是，在 1916 年成立了医学名词审查会，并于 1918 年因工作范围的扩大更名为科学名词审查会，其成员包括中华医学会、中国科学社、博医会等十余个学术团体，会议中提出了审定科学名词的准则：①宜多用二字以上，少用单字，因单字同音异义者多，易混淆；②立新名不造新字；③名词取其应用，不可成雅俗成见，旧词与新意相合者尽量采用，不可再定新名；④我国无相当之固有名词，可按意义翻译原词；⑤音译，多为不得已之办法，以药名居多，如吗啡；⑥造新字，多见于化学名词，但要有极严密的原则。根据以上原则，为避免"新字、新名"的产生，中医五脏名词被直接应用于西医内脏名词的译名就不奇怪了，而且从侧面反映出，当时的与会者是认同两者的意义存在重叠部分的，否则可能就要创造出新的名词，如 Heart 翻译为"哈特"这样的解决办法。因此，我们今天见到的西医解剖名词的中文译名是由中西方科学家、解剖学家、文学家共同参与所得出的结果。

解剖名词翻译的统一化，对西医教育在中国的开展起到了极大的促进作用，但因为中医学的"藏"无法与西医学同名脏器的解剖结构相对应，使得许多学习中医的人产生了极大的困惑，特别是中医药院校的学生，一边学习人体解剖学课程，一边学习中医基础理论，被告知中医的五脏既有形态学的含义又有功能的含义，但在解剖学课程中找不到对应的形态学落脚点，而解剖结构又是如此的直观，于是就对中医学的解剖基础心生疑惑。但历史告诉我们，中医学的藏象理论确实是基于解剖出发的，虽然它最终不以解剖为指归。其中原因下文将进行详细分析。

2. 藏象之"象"

张景岳曾于《类经·藏象》中对"藏象"解释如下："象，形象也。藏居于内，形见于外，故曰藏象。"此说法被后世诸多医家广泛引用并推崇，《中医基础理论》教材对于"藏象"的解释显然也受此影响："指藏于体内的内脏及其表现于外的生理病理征象及与自然界相通应的事物和现象。"从以上解释我们可以得知，各种"象"都是以藏于体内的内脏为物质基础的，而据孙广仁教授的分析，"象"可以划分为三大类型：一为"形象"，是指内在脏器的外见形象，如"心如倒垂莲蕊"等；二为"征象"，是指内脏表现于外的生理病理征象，如"肝病者，两胁下痛引少腹，令人善怒"（《素问·脏气法时论》）；三为"比象"，是指内在五个生理病理系统与外在自然环境相通应的事物与现象，如

"心通于夏气","南方赤色，入通于心"等。

（1）形象

显而易见，对脏腑形象的总结来源于古人的解剖实践，其中《难经》对此有颇多详细的记载。《难经·四十二难》载有"肝重四斤四两，左三叶，右四叶，凡七叶……心重十二两，中有七孔三毛，盛精汁三合……脾重二斤三两，扁广三寸，长五寸，有散膏半斤……肺重三斤三两，六叶两耳，凡八叶……肾有两枚，重一斤一两……"，对于肝，左叶、右叶的划分与现在相同，而七叶的划分与 Glisson 系统的八段分法相去不远。对于心，"七孔"指四个心腔和主动脉、肺动脉、上下腔静脉汇合的静脉窦，"三毛"是乳头肌与瓣膜之间的腱索，"盛精汁三合"是指心腔中的血容量；对于脾，其中的"散膏"或认为是胰脏，但并未在命名上进行区分。以上都是"象"的形态学表现，故可称之为"形象"。

古人对脏腑形象的总结，间接导致了"阴阳藏象"的产生。《素问·金匮真言论》："言人身之脏腑中阴阳，则脏者为阴，腑者为阳。肝、心、脾、肺、肾五脏皆为阴，胆、胃、大肠、小肠、膀胱、三焦六腑皆为阳。"《素问·五脏别论》："所谓五脏者，藏精气而不泻也，故满而不能实。六腑者，传化物而不藏，故实而不能满也。"今有不少人以张景岳《类经》之"五脏属里，藏精气而不泻，故为阴；六腑属表，传化物而不藏，故为阳"作为五脏属阴、六腑属阳的发生依据，实则有因果倒置之嫌，因"藏精气而不泻、传化物而不藏"为生理功能的描述，其解剖学基础来自古人对胸腹腔中实质性脏器与管腔性脏器的观察，故脏阴腑阳必定论在前。除此之外，《素问·金匮真言论》谓："故背为阳，阳中之阳，心也；背为阳，阳中之阴，肺也；腹为阴，阴中之阴，肾也；腹为阴，阴中之阳，肝也；腹为阴，阴中之至阴，脾也。"这明显是古人观察到心肺在膈以上，而肝、脾、肾在膈以下所得出的结论，至于膈上两脏再分阴阳，膈下三脏再分阴阳，目前的争议性较大，因其难以从形态学上获得依据。以上"阴阳藏象"的思辨过程，实际上反映了古人朴素的唯物主义和辩证法思想，唯物指的是古人从解剖形态出发，辩证法主要体现在阴阳的相对性，脏与腑之阴阳、脏与脏之阴阳，皆是相对的。

（2）征象

征象与比象都与人的生理、病理表现相关，但所涉及的核心思想有所不同。征象主要是"司外揣内"核心思想的体现，首见于《灵枢·外揣》。"日与月焉，水与镜焉，鼓与响焉。夫日月之明，不失其影，水镜之察，不失其形，鼓响之应，不后其声，动摇则应和，尽得其情。""窘乎哉！昭昭之明不可蔽，其不可蔽，不失阴阳也。合而察之，切而验之，见而得之，若清水明镜之不失其形也。五音不彰，五色不明，五脏波荡，若是则内外相袭，若鼓之应桴，响之应声，影之似形。故远者司外揣内，近者司内揣外，是谓阴阳之极，天地之盖，请藏之灵兰之室，弗敢使泄也。"《灵枢·本脏》解释道："厚薄美恶皆有形，愿闻其所病。""视其外应，以知其内藏，则知所病矣。"《素问·阴阳应象大论》所言"故善用针者，从阴引阳，从阳引阴，以右治左，以左治右，以我知彼，以表知里，以观过与不及之理，见微得过，用之不殆"，亦是同一意思，现代科学认为这是对"黑箱理论"的一种应用。而中医并不是孤例，古代的地质学家对此也有应用，如《管子·地数篇》就有"上有丹砂者，下有黄金，上有慈石者，下有铜金"的论述。

在藏象理论中，大部分的"本藏藏象"都属于这一思想应用的结果。以"肺气宣发"为例，李如辉对这一生理功能的依据用发生学进行了考证，他认为古人是通过长期对病理现象和治疗反应的观察，来反证得出这一结论的。《素问·玉机真脏论》之"善者不可得见，恶者可见"，《难经·十五难》之"其平和不可得见，衰乃见耳"，都提示了以病理反证生理的合理性。就病理而言，《素问·调经论》言"上焦不通利，则皮肤致密，腠理闭塞，玄府不通，卫气不得泄越"，《素问·举痛论》言"肺布叶举，而上焦不通，荣卫不散"；就治疗而言，《素问·阴阳应象大论》言"故因其轻而扬之"，"其有邪者，渍形以为汗，其在皮者，汗而发之。"因此，它的推理过程并不是完全唯心的，而是建立在解剖及大量的临床经验积累基础上的思辨。

对于临床症状，西医学以病理生理基础进行阐述，但藏象理论中的许多征象，其病理生理基础尚未被充分揭示，如"心主神明""肝主疏泄"等，但我们不能因此否定这些生理功能的存在。首先，中医的"心"与西医的"心"不是同一个概念；其次，古人是从大量的临床观察中得出这样的结论，是属于"现象"，而解释的困难可能是方法论的问题。客观世界的组成包括物质、信息、能量，爱因斯坦通过 $E=mc^2$ 告诉我们，物质与能量是可以相互转换的，而古人认为"藏"与"象"之间的联系媒介为"气"，这也更倾向于以能量和信息来为"气"赋予它的真实内涵。

（3）比象

比象主要是"取象比类"核心思想的应用体现，部分学者又称"援物比类"，逻辑学中又称"类比推理"，这些词语都是后人对古人思维方法进行的总结。有学者认为，《墨子》是目前最早对此进行相似描述的古籍。《墨子·小取》言"援也者，曰：子然，我奚独不可以然也"，"推也者，以其所不取之，同于其所取者，予之也。"《墨子闲诂·卷十一》解释道："说文手部云，援，引也。谓引彼以例此。推也者，以其所不取之，同于其所取者，予之也。淮南子本经训，高注云，推，求也。此云取，与求义同。谓所求者在此，所不求者在彼，取彼就此，以得其同。所谓予之也。是犹谓也者同也，吾岂谓也者异也。"原文所讨论的其实是辩论的方法，而中医基础理论中使用的"取象比类"方法实为其延伸，"取象"主要是取五脏中最能代表各自本质的特有征象或形象，然后与五行学说中五种基本物质"木火土金水"的基本属性进行比较，从而对五脏的基本属性进行归类，以所归类的物质的特性推理出的五脏的生理、病理特征即是"比象"。至此，不知大家是否会产生疑问，如何确定最具有代表性的征象或形象呢？肝——木——主疏泄的对应是合理的，但肝藏血与木的属性是否有可比性呢？心——火——温煦作用的对应是合理的，但肾阳何尝不具有温煦的作用？

的确，《礼记·月令》中就曾有另一种五行配五脏的记载"孟春之月……其祀户，祭先脾……孟夏之月……其祀灶，祭先肺……中央土……其祀中溜，祭先心……孟秋之月……其祀门，祭先肝……孟冬之月……其祀行，祭先肾"，这里描述的是古代的祭祀活动，其对应关系为春——脾——木、夏——肺——火、年中——心——土、秋——肝——木、冬——肾——水，在《说文解字》

《淮南子·时则训》中都有支持的文例。那我们今天所学的五行与五脏的对应关系又是如何被确定下来的呢？田树仁曾对"心属火"的演变进行考证，发现西汉末年以前流行的是"心属土"之说，根据"五德终始"的唯心历史循环论，刘向父子提出了"汉为火德"一说，又古人认为心之于身，犹如国家之君主，即《素问·灵兰秘典论》所言"心者，君主之官也"，故于东汉开启以心配火的先河。由此，我们看到了社会政治因素对比象的影响。据李如辉考据，肝——木配式的发生学轨迹是以"风"为中介的，即《素问·至真要大论》所言"诸风掉眩，皆属于肝"，由风属木而类比得出肝属木，又《尚书·洪范》言"木曰曲直"，《礼记·月令篇》言"孟春之月……其器疏以达……盛德在木"，而最后推理出"肝主疏泄"一说。由此，我们看到了临床实践对比象的影响。

综上，我们可以认为，比象的形成受到了五行学说、社会政治、临床实践等多因素的影响，它是处在动态发展过程中的，而不是一成不变的。同时，它又不是普适的，部分的五脏生理病理表现并不能套用五行藏象来解释。但我们也应该看到它的积极意义，如果说"征象"是以各脏本身为研究对象，那"比象"则将五脏作为一个整体进行研究，这是"整体观念"的体现。除此之外，借助五脏的生克乘侮规律，我们可以对五脏之间的相互关系进行分析，而治疗的本质也是对脏腑之间相互关系的一种调整，这是古人在分析和控制复杂系统时所创新的方法论，直到今天，仍有借鉴意义。

3. 从脏腑到藏象——历史的选择及中医学科发展的必然趋势

自《内经》《难经》系统地对脏腑的形态结构及生理功能进行整理并为"藏象学说"奠基以来，历代医家在随后的两千多年时间内，不断对这一学说进行补充和修正。据学者刘承才的考证，"肝主疏泄"和"肾主闭藏"的理论，是由元代医家朱丹溪首先提出的，源于《格致余论·阳有余阴不足论》之"主闭藏者肾也，司疏泄者肝也"；而首先提出"脾主运化"功能的可能是张介宾，源于《类经·十二官》之"脾主运化，胃司受纳，通主水谷，故皆为仓廪之官"，并提出"脾气化而上升"的脾气升清功能；《薛氏医案》谓"心主血，肝藏血，亦能统摄于脾"，则提示薛立斋可能是最早明确提出"脾统血"的医家。而在"藏"的领域，虽然在宋代出现了目前世界上已知最早的人体解剖学图谱《欧希范五脏图》，但直到清代著名医家发表的《医林改错》，也只是对原来的图谱进行了部分结构的修正，并没有超出肉眼的粗浅认识范围。因此，"藏象学说"虽然是从脏腑解剖出发的，但最后形成了以"象"的研究为侧重点的理论体系，从"脏腑"到"藏象"的发展过程，是政治、社会、文化等多因素作用的结果，是历史的选择。

对比来看，西方医学的发展在前期与中国医学所面临的情形其实是相似的。在古典时期，恩培多克勒（Empedocles）提出类似五行系统的"四元素学说"（空气、火、土、水），著名古罗马医学家盖伦（Galen）将其与希波克拉底提出的"四体液学说"（黏液、血液、黑胆汁、黄胆汁）联系起来，形成了他的体质论（黏液质、多血质、忧郁质、胆汁质），这种理论在整个中世纪都占据着统治地位。而由于中世纪的宗教统治，解剖人的尸体被列为绝对禁止，使得解剖学的发展停滞不前。直到文艺复兴、宗教改革的到来，才由解剖学家维萨里（Andreas Vesalius）打开了西方近代解剖学的开端，他通过盗取犯人的尸体来进行解剖绘图，发现亚里士多德、盖伦对于心脏功能、结构的描述都是错误的，发表了奠基之作《人体构造》，但最终仍受到了教会的迫害。及至17世纪列文虎克（Antony van Leeuwenhoek）用自制的显微镜看到了自然界的微生物，西医学开始在解剖学上全面超越中医学，在分析还原的道路上越走越远。

可以看出，中西方医学的起点是基本一致的，但最终发展为两种截然不同的模式，分别选择了"系统论"和"还原论"的道路，背后固然有科学技术条件的限制，但核心还是思想文化的差异，因为西方医学的发展也是发生在文艺复兴运动之后的。中国医家在传统哲学思想如阴阳、五行等原始系统论的指导下，经过大量的临床实践观察和深刻的思辨，对脏腑结构与功能的联系进行了升华，最终发展成了独特的"藏象理论"。进一步分析，阴阳学说、五行学说所依托的世界观可归结为"气论"，而西方则以德谟克利特（Democritus）提出的"原子论"为万物的本源，但两者都是唯物的。第一个提出"气论"的是老子，《道德经》曰"道生一，一生二，二生三，三生万物……冲气以为和"，其中"道生一"就是道化生为气，即道以气的形态出现，"一生二"就是元气化生为阴阳二气，"二生三，三生万物"就是阴阳二气进一步化生而产生万物。庄子继续将老子的"气论"思想进行阐述，提出"通天下一气耳"，"天地者，万物之父母也，合则成体，散则成始"，并将它落实到"人"的身上："人之生，气之聚也，聚则为生，散则为死。"及至北宋，张载在《正蒙》写道"凡可状，皆有也。凡有，皆象也。凡象，皆气也"，"太虚不能无气，气不能不聚而为万物，万物不能不散而为太虚"，标志着"气论"思想的发展成熟。由此，我们看出古人以"气"将世界统一在一个整体之中，万物由气"聚合"而成，"象"包括功能则是气"弥散"的结果。液态的水得到能量则变成水蒸气，我们可以用水分子的运动进行解释，但人体中水的运动除了能量的变化还有信息的变化，这种高级的生命现象以"气化"来解释则显得合理。因此，"气论"是中国祖先在认识世界的过程中给我们留下的智慧结晶。将"藏象学说"联系"气论"思想中进行理解，可发现"气"就是联系"藏"与"象"的桥梁，我们所见的"象"皆是"藏"气化所得，而"比象"背后所蕴含的"天人相应"的整体观，其理论依据亦来源于"气论"，即《素问·宝命全形论》所言："人以天地之气生，四时之法成。"除此之外，由"气论"世界观而引申出的以道为本、以器为末、以道为体、以器为用、重道轻器、尚无薄有的社会价值观，使得通过思辨而非更细致的解剖行为来获得对脏腑功能的认识，更容易被传统文化所认同。

当然，思辨所导致的错误也是在所难免的，容易使人犯把假象当本质的致命错误。因此，对脏腑实体的研究与"象"的研究不可偏废，但由于历史的原因，中医理论发展出了"藏象学说"而非"脏腑学说"，说明其自身在实体研究方面存在缺陷，而西方医学以"还原论"发展起来的医学体系也在系统的层面有它自身的缺陷，故两者恰好是优势互补的。因此，将"藏象学说"与西医学对脏腑实体的微观研究进行有机结合，必定是未来医学体系发展的方向。

（卢燊　王雄文）

参考文献

［1］孙广仁.中医基础理论［M］.北京：中国中医药出版社，2011：99-100.

［2］黄胜白.二千年前中国的人体解剖学［J］.中医杂志，1955（4）：42-43.

［3］高晞."解剖学"中文译名的由来与确定——以德贞《全体通考》为中心［J］.历史研究，2008（6）：80-104，191.

［4］Boone HW. Medical education for the Chinese［J］. The China medical missionary journal，1890，3（4）：109-114.

［5］李传斌.医学传教士与近代中国西医翻译名词的确定和统一［J］.中国文化研究，2005（4）：50-56.

［6］张大庆.中国近代的科学名词审查活动：1915—1927［J］.自然辩证法通讯，1996（5）：47-52，80.

［7］鲁德馨.中国医学文字事业［J］.中西医药，1933，2（6）：377-380.

［8］审定科学名词准则意见书［J］.中华医学杂志，1921，7（3）：181.

［9］孙广仁.藏象的概念及其生成之源［J］.中医研究，1997（5）：3-7.

［10］李如辉.发生藏象学［M］.北京：中国中医药出版社，2003：7，55-56.

［11］田树仁.两汉改制与心属火说的演变［J］.中国医药学报，1989（3）：52-55.

［12］刘承才.五脏功能理论的建立和发展［J］.山东中医学院学报，1991（5）：11-16，71-72.

［13］张大庆.体液论及其对西方医学的影响［J］.中华医史杂志，2001（3）：14-20.

［14］韩诚，张俊龙，郭蕾，等.气一元论及其对中医学的影响［J］.中医杂志，2017，58（20）：1711-1715.

八、不为良相，宁为良医

1.中医的治病谋略：治则治法

"不为良相，宁为良医"，相以谋略治国，医以策略治病。中医学认为治病如治国，用药如用兵。治则和治法共同组成了中医认识疾病、治疗疾病的谋略。

治则是在整体观念和辨证论治精神指导下而制定的治疗疾病的准绳，是治疗疾病时所必须遵循的基本原则，对临床立法、处方、用药等具有普遍的指导意义，是治疗疾病的战略思想，为治疗决策指明方向。

治法是在治则指导下制定的，针对疾病与证候拟定的治疗大法及具体治疗方法，是治疗疾病的具体战术。中医学的汗、吐、下、和、温、清、消、补八法和西医学的手术、放疗、化疗、靶向、免疫治疗等都是具体的治法。

西医学也越来越重视确立治疗疾病的原则。就恶性肿瘤而言，治疗原则、治疗理念的改变对恶性肿瘤的认知、治疗方案抉择和疗效的改变起了巨大的作用。治则治法对于传统中医学、西医学、中西医结合医学都是十分重要的，也是中医理论指导中西医结合治疗的重要组成部分。

恶性肿瘤是病机复杂多变的疾病，在发生发展过程中会伴有各种兼病、兼症，因此，中医的治病求本、扶正祛邪、调整阴阳、标本缓急、三因制宜、治未病等治则在面对复杂的病情时，可以指导中西医结合的各种具体治疗方法的运用。而在具体治法的运用上，针对恶性肿瘤虚、瘀、痰、毒的主要病机，予以扶正补虚、活血消瘀、除痰散结、以毒攻毒等辨证施治，即根据不同患者病情，制定个体化的治疗方案。

（1）治病求本

治病求本是中医学治病的主导思想，是整体观念与辨证论治在治疗观中的体现。治病求本就是在诊治过程中找出疾病的病因病机，抓住疾病的本质进行治疗。"治病求本"的"本"，是阴阳规律，是疾病的本质，也是疾病的主要矛盾。

中医学在治疗恶性肿瘤过程中，认为"本"是得病的人，而非恶性肿瘤病灶。在此治则指导下，中医药治疗重视扶正，以提高人体各脏器的功能和免疫功能，重视人的生存时间、生活质量，这与西医学对恶性肿瘤的最新认识不谋而合。

西医学既往治疗恶性肿瘤时，主要针对的是肿瘤病灶，认为除邪务净，为了更大程度地清除肿瘤病灶，部分治疗恶性肿瘤的手术范围过大、放疗范围过大、化疗强度过大，虽然达到了更大程度抑制恶性肿瘤病灶的目的，但由于治疗的副作用太大，反而影响了患者正常脏器的功能。范围过大的手术容易导致切除术后剩余脏器代偿能力不足，范围过大、强度过大的放疗后容易出现放射性炎症，强度过高的化疗后容易出现骨髓抑制、肝肾功能受损、消化功能受损等副作用。这些治疗忽视了治病求本的理念是要治疗得病的人，一味针对病灶的峻猛治疗影响了患者的生活质量，甚至影响生存时间，也造成了部分患者对恶性肿瘤治疗的恐惧。

基于此，西医学根据大量的循证医学证据，将针对肿瘤病灶的治疗原则和理念逐渐转变为延长生存时间、提高生存质量，从而涌现了靶向治疗、微创物理治疗、免疫治疗等新的治法，逐渐达到了更好的治疗结局。这也让中西医在治病求本的治则上，达成了以人为本的共识。

在治病求本的理念指导下，中医根据对疾病根源的探索，提出了正治和反治的概念。

正治是采用与疾病的证候性质相反的方药治疗的一种治疗原则，又称逆治，即"寒者热之，热者寒之，虚者补之，实者泻之"。

"寒者热之"是指寒性病证出现"寒"的临床表现，用温热药物治疗的方法。表寒证用辛温解表法；里寒证用温经散寒、温中祛寒、回阳救逆法。"热者寒之"是指热性病证出现"热"的临床表现，用寒凉药物治疗的方法。表热证用辛凉解表法；里热证用清热泻火法。"虚者补之"是指虚损性病证出现"虚"的临床表现，用补益药物治疗。阳虚用温阳法；阴虚用滋阴法；气虚用益气法；血虚用补血法。"实者泻之"是指实证出现邪气盛实的临床表现，用祛邪的药物治疗。食滞则用消积导滞法；水饮内停则用逐水法；瘀血癥瘕则用活血化瘀法；痰湿壅盛则用祛痰法；寒实里积则用温里散寒、通腑攻下法；肠腑里热积滞则用清腑攻下法。

反治是指顺从病证的外在表象（假象）性质而治的治疗原则，即方药性质与病证外在表象（假象）性质相同，故又称"从治"，也就是"热因热用，寒因寒用，塞因塞用，通因通用"。

热因热用是出现了热的症状，仍然用热性药物治疗的治法，适用于阴盛格阳的真寒假热证。寒因寒用是出现了寒的症状，仍然用寒性药物治疗的治法，适用于阳盛格阴的真热假寒证。塞因塞用是出现了临床见到壅塞不通的症状，仍然用补益药物治疗的治法。适用于因虚而致闭阻不通的真虚假实证。通因通用是出现了通泻的症状，仍然用通利的药物治疗的治法，适用于实邪内阻，出现通泄症状的真实假虚证。

例如一些晚期肿瘤患者，本是一派虚象、寒象，但因肿瘤相关的感染、炎症，或因放疗等治疗因素的影响，出现身热、面红、口渴、脉大，似属热证，但可能身热反欲盖衣被、口渴喜热饮、饮亦不多、脉大而无力，并且还可能伴有四肢厥冷、下利清谷、小便清长、舌淡苔白等寒象。此时应辨清寒热真假，在疾病繁杂的症状群中抓住疾病的根本进行中西医结合治疗。

（2）扶正祛邪

恶性肿瘤的发生发展是全身正气与肿瘤病灶局部邪气相斗争的过程，因此扶正祛邪抑瘤的理念贯穿恶性肿瘤治疗的始终。"正"指脏腑结构和功能及功能储备，"邪"指损害机体结构和功能的肿瘤，以及肿瘤分泌损害机体免疫和胃肠功能等的生物活性物质、肿瘤伴随的细菌或病毒感染等。

"精气夺则虚"，治疗上则应"虚者补之"。扶正指扶助机体的正气，增强体质，提高机体抗邪能力的一种治疗原则，中医之补气、滋阴、补血、温阳等治法和西医之营养支持、提高免疫、护胃、护肝等治疗在中医学理论中皆为扶正之法。"邪气盛则实"，治疗上则应"实则泻之"。祛邪指祛除邪气，排除病邪侵袭或消减病邪损害的一种治疗原则，中医之以毒攻毒、破血消癥、除痰散结等治法和西医针对肿瘤瘤体为主的手术、介入、微创、化疗、放疗等治疗在中医学理论中皆为祛邪之法。扶正能够改善人的整体状况，但是也有可能纵容，甚至促进肿瘤病灶的生长；抑瘤能够抑制肿瘤病灶的生长，但也有可能让正常人体受到一定的创伤。因此，祛邪可能伤正，扶正可能助邪，只强调扶正或者抑瘤都是片面的。

扶正祛邪的治则注重正邪的动态变化及其对生存期的影响，应衡量肿瘤负荷与脏器功能以制定治疗策略。具体的扶正祛邪治则治法的运用则应根据病患辨证情况的变化而变化：虚者宜扶正，实者宜祛邪，邪正盛衰虚实变化决定先后主次。恶性肿瘤中晚期，正气虚为主的病证可用单纯扶正治疗，或先扶正后祛邪；恶性肿瘤早期，正气尚未受影响，邪气实为主的病证可用单纯祛邪治疗，或先祛邪后扶正。而大部分恶性肿瘤病例都会呈现虚实夹杂的情况，此时应根据具体的正邪交争情况制定治法。若为正虚为主的虚证夹实证，则应以扶正为主，兼顾祛邪；若为邪实为主的实证夹虚证，则应以祛邪为主，兼顾扶正。

以肝癌病的诊治为例，中医之滋养肝肾、补血和血、健脾益气和西医之提高免疫、保护肝功能、保护消化功能等皆为扶正之法；中医之以毒攻毒、除痰散结、活血化瘀和西医之手术、介入、化疗等皆为祛邪之法。由于扶正可助邪，祛邪可伤正，诊治中应通过辨病与辨证相结合，微观分析与宏观分析相结合，运用中医的整体观念和辨证论治战略，指导中西医结合扶正祛邪诊疗战术，将西医学技术纳入中医四诊辨证体系，完善肝癌病的中西医结合辨证论治。根据辨证论治拟定中西医结合扶正祛邪方案，需要通过四诊合参判断患者阴阳虚实情况。

望神方面，通过目光、应答、表情等辨析神，可从宏观上了解心、肝、脾、肺、肾等脏的正气盛衰，为肝癌病综合诊治方案的选择提供重要依据，还利于评价疗效及判断预后。得神者精充气足神旺，结合病灶的位置、负荷、分期，可选手术、介入、化疗、放疗等手段为主清除病灶；失神者精损气亏神衰，应先扶正为主提高脏器功能，延长生存期，待得神后再逐步增加祛邪强度。望神也可指导西医学检查技术的选用，以有针对性地进行微观诊治。如患者出现神情淡漠，言语失伦，目光呆滞，或循衣摸床，撮空理线，出现扑翼样震颤，应检查肝功能、电解质、血氨等，微观辨析患者内环境。若出现肝性脑病者，西医予减少氨源性毒物、营养支持，中医辨证基础上应兼顾滋养肝肾、疏肝健脾、安神定志、醒脑开窍、通腑等治法。

望色方面，主要是望面色与黑白睛，望主色、客色、病色及动态辨析色的泽夭，通过辨善色、恶色评估正邪虚实变化，动态调整扶正祛邪。若患者面色红黄隐隐有光泽，是邪实而正未虚，无禁忌证者可考虑选择手术、消融、化疗、放疗等祛邪的治法缩小病灶；若脸色苍白，则应结合血常规等判断是否血虚，选择手术、放化疗等祛邪手段时皆应慎重，治疗上西医予补血止血，中医可辨证选用补脾摄血、益精填髓、清肝凉血等扶正的治法；若面目俱黄，则应检测胆红素，黄疸者除西医对症治疗外，中医辨证选用利湿、通腑、退黄等祛邪的治法。

肝癌望诊中常会观察肝掌、蜘蛛痣，若有则提示可能存在肝脏灭活雌激素功能下降情况，此时应检测肝功能，慎用攻伐，以护肝扶正补虚为先；望形体还能判断营养状态，严重消瘦、大肉消脱属脾肾亏虚，应慎用攻伐；望大小鱼际及面颊可提示预后，此两处瘦削为脾土衰败之征，预后不良，治疗应以扶正为主；若肌肉充实，则正气未虚，可以祛邪为主。

望舌方面，除舌质、舌色、舌苔外，肝癌舌诊还重视肝瘿线、舌下络脉等，辨析疾病深浅与邪正盛衰：舌红苔白润泽者，邪实而正未虚，可适度增加攻伐，予解毒祛瘀消瘤等治法；舌暗苔厚腐腻者，邪正交争，可攻补兼施，或攻多补少，予健脾化痰、祛瘀抑瘤等治法；舌青紫瘦薄苔剥落者，邪盛正虚，可寓攻于补，予滋养肝肾、育阴培本等扶正补虚的治法。望舌还可评估祛邪伤正程度：手术易耗血伤气，凭舌质舌苔可判断气血盛衰；放疗易伤阴，凭舌面润燥、有无裂纹、剥苔可判断阴虚程度；化疗易伤气，凭舌苔的厚薄变化可判断胃气盈亏。

影像、病理、实验室检查是望诊的现代化延伸，是中医微观辨证的重要组成。影像提示肝癌病灶的病位、病势，治疗上除了指导手术、介入、消融等现代攻邪技术外，还可在宏观辨证前提下，"实则泻之"，予以散结消肿、活血化瘀等法祛邪。同时可推测病势，进行"辨未证、治未病"：若病灶靠近甚至压迫、侵犯、阻塞门静脉，可产生门静脉高压症的病理变化趋势，在中医辨证基础上，针对腹水趋势可酌予如解表、利尿等治法行气利水，针对血证趋势可酌予凉肝清肝、止血补血；若病灶靠近、压迫胆管则可引起阻塞性黄疸，中医辨证酌予疏肝理气、通腑退黄；若病灶靠近肝包膜，则可能因肝包膜张力增加引起疼痛，中医辨证酌予疏肝行气止痛；若病灶巨大，残余肝组织少，要时刻评估肝储备，慎用攻伐，以防祛邪伤正。

病理结果影响肝癌诊治方案的抉择，也为中西医结合辨证提供参考。肝细胞癌常有乙肝、肝硬化病史，甲胎蛋白常较高，肿瘤组织血窦丰富，常见动静脉瘘，病灶易侵犯血管，易产生癌栓，常有纳呆、乏力、恶心、腹泻、消瘦等症，可辨证选用清肝解毒、凉血消肿、疏肝泻肝、健脾益气、滋养肝肾等治法。胆管细胞癌常有胆石症、慢性胆囊炎病史，多有黄疸、发热症状，常通过淋巴道转移。"六腑以通为用"，故在辨证基础上可选用清热燥湿、疏肝行气、利胆退黄等治法，慎用温补、破血的方药。

治疗恶性肿瘤应"观其脉证，知犯何逆，随证治之"。肝癌病的发生发展与预后转归取决于正邪交争的动态变化，因此诊治上需顾及局部邪气的微观变化与整体正气的宏观变化，调整扶正与祛邪的平衡。中医治疗的优势是在宏观辨证下保护以肝功能为首的正气，西医治疗的优势是在微观辨证下清除肿瘤病灶。中西医结合诊治肝癌就是通过微观辨证与宏观辨证的相互补充，辨病、辨证、辨症结合，强调前后比较、动态观察，推测肝癌疾病的整体发展趋势，以达到"辨未证，治未病"和"病症结合，方证相应"。临床上应先宏观辨证判断病性，再以中医的思维辨析西医学检查结果，以微观辨证判断病位、病势，在辨证的基础上"制性存用"地让中西医结合扶正祛邪手段有机结合，制定规范化、个体化的中西医结合的扶正祛邪诊治方案。

(3) 标本缓急

缓则治其本，急则治其标。"缓则治本"指病情缓和，或病势迁延，暂无急、重症的情况下，针对疾病本质治疗的方法。"急则治标"指标病（症）很急，若不及时治疗将会使病情发展，甚至危及生命，先治标病的方法。

恶性肿瘤是标本缓急复杂的疾病。不同的肿瘤性质、不同的病程发展阶段的标本缓急会出现动态变化。大部分早期恶性肿瘤病灶较小，尚未出现远处转移，患者脏器功能未明显受影响，此时的标和本都是恶性肿瘤病灶，则应把握手术或其他根治性放疗、化疗时机，标本兼治。随着恶性肿瘤病灶的增长、病情的进展，恶性肿瘤的病情会越来越复杂，标本也会动态变化，标实本虚会越来越严重，此时则应用标本缓急的理念评估具体的病情。

以晚期肺癌为例，晚期肺癌由于病灶增大，正常肺组织减少，肺功能下降，并可能出现肿瘤病灶压迫气管、压迫神经、破坏血管，引起咳嗽、咯血、胸痛等症状。若压迫气管引起梗阻，或正常肺组织不足以代偿，则可能出现呼吸功能衰竭，出现咳喘无力、气短、动则益甚、痰液清稀、声音低怯、神疲体倦、面色㿠白、畏风自汗、舌淡苔白、脉虚等肺气虚证的表现。此时虽然恶性肿瘤疾病为本，但呼吸衰竭随时可能导致死亡，故应优先改善呼吸衰竭，"急则治其标"。

中医的诊治中，关于标与本可以有多重的认识：正气是本，邪气是标；得病的人是本，人得的病是标；病因病机是本，症状体征是标。恶性肿瘤一般病程较长，其属慢性疾病的观念已逐渐被接受，在治疗的全程中应标本兼治，根据病情的变化动态调整治疗方案。

(4) 三因制宜

治疗疾病时要根据不同季节气候特点、不同地域环境特点，以及患者个体年龄、性别、体质等不同特点，来制定适宜的治疗方法，即因时制宜、因地制宜和因人制宜。

在传统中医学三因制宜的理论基础上，结合西医学的基因检测、靶向治疗、免疫治疗等精准治疗理念和技术的运用，中医理念指导的中西医结合"因病制宜"在恶性肿瘤的诊治中也有重要作用。

西医学有个体化治疗理念，这与传统中医学辨证论治理念相契合。在个体化治疗理念基础上，随着基因测序技术、生物信息与大数据的交叉学科的发展，精准医学理念逐渐从理论转化为临床应用。2011年美国医学界首次提出

"精准医学"概念；2015 年 1 月，"精准医学计划"被首次提出。时至今日，精准医学的基因检测、靶向药物等治疗已经在临床广泛运用。这与传统中医学辨证论治理念中的同病异治、异病同治不谋而合，我们可以将其称为"因病制宜"。

2. 治病如治国，用药如用兵

中医学将诸多治病用药的理念与治国用兵的理念联系起来。治国需要将相和，是"德教"和"刑罚"的结合。中医讲"用药如用兵"，攻守有道，进退有据，药物和各种治疗方法就是医者的十八般兵器。中医治疗肿瘤性疾病是在中医整体观念和辨证论治的个体化扶正祛邪这个大的策略指导下，合理应用扶正和祛邪的药物及相应的治疗手段，即攻和守兼顾。攻是指抑制局部肿瘤病灶，改善肿瘤病灶局部压迫、阻塞等引起的疼痛、出血、梗阻、恶病质等症状，"寓守于攻"，减轻患者症状并为扶正提供条件，为带瘤生存提供更多的机会；守是指提高全身的状况，改善患者脏器功能和营养状态，"寓攻于守"，为攻邪提供基础。大敌当前，岂能安卧？因此，"带瘤生存"不是一味地扶正、忽视或纵容肿瘤肆意生长。国库空虚，岂能征战？所以，一味祛邪，会反伤正气，加速机体衰竭。

中医的食疗、导引如"德教"，有毒之药物如"刑罚"。特别是在恶性肿瘤的诊治中，有毒药物的运用较多，如中药的生半夏、土鳖虫、蜈蚣、全蝎、肿节风等都是以毒攻毒药，西医学的化疗药物也有较大的毒副作用。正如《素问·五常政大论》所云："大毒治病，十去其六；常毒治病，十去其七；小毒治病，十去其八；无毒治病，十去其九。谷肉果菜，食养尽之。无使过之，伤其正也。不尽，行复如法。"因此，有毒药物的运用一定要根据患者的病情和体质进行个性化拟定，中病即止。

中医药的运用强调君臣佐使和相须、相使、相畏、相杀、相恶、相反等配伍，在中医整体观念、辨证论治、扶正祛邪、调整阴阳、三因制宜等理念的指导下，中医和西医的治疗方法、中药和西药就是共同作战的"兵"。

恶性肿瘤的病因病机复杂，因此用药有其特殊规律。恶性肿瘤是因虚致病，癌毒、痰、瘀互结而致癌。历代医家从内因、外因、不内外因阐释了肿瘤病因。如《诸病源候论》曰"积聚者，由阴阳不和，脏腑虚弱，受于风邪，搏于脏腑之气所为也"，强调了内因致病；《灵枢》曰"四时八风客于经脉之中，为瘤病者也"，强调了外因致病。肿瘤有别于外感病与内伤杂病，有独特的发病规律。《仁斋直指附遗方论》曰："癌者上高下深，岩穴之状，颗颗累垂，毒根深藏，穿孔透里。"病毒、烟草、食物、环境致癌物致癌，抑癌基因及癌基因的失衡与活化等，皆属于"癌毒""痰""瘀"范畴。

历代医家对因虚致瘤的论述甚多，《证治汇补》曰："壮人无积，虚人则有之。"《医宗必读》曰："积之成者，正气不足，而后邪气踞之。"瘀、痰、毒则与肿瘤的发生发展直接相关，《中藏经》曰"夫痈疽疮肿之所作也，皆五脏六腑畜毒不流则生矣"，强调"癌毒蕴结"病机，"毒发五脏"；《丹溪心法》曰"凡人身上中下有块者，多是痰"，强调"痰凝湿聚"病机，肿瘤疾病症状繁杂，常见变证，症、舌、脉常矛盾，符合"怪病多由痰作祟"。恶性肿瘤为顽疾，因虚致实，正虚与邪实同处一脏腑，早期以邪实为主，中期正气渐衰而邪气不减，晚期邪气愈盛、正气愈衰，易发生脏腑的五行生克乘侮传变。

由于恶性肿瘤的病机特点为"虚、瘀、痰、毒"，因此补虚扶正、活血化瘀、除痰散结、以毒攻毒等治法在恶性肿瘤的治疗中运用广泛。虚者可分为气虚、血虚、阴虚、阳虚，气虚者可用人参、西洋参、党参、白术、山药、茯苓、薏苡仁、绞股蓝等药，血虚者可用当归、大枣、阿胶、桑椹、龙眼肉等药，阴虚者可用熟地黄、白芍、女贞子、墨旱莲、黄精、乌梅、麦冬等药，阳虚者可用巴戟天、仙茅、补骨脂、杜仲、鹿茸、淫羊藿等药。活血化瘀可用红花、桃仁、莪术、三七、川芎、延胡索、鸡血藤等药。除痰散结可用半夏、川贝母、猫爪草、山海螺、皂角刺等药。以毒攻毒可用蜈蚣、全蝎、壁虎、肿节风、苦参、重楼、龙葵、白屈菜等药。

在中西医结合理念指导下，除了考虑传统的辨证论治理念，现代药理研究进展也为肿瘤治疗的用药提供了参考。如肠癌患者，辨证为脾虚痰湿，因长期便溏就诊者，在辨证基础上，选药的时候可以考虑现代药理研究进展，选用人参、炒白术、茯苓、薏苡仁之类的药物。以薏苡仁为例，其有健脾利湿、利水排脓之功效，在传统中医辨证论治中适合用于此类患者。另一方面，薏苡仁中提取的有效成分已被证实为双相广谱抗癌药，既能高效抑杀癌细胞，又能显著提高机体免疫功能。动物实验结果表明，薏苡仁提取物对多种移植性肿瘤及人体肿瘤细胞移植于裸鼠的瘤株均有较明显的抑制作用，并具有一定的增强免疫功能的作用。此外还有一定的镇痛效应，且对放疗、化疗有增效、减毒作用，对中晚期肿瘤患者具有一定的抗恶病质和止痛作用。由薏苡仁提取物制成的康莱特注射液在临床也获得了广泛运用。因此，不管是中药还是中成药，其临床运用都应该从传统辨证出发，参考现代药理研究进展，如此运用才是中医理念指导下的中西医结合。

临证用药中，恶性肿瘤的病机复杂、症状繁杂，故用药常常根据病情变化而调整，宏观辨证与微观辨证相结合，杂合而治。如患者因肿瘤疾病消耗，整体辨证呈现中气虚证，而肿瘤局部伴有炎症，局部呈现热毒之证，可以扶正补气与清热解毒两法同用，而在此辨证基础上，根据恶性肿瘤的特征，可据辨病酌加一两味化瘀消癥、除痰散结之品。此类现象在临床常可见到，故恶性肿瘤的中医药治疗中常常可见扶正补虚、化瘀消癥、除痰散结、清热解毒等数法在同一方中体现。这种杂合而治的用药方式攻补兼施，既能防止攻伐太过而伤正气，也能防止补益太过而助邪气，体现了中医学允执厥中之道。

3. 肿瘤治疗中"德教"与"刑罚"的优势与不足

肿瘤是多基因病变，涉及肿瘤增殖与凋亡、肿瘤免疫、血管生成、迁徙与转移、肿瘤微环境，以及营养、感染等诸多环节，因此治疗中应针对复杂的病机杂合而治。直接针对肿瘤病灶的手段包括手术、放疗、微创等治疗，犹如"刑罚"，只能是局部针对性的治疗。化疗犹如大毒治病，可祛邪但伤正。靶向治疗精确祛邪，伤正较化疗为小。免疫治疗则通过精确的扶正达到祛邪之功效。食疗、导引犹如"德教"，也是恶性肿瘤疾病治疗的重要组成部分。中药可分为扶正和祛邪两大类药物，是"德教"与"刑罚"的结合，与西医治疗相比，作用温和，毒副作用较小，但针对性不强，现阶段需与西医抗肿瘤治疗手段结合运用，其直接灭活肿瘤细胞的作用仍需通过现代中药药理学的研究进一步改进。

4.辨证论治：病、证、症结合辨治

当今循证医学盛行，解决了很多临床问题，为临床医师进行临床科研提供了标准的研究方案，获得了很多可靠的结果，这些也累积成为临床诊治指南。美国国家综合癌症网络（NCCN）指南、欧洲肿瘤内科学会（ESMO）指南、中国抗癌协会临床肿瘤学协作专业委员会（CSCO）指南等为恶性肿瘤治疗方案的制定提供了基础。另一方面，我们在临床中也会发现，临床患者病情瞬息万变，真实世界医疗情景远远超出了医学指南的范畴。此时，则需三因制宜、辨证论治、体质理论等中医的经验医学理念指导临床的病、证、症结合辨治决策。

恶性肿瘤疾病大多进展迅速，证型复杂，症状众多，常有辨病、辨证、辨症冲突的情况。临床上应以辨证为主，辨病为根，辨症为辅。辨证选方确定治法方向后结合辨病加减，配伍专方专药，最后针对症状选药。若患者无证可辨或趋于平和体质，则应辨病为先，结合患者影像学结果、实验室检查等，根据肿瘤的形态、代谢、血供、生长情况等进行辨治；若患者病情稳定且证型错杂，但如疼痛、腹泻、腹水或出血等症状严重，影响患者病程发展或生存质量，则应辨症治疗，再结合病证加减。总之，根据扶正与祛邪相结合、辨证与辨病相结合、局部与整体相结合的指导方针，通过病、证、症三位一体结合辨治，在辨证基础上兼顾恶性肿瘤特有规律和发病个体的阶段特征，将西医学研究成果纳入辨证论治体系，制定中西医综合病、证、症辨治方案，可提高恶性肿瘤的治疗效果。

恶性肿瘤具有生长迅速或局部浸润、远处转移、局部血供丰富、代谢增强等特征。从中医学辨证角度看，恶性肿瘤为顽疾，因虚致实，正虚与邪实处同一脏腑，早期以邪实为主，中期正气渐衰而邪气不减，晚期邪气愈盛、正气愈衰，易发生脏腑五行生克乘侮传变。这些针对早、中、晚期特征的中医论治理念与西医学分期诊治十分契合，传统单纯辨证对这些共性缺乏针对性，同时，部分恶性肿瘤患者可能出现"无证可辨"的情况，患者的症候群也可能繁杂相冲，与肿瘤的进展情况不相统一，其治疗后症状的改善也可能与疗效评价情况不符。可见，经典的单一辨证论治体系在恶性肿瘤的辨治中存在一定的局限性。

治疗上应发挥中医学辨病治疗理论，运用中医辨证论治理念，借鉴西医学研究进展，有机结合中西医各自的优势，依照恶性肿瘤的病程规律特点，进行分期综合治疗，对疾病转归趋势进行判断，寻求最佳诊疗方案。

辨证论治是中医药治疗的基石，遣方用药应首先遵循方证对应原则，在辨证基础上辅以契合肿瘤病程病势的辨病、辨症。

以原发性肝癌的辨证论治为例，原发性肝癌可分为4型：胁肋灼痛，身目黄染，口干口苦，舌红，苔黄腻，脉弦数者为肝胆湿热证，治宜清热利湿、解毒退黄，可选茵陈蒿汤加减；胁部肿块，疼痛拒按，烦热口干，甚则肌肤甲错，舌暗红，苔白厚，脉弦数或弦滑者为肝热血瘀证，治宜清肝解毒、祛瘀消癥，可选莲花清肝汤加减；胁腹肿胀，倦怠气短，大便溏泄，舌淡胖，苔白，脉弦细者为肝郁脾虚证，治宜健脾益气、泻肝软坚，可选逍遥散、小柴胡汤加减；腹胀青筋暴露，唇红口干，烦躁难眠，舌绛少苔，脉细数无力者为肝肾阴虚证，治宜滋水涵木、益气育阴，可选滋肾养肝饮加减。

改善恶性肿瘤患者症状、延长生存时间、争取更多治疗机会越来越受到重视。如原发性肝癌常见症状有右胁包块、疼痛、腹胀纳呆、呃逆、腹泻、乏力消瘦、黄疸、腹水、出血、昏迷等。右胁包块者辨证可选柴胡疏肝散、膈下逐瘀汤、化积丸等方，药用三棱、莪术、石见穿、蒲黄、阿魏、瓦楞子、土鳖虫等；疼痛者辨证可选龙胆泻肝汤、血府逐瘀汤、金铃子散、一贯煎等方，药用延胡索、川楝子、枳壳、柴胡、青皮、佛手等；腹胀纳呆者辨证可选柴胡疏肝散、枳实导滞丸、保和丸等方，药用香附、枳实、厚朴、槟榔、石菖蒲、苍术等；呃逆者辨证可选丁香散、五磨饮子、竹叶石膏汤等方，药用丁香、柿蒂、竹茹、生姜、半夏等；腹泻者辨证可选痛泻要方、葛根芩连汤、藿香正气散等方，药用茯苓、半夏、陈皮、葛根、黄连等；乏力消瘦者辨证可选八珍汤、十全大补汤、补中益气汤等方，药用冬虫夏草、灵芝、人参、茯苓、紫河车、女贞子、当归、绞股蓝等；黄疸者辨证可选茵陈蒿汤、茵陈五苓散、大柴胡汤等方，药用茵陈、土茯苓、郁金、栀子等；腹水者辨证可选中满分消丸、茵陈蒿汤等方，药用猪苓、茯苓、薏苡仁、泽泻、车前子等；出血者可辨证选归脾汤、十灰散、四物汤等方，药用阿胶、三七、茜草、仙鹤草、白及等。

5. 杂合以治与综合治疗

"杂合以治"的思想源自《素问·异法方宜论》："故圣人杂合以治，各得其所宜。故治所以异而病皆愈者，得病之情，知治之大体也。"杂合以治是指中医学根据患者及其所患疾病的特点，综合多种治疗手段或方法予以治疗，这与西医学提倡的综合治疗理念有异曲同工之妙。

恶性肿瘤是病因病机复杂的疾病，个体差异性很大，且转归受治疗手段的影响。因此在临床治疗中应中西医结合，拟定最适合患者体质和病情的治疗方案。膏丹丸散汤、化学药物、物理治疗、介入治疗、靶向治疗、免疫治疗、心理治疗、生活方式干预等治疗方式有机组合，可形成生物–心理–社会医学模式的中西医结合治疗。

恶性肿瘤的治疗应采用多学科、多途径、多方法的中西医综合模式。综合治疗方案的选择体现了临床医生的诊疗思维、预后判断能力。综合治疗是根据恶性肿瘤的种类、性质、病期和发展趋势，合理、有计划地将现有几种治疗手段联合应用的方法，以提高治愈率和改进患者生活质量。肿瘤的治疗从重视消灭局部肿瘤病灶到提出带瘤生存，从专注于提高治愈率、延长生存时间到重视提高生活质量，综合治疗越来越受到重视。综合治疗涵盖了恶性肿瘤的所有治疗手段，既包括西医学的手术、放疗、化疗、靶向治疗、微创治疗、免疫调节、营养支持、对症处理等，又包括中医中药的膏、汤、丸、散、丹、酒、胶及针灸、食疗、导引等，并将这些单一的治疗手段组合成诸如辅助放化疗，新辅助放化疗，同期、序贯放化疗，放化疗与靶向治疗结合，中医药与手术、放化疗结合等在内的多种综合治疗模式，其特征是阶段性地选用最适宜的个体化治疗手段，以获得最佳的治疗效果，这与中医的辨证论治、杂合而治理念不谋而合。

6. 诊治过程中的时空恒动观念

恒动，就是不停地运动、变化和发展。中医认为，一切物质都处于永恒而无休止的运动状态，"动而不息"是自然界的根本规律，运动是物质的存在形式及其固有属性。自然界的各种现象，包括生命活动、健康、疾病等都是物质运动的表现形式。因此，运动是绝对的、永恒的。摒弃一成不变、静止、僵化的观点，关注时间、空间的变化对于病程的影响，就是中医的时空恒动观念。

时空恒动观念对于病程变化多端的恶性肿瘤来说尤为重要。恶性肿瘤的发生、发展、转归是一个变化的过程，诊治过程应该对疾病的全过程进行动态观察，大部分不可根治的恶性肿瘤会使人体出现正气逐渐下降、邪气逐渐上升的情况。初期以邪实为主，实证日久则转为虚证。治疗措施的介入也会影响疾病的转归。因此，不断地把握患者出现的新情况、新变化，细心分析，随时调整治法及方药，才不致贻误病情。

7. 中医理念指导中西医结合治疗方法的运用

恶性肿瘤的中医药辨治可结合手术、放疗、化疗等情况综合应用。手术易耗气伤津血，术前情况尚可者，可增加攻伐力度，消肿抗癌，缩小肿块，亦可培补正气，益气滋阴补血，以创造手术条件；术后则应以扶助正气为主。放疗为热毒火邪，易伤津液，放疗前后应根据病情选用清热解毒、滋阴润燥、补气健脾、活血化瘀等治法；化疗易伤气血、伤脾胃，化疗前后可根据病情、化疗方案、患者反应予以健脾和胃、益气补血、疏肝利胆、补肾利尿等治法。

（王雄文　林龙）

参考文献

［1］王雄文，林龙，周岱翰.肝癌扶正祛邪治则治法的运用［J］.中国中医基础医学杂志，2015，21（8）：930–932.

［2］林龙，王雄文.刍议恶性肿瘤之阴阳属性［J］.新中医，2012，44（12）：162–164.

［3］林龙，王雄文.病、证、症结合辨治原发性肝癌［J］.中医学报，2016，31（9）：1274–1276.

九、从扶正祛邪治则治法谈正邪的定性、定量与定位

前文谈了以感冒为代表的外感性疾病，中医学理论体系提出不管是内伤杂病还是外感疾病，正邪均决定疾病的发生、发展与转归，因此关于正邪的定性、定量与定位有重要意义。"正"可泛指脏腑功能（结构）及功能储备，而"邪"可泛指伤害机体的一切因素，包括损害机体结构和功能的肿瘤病灶及肿瘤分泌损害机体免疫和胃肠功能等的生物活性物质、肿瘤伴随的细菌或病毒感染等。分析肿瘤不同阶段虚、瘀、痰、毒的特点，结合手术、放化疗等治疗手段对机体正、邪的动态影响，在整体观和辨证论治思维指导下，动态、个体化评估正邪的变化，确立除瘤务尽或带瘤生存与见瘤治瘤结合的原则，并以此指导中西医扶正及祛邪手段的具体应用，从而取中西医所长可达到提高生存质量和延长生存时间之目的。

1. 肿瘤的发生、发展、转归与正邪交争

（1）恶性肿瘤的发生、进展及预后是人体正邪动态演变的结果

癌瘤发生与正气亏虚、感受外邪、饮食不节、起居不节、情志所伤、自然环境因素等密切相关，古代医家对此已有精辟的论述。《医家必读》认为："积之所成也，正气不足，而后邪气踞之。"《证治汇补》言："壮人无积，虚则有之。"单纯的邪气难以发病，必须是在内虚的基础上才能共同作用起病。肿瘤是内外因相互作用产生的产物。外因为肿瘤形成条件，内因为机体正气的亏虚。故《素问·刺法论》云："正气存内，邪不可干。"《素问·评热病论》

云："邪之所凑，其气必虚。"

（2）正邪是动态演变的并决定疾病转归

恶性肿瘤的发展变化是全身正气与肿瘤病灶局部邪气相斗争的过程，因此扶正祛邪抑瘤的理念贯穿恶性肿瘤治疗的始终。肿瘤形成初期，机体正气尚实，邪气未盛，主要病机为"正盛邪未实"，人体尚未出现明显的症状。疾病进一步演变，正气壮实、邪气亢盛，邪正相争，表现出典型症状，此为中期，"正盛邪盛"；若此时采取如手术、化疗、放疗等手段，邪实祛除，正气也遭受损耗，表现为"正虚"，正虚之后可以逐渐恢复至平衡，也有可能持续呈此状态。肿瘤末期，或者已无法手术、放化疗，邪气持续亢盛，机体正气亏虚明显，疾病进一步进展，肿瘤进一步生长，则呈现"正虚邪盛"情况，最终结点是阴阳离决，导致死亡。而且随着肿瘤的发展，正气的亏虚逐步加重，邪气的亢盛是逐渐明显的，扶正或祛邪手段都可以影响二者的消长，影响疾病的转归。

（3）扶正祛邪可以改善预后

正邪消长的过程，相当于现代肿瘤学中总生存时间这个概念。在这个过程中，正和邪的消长是持续的动态演变过程，在整体观和辨证论治思维指导下，动态地、个体化地应用扶正与祛邪的手段，可以延长患者的生存时间，改善生活质量。

2. 对正与邪内涵的再认识

（1）正的定义

何为正气强实？中医学认为，人体是一个自然整体，脏腑、气血、阴阳平衡，则机体能够进行并维持正常的新陈代谢，正气强实。借助西医学理论来认识，可以认为在人体器官结构正常，脏器功能、细胞及体液免疫功能、菌群平衡的情况下，人体是处于正盛的状态的。

(2) 邪的定义

中医学对邪的定义，可以用瘀、痰、毒来描述。实性癌肿，多由气滞而血行不畅，凝滞日久形成癌瘤。如徐灵胎云："噎膈之症，必有瘀也。"痰被认为既是病理产物，又是致病因素。朱丹溪《丹溪心法》言："凡人身上中下有块者，多是痰。"《外科正宗·失荣症》云："失荣者……损伤中气，郁火相凝，隧痰失道停结而成。"《灵枢·百病始生》从阴寒立论："积之始生，得寒乃生。"《医宗金鉴·外科心法要诀》从心脾毒火论述舌疳病因病机："此证皆由心脾火毒所致，其证最急……舌本属心，舌边属脾，因心绪烦扰则注火……郁甚而成斯疾。"

西医学研究发现，肿瘤是机体细胞在多种因素长期刺激下过度活跃增殖，并且不受正常调控的产物。借助西医学理论对邪的内涵再认识，肿瘤是内生之邪，其对人体正常器官、组织直接破坏，或产生压迫，从而引起阻塞症状，如食管癌的梗噎不下、支气管的阻塞性炎症等，是其对机体伤害的主要手段。同时，由于肿瘤组织的代谢活跃，对机体的营养消耗较大，可造成消瘦，造成机体免疫抑制、肿瘤组织伴随分泌的生物活性物质对机体产生刺激与损伤、肿瘤刺激或伴随周围组织炎性反应引起疼痛及发热等外在表现，均是其对机体伤害的次要手段。

(3) 正虚邪实可以进行定性和定位

恶性肿瘤治疗前，需要进行定性和定位。运用八纲辨证中的阴、阳、寒、热、虚、实对邪实进行定性，其中以阴阳为总纲，从而判断疾病转归，确定治疗原则。定位是以脏腑辨证和八纲辨证中的表里辨证为指导，区分邪实所在脏腑、对脏腑的损伤程度及其相生相克脏腑的虚损程度，对于病势复杂者，还可以借助其他方法，如六经、三焦、气血、阴阳、经络辨证等来补充认识。

西医学对"邪实"的定位较为直接，主要基础是人体解剖学和影像学，邪实的定位可以具体到器官。随着分子诊断技术的发展，对肿瘤的定位也从器官水平发展到基因表达水平。以肝癌为例，结合中医学脏腑理论和解剖学，脏与腑为一个整体，胆附属于肝，解剖学上位于右肋下，肝经布胁肋，在志为怒，可以解释为何肝癌多出现胁下疼痛、烦躁易怒症状；脾的运化赖于肝的疏泄，肝失疏泄，脾土失疏，可见腹胀满、大便溏泄之症，合之则为"肝郁脾虚"证的典型表现。辨病位邪实在肝，正气虚损以脾虚为主，若患者疲倦乏力、纳差明显，则以脾气虚为主，如患者伴有恶寒、腹胀喜温喜按、小便清长、四肢不温，则以脾阳虚为主。基础研究方面，梁超等观察 UBE2D2 基因在肝癌细胞中的作用时发现，UBE2D2 等基因表达与肝癌细胞的增殖呈正向调节作用，肝癌细胞的恶性增殖依赖这些基因的表达，UBE2D2 基因在大鼠肝癌形成后表达显著增加，健脾理气法对其下调作用较明显。

（4）正虚邪实可以进一步精细量化定量评估

既往对于邪正消长的判断，没有客观可量化评估数据支持。从《中药新药临床研究指导原则（试行）》中已开始试行对肺癌的症状进行分级，包括咳嗽、咯痰、发热、气急、胸痛等邪实之症，也包括神疲乏力、食欲不振等正虚之症，均分为轻、中、重 3 级。以咳嗽为例，轻度——白天间断咳嗽，不影响生活；中度——介于轻度和重度之间；重度——昼夜咳嗽频繁或阵咳影响工作和睡眠。目前已有对于肺癌气虚证、血瘀证、痰证的分级量化研究报道，还可以根据症状评定具体脏腑正虚程度，如脾气虚证的恶心呕吐症状，根据频率界定，偶尔为轻度（1 分），2～4 次为中度（2 分），4 次以上为重度（3 分）。现代肿瘤学中的体力、脏腑功能、肿瘤分期评估手段，也是精细量化评估依据。如 Karnofsky 评分中对患者体力状况以死亡 0 分依次递增至正常 100 分，每 10 分为一个分阶，70 分（生活可自理）及以上是患者接受化疗、放疗的基本体能要求。肝功能 Child-Pugh 分级分为 A、B、C 级，C 级患者在量化评估中属正气亏虚、邪气炽盛。TNM 分期中 I、II、III、IV 期可作为邪实量化标准，评定肿瘤负荷程度，中西医结合进行综合评估，可判断正虚邪实的消长情况。

对于正气损伤程度的定量，需要根据整体与局部指标进行综合评估。对整体正气定量评价，可以采用 ECOG 评分、体力活动状态（Performance status，PS）评分、Karnofsky 评分及《中药新药临床研究指导原则（试行）》中脾气虚证、血虚证、肝郁证等分级量化标准进行。局部评价指标可以采用 Weber 心功能分级、肺功能分级标准、Child-Pugh 肝功能分级、影像学评估正常肝体积、肌酐清除率等以定量评估脏腑功能及功能储备。

3. 扶正祛邪治则的临床应用

恶性肿瘤是机体全身疾病的局部表现，正气的亏虚是疾病发生的主要内因，癌症的发生、发展过程是一个机体内邪正相争动态演变过程的体现。

"精气夺则虚"，治疗上则应"虚者补之"。扶正指扶助机体的正气以增强体质、提高机体抗邪能力的一种治疗原则，西医的营养支持、护肝、补充白蛋白、降血氨等改善脏器功能、改善营养与代谢状况、提高免疫等治疗措施作为广义的扶正措施，与中医的补气健脾、滋阴养血、温肾助阳等辨证论治相互补充。扶正者是提高全身的状况，改善患者脏器功能和营养状态，"寓攻于守"，为祛邪提供基础。

"邪气盛则实"，治疗上则应"实则泻之"。祛邪指祛除邪气，排除病邪侵袭或消减病邪损害的一种治疗原则。祛邪理念可以指导中西医治疗手段的综合运用，西医的手术、动脉栓塞（TAE）、经导管动脉化疗栓塞（TACE）、经皮肝胆管穿刺引流（PTCD）、局部消融、抗血管生成治疗、抗生素治疗等是针对肿瘤及其感染并发症的有效手段，作为祛邪的治疗手段可达到降低肿瘤负荷、止血、利胆退黄、止痛等效果，补充了中医的清热利湿、化痰散结、活血祛瘀、以毒攻毒等祛邪治疗手段及治疗力度的不足。祛邪者是抑制局部肿瘤病灶，改善肿瘤病灶局部压迫、阻塞等引起的疼痛、出血、梗阻、恶病质等症状，"寓守于攻"，减轻患者症状的同时为扶正提供条件。

（1）指导预后判断

正邪盛衰消长，决定了疾病的发生、发展和转归。《医宗必读》曰："初者，病邪初起，正气尚强，邪气尚浅，则任受攻；中者，受病渐久，邪气较深，正气较弱，任受且攻且补；末者，病魔经久，邪气侵凌，正气消残，则任受补。"内外二因共同作用是肿瘤发生的原因。在疾病发展过程中，正气和邪气也是处于动态消长状态的，通过辨证判断病患体内正邪消长程度，可以对患者预后进行评估。正盛邪浅，预后良好，可耐受攻伐。正气稍弱，邪气亢盛，可能出现两种预后，如邪气进一步强化，正气逐渐亏虚，邪盛正弱，则预后不佳；邪气与正气维持在动态平衡状态，则有可能朝着正气渐强、邪气减弱的方向发展，疾病趋于好转。

（2）指导治疗原则的确立

对于肿瘤的治疗，在本中心周岱翰教授的学术思想指导下，笔者坚持整体观和辨证论治的原则，采取个体化、动态的扶正祛邪策略，在肿瘤发生发展的不同阶段采取不同的扶正手段，根据痰、瘀、毒的不同，配合使用化痰、祛瘀、攻毒的不同治则，并以提高生存质量和延长生存时间为目的，确立除瘤务尽、带瘤生存及见瘤治瘤的原则进行治疗。大量研究证实，中医药参与治疗肿瘤，能够有效延长和提高患者的生存时间及生存质量。"除瘤务尽"原则，是指对于有手术适应证者，在术后患者体内余毒未清之时，采用化痰、祛瘀、攻毒、扶正等手段，以降低术后的复发转移率，延长无症状生存期。"带瘤生存"，是指对于不能耐受手术、放疗、化疗治疗的患者，动态予以扶助正气，引导机体正邪维持动态平衡状态。"见瘤治瘤"原则，是指在带瘤生存状态下，当机体向邪气亢盛方向演变时，及时采取祛邪手段，引导其回归至动态平衡状态。

（3）四诊指导中西医结合具体治法的组合

中西医结合治疗恶性肿瘤，不是简单的"中药＋手术/放疗/化疗"治疗，而是在整体观念和辨证论治原则指导下，确定个体化、动态的扶正祛邪策略，西医学的手术、放疗、化疗手段及靶向治疗、免疫治疗手段，都可以根据患者的具体情况灵活运用。在扶正祛邪策略指导下，针对虚、瘀、痰、毒等病机辨证，合理地进行扶正祛邪。在 TNM 分期及 NCCN 指南的规范下，合理应用西医扶正手段，包括免疫治疗等，以改善和提高脏腑功能及功能储备等；合理应用祛邪手段，例如针对肿瘤的放化疗、微创、手术、靶向治疗，或是针对炎症的抗生素应用等。

（4）扶正祛邪原则的动态调整

肿瘤是慢性病，病程长、急症和兼症多、变化快，因此需要根据不同阶段的病情进行动态调整。单纯强调单一原则指导治疗，无法调和肿瘤的复杂病机。扶正可能助邪，祛邪可能伤正。过度强调"祛邪"，往往会使攻伐太过，损伤正气，影响机体的抗病功能；但如果单纯强调"扶正"，不仅无法消除病邪，反而会使病邪更加炽盛，助邪伤正。当患者出现急症、兼症时，根据急则治其标、缓则治其本的原则，正气尚实者，予以积极祛邪，辅以扶正；正气已亏、不耐攻伐者，扶正同时佐以轻度祛邪，或者先扶正气，待机体一般状况好转后，再根据具体病情确定相应的攻补法则。

《素问·玉机真脏论》云："五脏受气于其所生，传之于其所胜，气舍于其所生，死于其所不胜。病之且死，必先传行，至其所不胜，病乃死""五脏相通，移皆有次；五脏有病，则各传其所胜。"人体是一个有机整体，"邪"在人体内既可以"子病传母"的方式传变，也可以表现为相克关系的传变。因此在辨证时，应以治未病为思想指导，辨析正虚邪实的定位及程度，动态调整扶正祛邪的策略和力度。

（蔡玉荣　陈鉴聪　王雄文）

参考文献

［1］梁超，方肇勤，管冬元，等.UBE2D2基因在肝癌细胞中的作用及不同中医治法对其调控作用的影响［J］.上海中医药大学学报，2011，25（2）：47-50.

［2］郑筱萸.中药新药临床研究指导原则（试行）［M］.北京：中国医药科技出版社，2002：219.

［3］蒋景曦，张培彤.阴虚证分级量化诊断研究现状［J］.中国肿瘤，2014，23（4）：305-310.

［4］周岱翰.中医肿瘤学［M］.北京：中国中医药出版社，2011：550.

［5］陈鉴聪，张晓莹，卢桑，等.扶正祛邪理念指导下中西医治癌手段的个体化整合［J］.中医药导报，2019，25（22）：18-20.

［6］钱伯文.扶正祛邪在肿瘤治疗中的辨证运用［J］.医学与哲学，1980（3）：69.

［7］蔡玉荣，王雄文.从扶正祛邪探讨肿瘤的临床诊治［J］.新中医，2017，49（8）：181-184.

十、抗生素是如何治愈感染性疾病的：
正邪决定疾病发生发展与转归，
"拉偏架"的抗生素

细菌感染性疾病是临床的常见病种，迄今为止仍然是人类死亡及致残的主要原因之一，威胁着人类的身体健康。西医学谈论在抗生素治疗感染性疾病过程中主要有三个过程的参与，包括机体的免疫系统及应激反应，体内微生物菌群的改变及机体的自我修复。

1. 感染性疾病的病原微生物和机体抗损伤、修复

（1）细菌感染与正常菌群

机体的器官与组织有自己的微生态系统，其重要组成部分之一就是正常微生物菌群，它是指在人体生理正常状态下，寄居在人的体表和体腔中的一定种类和数量的微生物。大致可分为两类：①定居菌群：由相当固定的微生物类型所组成。在可控范围内，如果菌群有了改变，能立即自行恢复原状。②暂居菌群：由非致病性的或潜在致病性的微生物所组成，居留在皮肤或黏膜上几小时至几周，不引起疾病，也不能长期定居。只要定居菌群保持正常，暂居菌群一般并不重要；但若定居菌群失常，则暂居的潜在致病性微生物即能增殖，并引起疾病。从微生态学角度看，人体是一个复杂的系统，上面所说的菌群与人体形成一个对立统一的关系，随着西医学发展，发现正常菌群与人体的生理与病理密切相关，甚至有人提出正常菌群是人体的器官之一。

中医学即运用了这一规律，将正气与邪气作为代表人体生命活动中相互依存着的矛盾的两个方面。当病原微生物侵入人体，短时间内大量入侵、繁殖，产生有害物质，菌群系统里的优势菌转变为有害菌，使人体获得感染性疾病，那么可以认为是中医学所讲的"邪气"大量入侵，此时宿主的菌群（"正"）出现比例失调或易位转移，局部或机体就处于正邪失衡的状态。感染性疾病的发生及发展实质上也是正盛邪衰（菌群平衡）向邪盛正衰（菌群失调）的转化。

（2）机体的免疫系统

感染性疾病是主要由病原微生物侵入人体引起的炎性反应。免疫是指机体识别和排除一切大分子异物以维持机体的生理平衡和稳定的功能，具有免疫防御、自身稳定和免疫监视3种功能。当机体受到病原微生物侵袭时，体内的免疫系统就会激活，涉及抗原识别、抗原加工与呈递、T细胞杀伤、B细胞产生抗体等复杂的过程。研究也发现，在感染的发病过程中可能存在免疫失衡，免疫失衡可能是导致感染后机体炎症反应及炎性损伤过激或持续的重要原因。若机体受到微生物感染、用药不当或免疫系统的部分缺陷，都会导致免疫失衡，则非但不能清除病原体，反而会引起机体损伤。

（3）机体与局部组织的损伤与自我修复

机体或局部组织受到细菌攻击后，局部组织和细胞也会受到损伤，它可自发地对受损的部位进行修补恢复，并重新达到一个内环境平衡状态，也就是自我修复。机体或局部细菌感染造成细胞和组织的损伤，存活的健康细胞不断进行分裂和增殖，以取代死亡细胞和修复受损组织，感染部位的表皮细胞（如呼吸道、消化道和泌尿生殖器的黏膜被覆上皮）、各种腺体器官的细胞（如肝、胰、内分泌腺、汗腺、皮脂腺及肾小管上皮细胞等）、血管内皮细胞、骨膜细胞、神经组织及抗感染耗损的淋巴细胞、造血细胞等应对损伤需要适当快速再生，修复发生的损伤与耗损。再生和自我修复是生物界在长期进化过程中获得的自我防御机制之一，虽然无论如何自我修复皆不能还原成原始状态。但这种修复必须是适当的，不足或过激都是有害的。

2. 药敏试验与"偏心"的抗生素

外来细菌入侵是感染性疾病发病的始动因素，因此分析入侵的细菌并找到敏感的抗生素自然就是治疗手段的合理选择之一，这就诞生了各种药敏试验（DST）。药敏试验目的是在体外培养鉴定病原菌并测定药物抑菌或杀菌能力以便准确有效地利用药物进行治疗。目前药敏试验的方法主要有纸片扩散法、稀释法（包括琼脂和肉汤稀释法）、抗生素浓度梯度法（E-test法）和自动化仪器分析等。由于治疗过程中不科学的、盲目的抗菌药滥用，很多致病性细菌产生了耐药性，使得抗菌药对细菌性疾病的控制效果越来越差，各种致病菌对不同的抗菌药物的敏感性不同，同一细菌的不同菌株对不同抗菌药物的敏感性也有差异，因此药敏试验更为重要。然而药敏试验也存在诸多不足：①离体病原菌培养的环境是与在体不同的，只是一个简化版，没有体内的生长环境，也不涉及免疫与损伤修复环境，从中医视角看这仅仅是为了分析致病的"邪"（病原菌），不能分析模拟体内的"正"（免疫与抗损伤修复）。②筛选出来的抗生素是"偏心"的。筛选出来的抗生素对致病菌更敏感而已，忽视了或者是未能评估对正常菌群的杀伤或抑制能力。因为实际上几乎不存在只对致病细菌敏感而对正常菌群完全没有杀伤或抑制能力的抗生素。通过更强有力的抑制或杀伤致病菌，改变致病菌与正常菌群的失衡，只是治愈的手段之一。在临床上使用抗生素后，它会相对有针对性地消除病原微生物，也就是"祛邪"，不同的病原微生物致病机制不尽相同，所以有选择性地使用抗生素，这也符合中医的辨病与辨证论治。但抗生素不是万能的，它也有自己的弊端，在有针对性地消除病原微生物的同时，也会杀害一些无辜的机体的正常菌群。临床上不能单纯理解为使用足够敏感的抗生素把致病菌杀光了，感染性疾病就治愈了，反而可能因抗生素使用不当，而引起"二次感染"。在这里，西医学与中医学的理念不谋而合，皆以"扶正祛邪"为主要治疗原则。近年来补充益生菌的应用不断增多，其一方面能促进有益菌的增殖，一方面对病原体具有拮抗作用。补充益生菌也是"扶正"，合理地使用抗生素就是"祛邪"。双管齐下，促使机体菌群恢复平衡状态。

3. 感染性疾病的"正邪"与扶正祛邪

分析感染性疾病的发生发展与转归，涉及损伤与保护双重因素的动态变化，病原菌是始动因素，正常菌群、免疫功能与抗损伤修复能力是保护因素。这与中医正邪决定疾病发生发展与转归是一致的。不仅如此，免疫低下时正常菌群也可能变成条件致病菌，治疗过度、免疫过激及抗损伤修复不足与过度都会导致新的疾患，这与中医"和"理念与"中"的治疗方法也是一致的。

正邪理论是中医基础理论的重要组成部分，用以解释疾病的发生、发展及转化、预后。疾病变化的过程实际上就是人体内邪正相争及其盛衰变化的过程。自《黄帝内经》始，历代医家不断对其进行阐述研究及充实。虽然各位医家对正邪理论皆有不同程度的见解，但总体上均认为：人体正常功能的"正气"，是针对导致疾病的病邪而言的，正气即包括对疾病的抵抗能力，"正虚"表现为免疫功能低下或失常；邪气，是指一切致病因子，是人体发病的条件，在感染性疾病中，就是指那些致病微生物。各种疾病的发生都是正邪斗争及其盛衰变化的过程。若正邪失衡得不到及时纠正，机体会继发一系列病理变化，甚至表现为整体的病理反应。致病微生物（邪气）侵入人体，侵害机体的免疫系统（正气），免疫系统（正气）抵御、祛除病原微生物（外邪），恢复机体的正常生理功能（正盛邪衰）。但并不是有了致病因素就一定会发病，若免疫保持稳态，则病原体入侵时可及时做出免疫应答，清除病原体，使机体恢复健康状态，即所谓的"正气存内，邪不可干"或"正胜邪退"。只有在机体免疫系统障碍或致病微生物毒性太强的情况下才可能发病，即人体免疫失衡，免疫防御功能障碍，机体抵御病原体的能力下降，感邪则会发病。这些与《内经》的一个重要观点是可以相呼应的，即在体内的正气不足或邪气太盛的情况下，才会发病，也就是《素问·评热病论》中的"邪之所凑，其气必虚"，或者《素问·通评虚实论》中的"邪气盛则实，精气夺则虚"。

正气在整个感染性疾病的预后过程中也承担着重要作用，它是机体内部的抗病功能，不仅仅包括了病邪的抵御，还包括对损害的修复、对阴阳的调节。顺应天人相应理论，张仲景提出了"阴阳自和"的观点。一方面，阴阳之基本在于"和",即"阴阳平和""阴平阳秘",这是人体正常生命活动的内在本质。另一方面,"和"的发生发展是通过阴阳的互藏交感作用进行的,自我发生、自我形成、自我保持的状态,是由阴阳的根本性质决定的。

4. 感染性疾病诊疗中的中西医融合

西医学的认知从致病菌是始动病因,到认识到条件致病菌、免疫功能及抗损伤修复功能平衡的重要性,从单纯杀灭及抑制致病菌的过度依赖抗生素的治疗到补充益生菌、调控免疫与抗损伤修复的综合治疗手段,其实是经过了数百年的成功与失败经验与教训的总结的。用中医学思维分析条理就更加清晰:就是在病因与发病层次从认识"邪"到认识"正邪";在治疗层次从"祛邪"到"扶正祛邪"。这与"正邪决定疾病发生发展与转归""致中和"等经典理论惊人的一致。

整体观念指导下的辨证论治及因人制宜的原则贯穿整个治疗的过程。在感染性疾病发病的初期,应积极予以早期干预,这主要表现在重视人的整体性,调整机体内在的抗病能力及邪正双方在体内的消长变化,也充分体现了中医治未病的治疗理念。在感染性疾病的治疗过程中,中医的治疗方案是将对抗与保护相结合。一方面,中医通过多途径、多环节、多靶点发挥作用来对抗病原体;另一方面,在其杀灭、拮抗细菌、病毒的同时,具有显著增强机体免疫力、稳定机体内环境、改善微循环变化和保护受损脏器的作用。在感染性疾病的后期调理修复的过程中,中医学将外感病辨证与内伤辨证结合,清除余邪,扶助正气,促进损伤组织的修复,具有调理的优势。西医学基于药敏试验的病原菌分析及抗生素筛选,以及免疫与炎症微环境的调控,又有中医学所欠缺的精准与力度。

中西医的融合必要而又自然而然,既有理论的相互指导借鉴,又有基于理论与药敏试验指导的治疗方法的整合,显得更为丰满与完善。中医学"整体观念""辨证论治""正邪决定疾病发生发展与转归""致中和"等理论在西医学高度发达的今天对于认识感染性疾病的发病机制及指导治疗依然有高屋建瓴的指导价值。这也正是国医大师周岱翰教授强调的"中医是古老而科学的学科"

最好的例证之一。

（薛姣 罗兰 王雄文）

参考文献

［1］汪志明，李宁.肠道微生态与营养支持［J］.中国实用外科杂志，2012，32（2）：167-169.

［2］覃佩兰，成泽东.基于脑肠轴学说探讨针灸对肠道菌群调节的思考［J］.时珍国医国药，2015，26（11）：2712-2714.

［3］杨爽，魏葆琳，孙增涛，等.基于肺感染后机体损伤探讨正邪理论与免疫失衡的关系［J］.中华中医药杂志，2014，29（11）：3521-3523.

［4］刘玉庆，张怀强，胡明，等.药敏试验方法的局限性及改进的建议［J］.山东大学学报（医学版），2011，49（3）：124-132.

［5］吴国琳，余国友，卢雯雯.肠道微生态的中医本质探讨［J］.中华中医药学学刊，2015，33（11）：2586-2588.

［6］Donaldson GP，Ladinsky MS，Yu KB，et al. Gut microbiota utilize immunoglobulin A for mucosal colonization［J］. Science，2018，360（6390）：795-800.

［7］Schulfer AF，Battaglia T，Alvarez Y，et al. Intergenerational transfer of antibiotic-perturbed microbiota enhances colitis in susceptible mice［J］. Nat Microbiol，2018，3（2）：234-242.

［8］郑松，高兴华.皮肤的免疫功能［J］.实用医院临床杂志，2015，12（2）：3-8.

［9］邓力，聂娇，陈孝银.历代中医外感病因学发展探析［J］.长春中医药大学学报，2014，20（3）：377-380.

［10］唐农.中医作为真正意义上的自然医学的钩玄［J］.广西中医药，2014，37（5）：1-6.

［11］Cani PD. Human gut microbiome：hopes，threats and promises［J］.Gut，2018，67（9）：1716-1725.

［12］祝世讷.研究和建立中医微生态学［J］.山东中医药大学学报，1997，21（4）：242-247.

［13］刘又嘉，龙承星，贺璐，等.中医正邪理论的微生态学思考［J］.中国微生态学杂志，2017，29（3）：367-370，373.

［14］李瀚旻.中医再生医学概论［J］.中华中医药学学刊，2008，26（11）：2309-2312.

［15］谭娅，陈明，刘芳.论"阴阳自和"与机体内环境稳态、细胞损伤修复的关系［J］.湖南中医杂志，2015，31（3）：15-17，40.

［16］张艳.系统论解读疾病认识身体智慧［J］.中国中医药现代远程教育，2018，16（4）：54-56.

［17］李立平，赵亚刚.中医正气与免疫、微生态平衡的研究现状［J］.现代中西医结合杂志，2012，21（31）：3524-3526.

［18］焦禹豪，张奉春.肠道菌群与人体免疫系统相关性研究方兴未艾［J］.协和医学杂志，2019，10（3）：193-196.

［19］高琰宇，毕文静，吴新颜，等.细菌耐药影响肠道菌群及其宿主免疫调控［J］.生物工程学报，2018，34（8）：1259-1269.

［20］王仲霞，景婧，何婷婷，等.感染性疾病中西医结合认知模式探析［J］.传染病信息，2019，32（3）：278-282.

［21］冯雨薇，刘黎明，张建军.中医药治疗感染性疾病源流考析及展望［J］.浙江中医药大学学报，2018，42（7）：590-594.

［22］蔡华珠，洪菲萍，纪立金，等."正气存内，邪不可干"的内涵及运用探析［J］.中华中医药杂志，2015，30（4）：987-989.

［23］袁尚华.中医整体观念对疾病整体预防的指导作用［J］.中华中医药杂志，2015，30（7）：2313-2315.

十一、中医的"道"指导中西医
结合的"术"

1. 中医之"道"

《素问·上古天真论》言:"其知道者,法于阴阳,和于术数,食饮有节,起居有常……",阐释了顺应自然、欲求有所节制是养生的大道。这种道法自然的思维不仅是中医养生学的核心,同样是中医临证的精髓,是中医学的核心思想。然而在中医临证过程中,"道"亦包含一系列具体的诊疗指导思想,即中医体系的支撑——中医基础理论。随着数千年的实践积累,中医形成了一系列行之有效的诊疗指导策略("道")与具体实施方法("术"),形成了自己的一套完整的理论与实践兼备的独具特色的医疗体系,如同排兵布阵讲究谋略和战术一样,中医实战的战略与战术就是中医的基础理论与治则治法。中医之"道"包括整体观念、辨证论治、扶正祛邪、标本缓急、治未病等指导思想,蕴含了中华文化的智慧与哲学;中医之"术"有因势利导、三因制宜、同病异治、异病同治、正治、反治等形式多样、灵活多变的具体治疗手段。"道"即思想理论,是永恒不变的;"术"即治疗方法,是千变万化、不断完善的,它随着诊疗技术的进步而发展,体现了中医成熟而开放、永葆活力的特点。"道"是中医的核心,是实施诊疗方案的理论依据,因此,对中医的认识不应仅仅局限在用中药治疗,而应理解应为在中医基础理论指导下的所有诊疗活动,既包括汤、丸、散、膏、丹、酒、露、锭等各种传统药物应用及针灸推拿疗法等,也包括西医的手术、化疗、放疗、微创等治疗方法。

2. 中西医结合的"战术"略论

西医学在诊疗疾病时并无思想理念作指导，它是通过对病因学的认识采取单一的对抗性治疗，而目前对疾病的认知仍有限，人体的奥秘仍有许多未知，随着人类社会的发展变化，疾病谱也发生了很大变化，许多疾病病因尚不明确，西医学对各种复杂问题的认识及治疗仍面临困境。中医学通过四诊合参、辨证可以认清疾病的时空特点，把握疾病在每个阶段的变化而动态灵活地调整治疗方案，西医学则可提供精准的技术手段。中西医结合不是将中医与西医的治疗方法进行简单的排列组合，而是基于对疾病和对治疗目标的认识进行的。应在中医"道"的层面，即在中医理论指导下，通过制定个体化的辨治策略，有计划、有步骤地运用中西医的各种治疗手段，取长补短，以尽快缓解症状，促进恢复，改善预后，尽最大可能治愈疾病，为患者带来最佳获益。下文中笔者将结合自身临床经历以肿瘤学为例进行详细阐释。

（1）基于"整体观念"的病、证、症的一致性

中医学整体观念体现在治疗"得病的人"，治病是手段，使人的身心健康及与自然、社会环境达到和谐统一才是最终目的。国医大师周岱翰教授传承《伤寒杂病论》的思维，强调"病"和"证"密切相关，主张"认病辨证（症）"，进一步提出辨证的三个主要层次是辨病、辨证和辨症，要做到动态分析病因、病位、病性，肿瘤病的诊治过程尤其如此。如肺癌患者合并胸痹，出现胸痛症状，四诊合参诊断为血瘀证，通过实验室及相关医技辅助检查手段诊断为胸痹血瘀证，则治疗上中医以宽胸理气活血化瘀法为主，西医当扩管、抗栓、抗凝，甚至行心脏支架置入等治疗；如果判断是肺癌病导致的血瘀证，则以抗肿瘤为主，止痛为辅。同样的"证"及"症"，不同的"病"，其在选方用药及合并的西医治疗上天差地别。整体观念的核心是以人为本，将人体看作整体，五脏六腑为整体，机体所患疾病与其表现的症状、四诊合参诊断的证型为一个整体，诊治时，四诊合参，不仅包括中医的望闻问切，也包括西医的各种病理检查、实验室检验、影像学检查等相关辅助检查结果，以获得完整的诊断

资料。对于中晚期肿瘤等复杂疾病，病、证、症的一致性对于在辨证的基础上辨病用药及辨证基础上整合中西医治疗手段十分必要。

兼顾脏腑关联性的辨病诊治

人体是一个有机整体，人体各脏腑之间存在密切的联系，五脏相生相克维持着机体的平衡状态，一脏有病则他脏亦受影响，通过脏腑间的相互关联可判断病情及预后情况，中医的五脏相关理论和西医学研究进展都证实了这一点。以肝脏为例，肝脏与人体各脏腑关系紧密，其中与脾肾关系最为密切。《金匮要略》云："夫治未病者，见肝之病，知肝传脾，当先实脾。"中医认为脾胃是最重要的消化吸收系统，西医学也认为肝脏属于消化器官。肝病患者容易出现纳呆、疲倦乏力、消瘦等症，是为肝病犯脾之证。在肝癌的初期，最常伴有脾胃气虚的表现，治疗上尤其要注重顾护脾胃中焦，不仅要疏肝，更要健脾，同时还要注意避免使用损伤脾胃的治疗手段或药物。胃气受损则影响生机"有胃气则生，无胃气则死"，脾胃受纳、腐熟、运化水谷精微，充养神形，是后天之本、运化之源，是预后判断的重要指标。此阶段治疗上可积极抗肿瘤，如有机会，应尽可能争取手术切除或微创等治疗损毁病灶的机会，以改善预后，获得根治性治疗。肝癌的肝郁脾虚证可能与胃炎的肝郁脾虚证在症状表现上一致，但在辨病层面上的治疗则完全不同。

《素问·阴阳应象大论》曰"肾生骨髓，髓生肝"，中医认为肝肾同源，肝与肾是一对密不可分的脏器。肝癌的终末期常见水肿、少尿、面色黧黑、肌肤甲错，甚至肝性脑病等神乱症状，是肝肾俱损、精血亏虚的表现，预后极差，与中医"穷必及肾"理论一致。治疗上则以姑息治疗为主，通过填肾益精、补肝益阴及对症支持治疗，改善生活质量，减轻并发症，尽量延长生存时间。肝癌的肝肾阴虚证与肾衰竭的肝肾阴虚证也可表现出相同的症状，但治疗着手点并不相同。

权衡肿瘤病与非肿瘤病的标本缓急

肿瘤在出现症状前有一个漫长的发生发展的过程，临床发现时常常已是中晚期，其多表现为全身性的症状，临床常遇到罹患肿瘤的患者同时患有其他疾病，如心血管疾患或自身免疫性疾病等，使病情变得复杂，甚至出现治疗矛盾，治疗起来较为棘手。以肝癌伴有心脏疾患为例，如果急性心肌梗死发作，以心脏疾病为主，则行支架植入术等治疗为首要；如果评估肝癌可行根治性切除，且心脏功能可耐受手术，则以肝癌根治性切除为主。对于中晚期肝癌，既可能有肿瘤病灶巨大、生长迅速的局部病邪亢盛的问题，又可能有肿瘤压迫局部导致黄疸、门静脉高压、消化道出血等危急情形，也可能伴有肝功能失常、全身多脏器功能损伤等正气衰竭的问题，还可能伴有其他重要脏器的非肿瘤性严重疾患，很难将所有的问题一起解决，且当疾病发病急、变化快时，最佳治疗时机稍纵即逝，因此辨别标本缓急尤其重要。"标本缓急"的理念在治疗目标的选择上，其本质是抓住主要矛盾或矛盾的主要方面，要求医师根据病情变化个体化地判断现阶段的标本缓急，及时判断出当前疾病发展过程中的主要矛盾，以采取适当的治疗措施干预，并适当兼顾次要矛盾。对于中晚期肝癌，在进行诊治时除了考虑肿瘤的大小及其生物学行为等因素以外，还要考虑肝功能及肝储备情况，除了肝癌并发的消化道出血、营养不良、肝性脑病及感染等因素外，还有肝炎病毒感染及非肿瘤性疾病等多种疾患需要统筹兼顾。因此应当通过整体观念，基于病 – 证 – 症三个层次及不同因素对生存时间、生活质量的影响，"以人为本"，从而确立标本缓急。

(2) 基于"扶正祛邪"的中西医结合之路

正邪的定位与定性

"有胃气则生，无胃气则死"，"得神者昌，失神者亡"，"正邪决定疾病转归"是中医判断疾病预后的重要原则，本质上"胃气""神"均属于"正"的范畴。中医学理论认为正邪决定疾病的发生发展与转归。中晚期肝癌的演变过程就是阴平阳秘状态被打破后的正邪交争。"正"可泛指脏腑功能（结构）及功能储备，以及机体五脏六腑相互关联的防病抗病与损伤修复能力；"邪"指损害机体结构和功能的肝癌病灶的大小与部位，以及肿瘤损害机体免疫和胃肠功能等的生物学行为，也包括肿瘤伴随的感染等一切损害机体的因素。中医学将肿瘤的病邪概括为气滞、血瘀、痰凝、毒聚。借助西医学对邪的内涵的再认识，肿瘤是内生之邪，其对人体正常器官、组织进行直接破坏，或者对其产生压迫，从而引起正常脏器组织减少导致的脏器功能减退等是其伤害机体的主要手段；同时由于肝肿瘤代谢活跃导致营养消耗，肿瘤组织分泌的生物活性物质对机体的免疫抑制，以及肿瘤伴随的炎症感染等是其伤害机体的次要手段。

运用八纲辨证中的阴、阳、寒、热、虚、实辨证，对邪实进行定性，以阴阳为总纲，从而判断疾病转归，确定治疗原则；定位，是用脏腑辨证和八纲辨证中的表里辨证区分邪实所在脏腑及对脏腑的损伤程度；对于病势复杂者，还可以借助其他方法，如六经、三焦、气血、阴阳、经络等辨证方法来补充认识。既往对于邪正的消长判断没有客观可量化评估的数据支持，从《中药新药临床研究指导原则（试行）》等开始，有了中医对于脾气虚证、血虚证、肝郁证等的分级量化研究报道。现代肿瘤学中的体力状况、肝功能、肺功能、肿瘤TNM 分期及营养指标等，也是精细量化评估依据。如 Karnofsky 评分、肝功能 Child-Pugh 分级、采用影像手段评估正常肝体积及 ICG 方法评估肝功能储备等，都是定量评估正邪以制定诊疗策略的方法。针对肿瘤的病情评估，正邪的定量可与 TNM 分期、PS 评分、实验室检查及影像检查等相互补充。

中医学注重"正"，西医学着眼于"邪"。西医学对"邪实"的定位较直接，基于对人体解剖学和影像学的认识，以及实验室等相关辅助检查，并随着分子诊断技术的发展，可具体定位到细胞及基因表达水平。结合中医脏腑理论和解剖学，中西医在扶正与祛邪方面可各自发挥所长，以缩短病程、提高疗效。

扶正与祛邪的中西医结合策略

祛邪治疗可以减轻癌毒对人体正气的损耗，改善预后，达到根治性治疗的目的。祛邪理念可以指导中西医治疗手段的综合运用，西医的手术切除、介入、局部消融、化疗等是针对肿瘤及其并发症的有效手段，作为祛邪的治疗手段通过消减肿瘤病灶达到减轻肿瘤负荷，改变肿瘤病灶局部压迫、阻塞等引起的疼痛、出血、黄疸、恶病质等症状，补充中医的祛湿化痰散结、活血祛瘀、以毒攻毒等祛邪治疗手段和治疗力度的不足，"寓守于攻"，减轻患者症状并为扶正提供条件。

扶正治疗可以改善人体整体状况，亦可改善预后，"正盛则邪退"。肿瘤是全身性疾病，西医学注重局部，中医学则强调整体。治疗中晚期肿瘤应该统筹祛邪和扶正两个方面，兼顾攻和守。祛邪能够抑制肿瘤病灶的生长，但也有可能让机体受到一定的创伤，扶正能够改善人的整体状况，但是也有可能纵容，甚至促进肿瘤病灶的生长。而祛邪有助于扶正，扶正也有助于祛邪，只强调扶正或者祛邪都是片面的，应该以改善肿瘤患者预后为目标，将扶正、祛邪或扶正与祛邪兼顾有机结合制定最有利于患者的中西医结合治疗方案。

姑息治疗亦有道

中西医整合是从理念与理论（道）到治疗技术与手段（术）的全方位整合。目前的医学技术对大部分肿瘤都无法进行根治，晚期肿瘤的治疗策略即是姑息治疗，姑息治疗不是被动消极的，而应积极主动地运用现有医疗手段尽可能延长带瘤生存期，统筹了扶正与祛邪的各种手段的运用。西医学自2004年在RECIST标准基础上增加生存质量与生存时间指标，从单纯评估肿瘤变化，到注重人的生存质量与生存时间指标，这与中医"以人为本"的理念也是一致的。有效的带瘤生存目标达成有赖于扶正与祛邪手段的有效性与针对性，因此并不能因"带瘤生存"原则而忽视"治瘤"（祛邪），肿瘤进展多是因为肿瘤浸润性生长及转移损伤机体结构和功能，耗伤正气，所以扶正和祛邪需要兼顾。《肿瘤中医诊疗指南》中也提出了"扶正祛邪"的指导原则。在恶性肿瘤治疗的全程，扶正与祛邪都是动态变化、实时评估的，是积极有效的诊疗思维的体现。

3.中西医疗效评估互参

中医学的"道"指导中西医结合的"术"是一种更为积极有效的治疗手段，将中医学的优势与西医学的优势结合互补，是对西医学局限性的弥补，一切治疗模式的优劣均需要以疗效和预后来评估。中医学预后理念基于整体观念，以脏腑辨证、八纲辨证、六经辨证等对正邪的消长变化进行实时性的评估，注重患者四诊资料、胃气、神等主客观症状体征动态变化，综合评估病情及判断预后；西医学的疗效及预后标准则是注重患者的客观临床指标。中西医结合疗效评估标准互参，可弥补单纯西医治疗对患者的主观感受重视不够及评估的动态性、及时性不足的缺点，为制定个体化、动态调整的扶正祛邪方案提供依据，从而提高医疗质量。

4. 展望

中医学"道"指导下的扶正祛邪治疗手段可与基于临床指南的规范治疗相互补充，避免见瘤治瘤及过度治疗，对整合中西医具体治疗手段的综合运用有很好的指导意义。例如，从仅考虑肝癌 TNM 分期到加入肝功能分级的中国分期，从加入 PS 评分的巴塞罗那分期到 2017 中国肝癌指南结合 PS 评分、肝肿瘤的大小及浸润部位、肝功能等综合评估正邪来制定治疗策略，正是与中医整体理念殊途同归的。在中西医结合的思维模式指导下，将来会有更为精细的疗效评估标准指导临床，在中医学"道"的指导下，中西医结合治疗的道路将越来越光明。

（贺凡 王雄文）

参考文献

［1］周岱翰. 论《伤寒杂病论》奠定中医肿瘤临床基础与经方运用［J］.新中医，2016，48（1）：1-3.

［2］邓铁涛.略论五脏相关取代五行学说［J］.广州中医学院学报，1988（2）：65-68.

［3］曾水成，吴水玲.肝癌的中医诊治再思考［J］.中医研究，1997，10（6）：5-7.

［4］陈时雄.阴黄辨治探析［J］.光明中医，2002，17（2）：19.

［5］储真真，陈立宏，冯久桓，等. 中医药治疗原发性肝癌研究进展［J］.中医学报，2013，28（10）：1446-1448.

［6］中华中医药学会.肿瘤中医诊疗指南［M］.北京：中国中医药出版社，2008.

十二、恶性肿瘤的辨证论治

1. 辨证的要义

（1）"阴平阳秘"与健康

"阴平阳秘"的学术源流与定义

辨证论治是中医学认识疾病和处理疾病的基本原则，具体可分为辨证和论治两部分。论治是指在辨证得出病因、病性、病位、病势的诊断结果基础上，进一步确立治疗方法的过程。因此，辨证在前，其要义首先是界定何为一个"健康"的人，以此作为参考系，才能辨别一个处于疾病状态的人。

追溯古人关于"健康"的定义，可以发现他们首先是从自然万物的和谐状态开始认识的，西周时期的《周易》中记载有"泰"卦（☷☰），卦辞曰"小往大来，吉亨"，意指吉祥、顺利，《象》曰"则是天地交，而万物通也"，意指天地交通而万物形成的征象。及至《老子》曰"万物负阴而抱阳，冲气以为和"，进一步指出这是一种阴阳相交、一团和气的状态。随后在《墨子·辞过》中则明确提出了"阴阳之和"的概念："凡回于天地之间，包于四海之内，天壤之情，阴阳之和，莫不有也，虽至圣不能更也。"而真正将"阴阳之和"用于解释人体健康状态的，当始于《素问·生气通天论》中所述："凡阴阳之要，阳密乃固，两者不和，若春无秋，若冬无夏。因而和之，是谓圣度。故阳强不能密，阴气乃绝。阴平阳秘，精神乃治；阴阳离决，精气乃绝。"文中包含了从生理到病理的三种不同状态，即代表健康的"阴平阳秘"，代表疾病的"阴阳失和"，代表死亡的"阴阳离决"。

大道至简，古人仅用"阴平阳秘"四个字就把人的健康状态给概括起来，由此也给后世带来了巨大的解释空间。王冰将其解释为"阴气和平，阳气闭密"，但仍未尽阐其中之义，及见张志聪谓"平，足也"，"气生于精，故先天癸至而后肾气平。肾气足，故真牙生"，始觉豁然开朗，"阴平"乃"阴精充足"也，是故"阳化气，阴成形"，形不可不足与过胜，形不足时气无所赖，"形有余则气不足"，故需"阴平"。"阳秘"之"秘"可解为"闭密，固守"，其含义是阳气具有巨大的潜能却藏而不露，与人体之活动需求相匹配，不在安静时表现太过，不在剧烈活动时显现不足。这是一种阴阳关系的最佳状态，而不是单纯的量的平衡，正如《周易》中的"泰"卦（☷☰）与"否"卦（☰☷），两者的量相等但质不同。

除了字面的解释，《黄帝内经》中多处对"平人"的描述具体阐释了何为"阴平阳秘"状态。《素问·平人气象论》通篇讲述了何为平人之脉，在至数方面。"人一呼脉再动，一吸脉亦再动，呼吸定息，脉五动，闰以太息，命曰平人。平人者不病也"，其余则强调脉中需有胃气，"平人之常气禀于胃，胃者平人之常气也，人无胃气曰逆，逆者死"，以及顺应四时的重要性，"脉有逆从四时，未有脏形。春夏而脉瘦，秋冬而脉浮大，命曰逆四时也。"《灵枢·终始》亦云，"所谓平人者不病，不病者，脉口人迎应四时也，上下相应而俱往来也，六经之脉不结动也，本末之寒温之相守司也"，并提出了气血的充盈程度需与形体相匹配的个体化标准，即"形肉血气必相称也，是谓平人"。《素问·调经论》指出不仅是寸口脉，三部九候的脉象都需要满足以上的要求："夫阴与阳皆有俞会，阳注于阴，阴满之外，阴阳匀平，以充其形，九候若一，命曰平人。"因此，通过四诊的手段获得患者的信息，与四时对应的常色、常声、常脉等比较，就可知道患者是否处于"阴平阳秘"的状态，这也是"天人合一"思想在辨证方面的体现。

"阴平阳秘"与"稳态"

纵观西方医学的发展史，法国生理学家贝尔纳（Bernard，1857）在前人对人体体温恒定现象观察结果的基础上，提出了"内环境"概念并指出所有的生命机制都只为了保持内环境中生命条件的恒定，为稳态概念奠定了基础。随后，美国生理学家坎农（Cannon，1926）首先提出了"Homeostasis"（中文翻译为"稳态"）一词，并进行了解释："这个词不表示某种固定不变的事物，不表示一种停滞状态。它表示这样一种情况——一种可变的而又保持相对恒定的情况。"随着控制论的发展，美国科学家维纳（Wiener，1948）将"负反馈"概念引入了对稳态的研究，揭示了维持稳态的主要机制，而部分生理情况下的"正反馈"控制也是维持整个机体稳态的重要组成部分，如凝血过程、排尿过程等，可使全身的血容量、水、电解质维持稳态。时间生物学的发展，则将稳态的内涵进一步延伸，穆尔·埃德（Moore-Ede，1986）指出坎农提出的稳态属于"反应性稳态"（reaction homeostasis），是机体接受外环境的随机刺激后所发生的一系列校正调控；除此之外，还有一种"预言性稳态"（predictive homeostasis），这是人体在长期进化过程中，为适应外界周期性的变化，而做出的一系列预调控，典型的如皮质醇的分泌等内源性生物节律，而2017年的诺贝尔生理学或医学奖就授予了三位对控制昼夜节律的分子机制做出研究贡献的科学家。

至此，我们可以发现，稳态概念的发展有着逐渐向中医"阴平阳秘"状态靠拢的趋势，因此我们也可借此机会从现代科学的角度去认识"阴平阳秘"的内涵。可变的而又保持相对恒定的情况阐述了阴阳的恒动规律，因此"阴平阳秘"不是一个固定的点，而是一个范围。负反馈与正反馈的调控阐述了"阴阳自和"的规律，其中负反馈的调控是对阴阳之间相互转化的控制，正反馈的调控可看作是"重阴必阳、重阳必阴"的体现。"预言性稳态"则是顺应四时的体现，是对"天人相应"的肯定。

有鉴于此，国内学者祝世讷结合耗散结构理论，提出了"阴平阳秘是一种有序稳态"的观点，同时强调生命是非平衡与平衡的统一，用"阴阳平衡"解释"阴平阳秘"显得过于"简单化"。诚然，生命中包含了大量的平衡现象，如水平衡、电解质平衡、酸碱平衡、血糖平衡等，这里的"平衡"是指内环境的各种成分，通过机体的调控，使进出量基本相等，并最终维持在相对恒定的浓度水平。但这些平衡的背后也隐含着不平衡，如阴离子和阳离子的总电荷是相等的，但在生物膜的两侧分布是不平衡的，由此导致了不同环境中水、酸碱度的差异分布，成为膜电位、物质的有序转运、不同生化反应发生所需环境的物质基础，反之，如果所有物质都是自由扩散的，人体的许多生理功能将无法实施。另一方面，平衡态与有序稳态存在本质的区别，热力学平衡态是"熵极大定态"，是无序的，而后者是远离热力学平衡的"最小熵产生定态"，"阴藏精"的实质是"吃进负熵"，"阴平"是这一过程的最佳状态，"阳化气"的实质是"产生熵"，"阳秘"是这一过程的最佳状态，当中存在着物质、能量、信息、熵的流动，最终使熵的产生最小化。除此之外，人体在活动与静息状态时对能量的需求是不一样的，因此身体功能是有一定储备的，即"阳秘"的状态，单纯拥有静息时的"平衡"，而无法满足活动的需求，并不可称为"健康"。因此，"阴阳平衡"并不能代替"阴平阳秘"来解释人体的"健康"状态。

(2)"非阴平阳秘"与疾病

由于中医的"健康人"是处于"阴平阳秘"状态下的"平人"，故有疾病之人定可归属于某种"非阴平阳秘"状态，而这种状态可称为"证"。虽然早在《伤寒论》中就有"辨某某病脉证并治"，"观其脉证，知犯何逆，随证治之"等记载，但直到20世纪50年代才由秦伯未、任应秋、孙世荃等医家明确提出"辨证论治"这一基本特点。秦伯未认为"证"是证据、现象，辨证即根据四诊获得的临床信息，得出病所、病因、病态的结果，并据此来"论治"。任应秋认为"辨证"是根据患者的症状、病因、治疗经过等情况，运用中医基础理论，进行综合分析，最后得出属于什么性质的"证候"的诊断。孙世荃认为"证"反映了机体在病理状态下不同的机体反应性的特征，治疗是从整体出发，以纠正机体反应性状态的偏颇为目的，与单纯消除症状和体征为目的的"对症治疗"存在明显差异。综上所述，"证"既指症状、证据，也指诊断的结论，其结论又称作"证候"或"病机"，它的本质是机体对病因做出反应时所处的状态。

同时，辨证与论治是紧密联系的，为了清晰描述机体是处于何种"非阴平阳秘"状态，诊断结论中需包括对病因、病性、病位、病势的描述，而从"证据"到"诊断结论"所使用的分析工具则是各种辨证体系。针对"病因"，由于古人在微观领域研究的局限性，以陈无择的"三因学说"为代表，只能大致地分为外因、内因、不内外因，外因再进行细分，最后也只能到六淫，无法像西医学那样确定到某种精确的致病菌，且同样的病因在不同的机体所引起的反应不同，因此中医并不直接针对病因进行治疗，但"审证求因"的过程有助于我们进行"辨病"，先"辨病"有助于我们对疾病的整个发展演变过程与预后做到心中有数，并有助于进一步选择合适的辨证体系。病性是指"阴阳、寒热、虚实"等，病位是指"表里、上下、脏腑、经络"等，病势则需综合病因、病性、病位进行判断。一般而言，表邪入里为逆，里邪出表为顺，由寒转热为顺，热证转寒为逆，在六经辨证中，由三阳转三阴为逆，反之为顺，在卫气营血辨证中，由卫分到血分为逆，反之为顺，在三焦辨证中，由上焦到下焦为逆，反之为顺，本质上反映的是邪正盛衰的关系。

站在西医学的角度，与中医基础理论中提出的三大基本病机进行互参，疾病可看作人体的稳态被打破，其原因既可源于外部环境的刺激与变化过于强烈，大大超过可调节的范围，如烈性传染病，也就是中医所说的"邪"，也可源于机体维持内环境稳态的功能失常，在不受外界刺激或仅仅是轻度的刺激时，内环境稳态就已受到破坏，如自身免疫功能的亢进或低下，这是中医所说的"阴阳失调、精气血津液的失常"，在很多情况下二者相互促进并导致恶性循环，如免疫缺陷者合并感染等。在诊断分析方面，中西医各有所长，对于单因素导致的疾病，西医学的优势是基于还原论所发展的检测手段，可明确找到致病的某一微生物或某一驱动基因，但对人体接触病因后所产生的相互作用，仍无法阐释清楚；与此相反，中医对病因的描述是不精确的，却能描述出机体的反应状态，故对多因素导致的疾病进行分析时优势更明显。

(3) "阴平阳秘"的恢复

辨证论治中的治疗，最终是为了使机体恢复"阴平阳秘"的状态，治疗的原则与儒家"致中和"的思想有着密切的联系。《中庸》曰："中也者，天下之大本也；和也者，天下之达道也。致中和，天地位焉，万物育焉。""中庸"即"用中"，"和"是"用中"后达到的一种最佳状态，亦即"阴平阳秘"的状态。诚然，"和"除了是目的，也可作为方法，但"和法"的定义存在模糊之处。从广义的角度理解，"和"乃"解而使之和也"，《伤寒论》第250条言"与小承气汤，和之愈"，第387条言"宜桂枝汤小和之"，可知此处之"和"非专指某一种治法，张景岳解释道："和方之制，和其不和者也。凡病兼虚者，补而和之。兼滞者，行而和之。兼寒者，温而和之。兼热者，凉而和之，和之为义广矣。"故"和法"可视为治法之主旨。从狭义的角度理解，"和"乃"调和、和解"，包括以小柴胡汤为代表的和解少阳，以蒿芩清胆汤为代表的调和胆胃，以半夏泻心汤为代表的调和肠胃等，涉及的方剂类型众多，其共同的特点是寒热同调、补泻兼施，这与"中"的思想是不谋而合的。

　　《中庸》强调在治国时要"执其两端，用其中于民"，这明显区别于法家的"用强"思想。孙思邈言"古之善为医者，上医医国，中医医人，下医医病"，故治病同治国之理，"执两用中"意即不可太过与不及，必须"允执厥中"，符合中正之道。再考狭义之"和法"，其治乃寒热错杂、虚实夹杂之证，单用清热则加重寒象，单独祛邪则更伤正气，故清热不可太过，散寒不可不及，祛邪不可太过，补虚不可不及。《素问·至真要大论》谓"谨察阴阳所在而调之，以平为期"，张景岳谓"所谓调者，调其不调之谓也"，皆强调首先要仔细观察所有阴阳失调之处，如此才可能做到"无盛盛，无虚虚"，"无致邪，无失正"。除此之外，还要把握治疗的"度"，点到即止，即《素问·五常政大论》所言"大毒治病，十去其六；常毒治病，十去其七；小毒治病，十去其八；无毒治病，十去其九。谷肉果菜，食养尽之。无使过之，伤其正也"，这是因为人体本身有"阴阳自和"的能力和趋势，通过阴阳之间的对立制约、互根互用、消长转化及五行的相生相克、制化胜复机制，人体可在一定范围内"自愈"，故《伤寒论》第58条言："凡病，若发汗，若吐，若下，若亡血，亡津液。阴阳自和者，必自愈。""十去其十"的治法不利于人体自愈能力的发挥，假若病"不尽"，宁可"行复如法"，也不应为求一网打尽而峻攻猛补。而在病因不明、诊断不清的情况下，依靠人体自愈却是比误治更可取的方式，故又有"有病不治，常得中医"一说，但这并不等同于消极等待，《伤寒来苏集》就提道："其人亡血、亡津液，阴阳安能自和？欲其阴阳自和，必先调其阴阳之所自。阴自亡血，阳自亡津，益血生津，阴阳自和矣。要知不益津液，小便必不得利；不益血生津，阴阳必不自和。"这提示我们要为机体的自稳调节积极创造条件。

　　中医学以"和"为目标，以"中"为方法的治疗理念，与西医学是存在差异的。西医学恃于对病因的深入研究，治疗的核心是"以箭射靶"般的对因治疗，近来受人瞩目的"精准治疗"在西医学中的理解也是找到精确的治疗靶点。中医学囿于其对病因分析的模糊性，进而发展出独特的以推动机体自愈为核心的"顺势疗法"，正如《灵枢·师传》所言："夫治民与自治，治彼与治此，治小与治大，治国与治家，未有逆而能治之也，夫惟顺而已矣。"顺势疗法顺的是人体正气抗邪的趋势，《素问·阴阳应象大论》有"其高者，因而越之；其下者，引而竭之；中满者，泻之于内。其有邪者，渍形以为汗；其在皮者，汗而发之"，《伤寒论》中亦有针对太阳病、少阳病、阳明病及其合病、并病明确指出汗、吐、下的宜忌，《温热论》中则有"在卫汗之可也，到气才宜清气，乍入营血，犹可透热转气分而解"，皆是根据不同的病位所确定的相应治法。除此之外，我们还需注意到它是逆病邪的病性而治的，即《素问·至真要大论》言："治诸胜复，寒者热之，热者寒之，温者清之，清者温之，散者收之，抑者散之，燥者润之，急者缓之，坚者软之，脆者坚之，衰者补之，强者泻之，各安其气，必清必静，则病气衰去，归其所宗，此治之大体也。"因此，顺势疗法是扶正与祛邪的统一，涉及对人体正气的调动，而不单纯是有热清热、有水利水，故有医家提出"气虚者宜参，则人之气易生，而人参非即气也；阴虚者宜地，服地则人之阴易生，而熟地非即阴也。善调理者，不过用药得宜，能助人生生之气"，而针刺必先"得气"而后行手法，导引必先"入静"为机，皆是为了与人体"阴阳自和"的机制进行联动，通过物质、能量、信息的输入来调控机体的自稳调节功能。

2. 肿瘤的辨证论治

（1）病、证、症结合

自 20 世纪 50 年代"辨证论治"被提出之后，曾掀起一股"证"的研究热，"辨证论治"也被教科书列为中医学理论体系的两大特点之一。诚然，"辨证论治"是中医区别于西医的鲜明特点，但过分强调"辨证"则造成了对"辨病、辨症"的忽视，如肝炎所导致的肝郁脾虚证与肝细胞癌导致的肝郁脾虚证，显然不能简单地进行异病同治。

肿瘤"辨病论治"的内涵主要包括以下两点：①肿瘤与一般良性病变的显

著区别是毒邪作为病因贯穿全程，正如华佗《中藏经》所言："夫痈疽疮肿之所作也，皆五脏六腑畜毒不流则生矣，非独荣卫壅塞而发者也。"而毒邪具有依附性、从化性、广泛性、选择性、易交结为患、易滞损脏腑阴阳之气的特点，这就决定了肿瘤难以被彻底清除、病程长、缠绵难愈的特性。李中梓在《医宗必读》中就提出了"积聚"病的总体治则："正气与邪气，势不两立，若低昂然，一胜则一负，邪气日昌，正气日削，不攻去之，丧亡从及矣。然攻之太急，正气转伤，初、中、末之法不可不讲也。初者，病邪初起，正气尚强，邪气尚浅，则任受攻；中者，受病渐久，邪气较深，正气较弱，任受且攻且补；末者，病魔经久，邪气侵凌，正气消残，则任受补。盖积之为义，日积月累，匪伊朝夕，所以去之，亦当有渐。太亟则伤正气，正气伤则不能运化，而邪反固矣。"因此，肿瘤的治疗当缓而图之，切忌峻猛攻下，否则徒伤正气，并且要随着肿瘤的发展来调整扶正与祛邪的"度"，在辨明肿瘤"病"的发生发展规律的基础上，再辨证使用清热解毒、温阳解毒、以毒攻毒等药物。②可结合西医学的病理学与现代药理的研究成果，选用相应的抗癌中草药，如肺癌常用半枝莲、石上柏、铁树叶、山豆根、壁虎、紫草、泽漆、藤梨根、山葡萄等，肝癌常用三棱、莪术、龙葵、预知子、白花蛇舌草、斑蝥、黄药子等，肠癌常用大黄、苦参、土茯苓、白毛藤、败酱草、大血藤、薏苡仁等。另有医家根据临床观察与个人经验，进一步根据组织病理学来选用药物，如治疗肺腺癌多选龙葵、菝葜、山慈菇、浙贝母，治疗肺鳞癌多选紫草、半枝莲、山豆根等，这在肿瘤早期，患者无明显症状时，的确可作为一种辅助用药的依据。但同时我们也需注意，每个病种都有数十种相应的抗癌中草药，单纯以相似的抗癌作用进行药物堆砌并不能起到协同作用，且临床观察发现，中草药抑制癌细胞生长的作用难以与细胞毒药物相比拟。因此，我们认为抗癌中草药所发挥的抗癌作用并不依赖于药物本身对癌细胞的杀伤，而与当今的PD-1、细胞毒性T淋巴细胞相关抗原（CTLA-4）等免疫治疗药物更相似，是通过改变炎症与免疫微环境来发挥作用，虽然起效慢，但效果持久。从中医角度来分析，它是通过调动人体的正气来抗癌，故最终还是需要辨证用药。

　　肿瘤的"辨症论治"并不是简单的"头痛医头，脚痛医脚"的对症处理，首先要区分患者的主症与次症。如肺癌患者，主症可能是咳嗽、胸痛、气促、发热，针对不同的主症，需根据患者的证候进一步立法选方，如咳嗽属脾虚痰湿者当健脾化痰，处以六君子汤加减，属痰热郁肺者当清热化痰，处以清金化痰汤等，最终仍需落实到"辨证论治"。而针对患者的次症，如肺癌患者在主症的基础上，伴随有失眠、纳呆、便秘或便溏等，可增减一至两味药物以收全效。除此之外，西医学的诸多实验室检查结果，也是广义"症"的一种，患者的肿瘤相关抗原指标、降钙素原主要反映"邪"的盛衰，血红蛋白、白蛋白、血小板、凝血酶原时间主要反映"正"的情况，白细胞数、中性粒细胞百分比则是"正邪交争"的综合反映，而对检查结果的解读过程也属于辨主次症的过程。

综上所述，肿瘤的治疗需要病、证、症相结合，不可偏废，三者的关系可归纳为：医生根据患者的"症"确定所患的"主病"与"合并病"，然后在"病"的发生发展规律指导下再进行"辨证"。

（2）辨标本缓急

肿瘤患者的病情错综复杂，常常存在多脏腑病与肌表经络病、新病与旧病并存的情况，此时应当辨清当前阶段的主要与次要矛盾，分先后而治之。《金匮要略·脏腑经络先后病脉证第一》曰："夫病痼疾，加以卒病，当先治其卒病，后乃治其痼疾也。"对于肿瘤患者而言，肿瘤本身属于"痼疾"，"卒病"可以是外感或各种急性并发症。"问曰：病有急当救里、救表者，何谓也？师曰：病，医下之，续得下利清谷不止，身体疼痛者，急当救里，后身体疼痛，清便自调者，急当救表也。"肿瘤患者中常有术后、化疗后下利不止达数十次者，若此时患者合并外感发热身疼痛，应当先救其里，而不应妄用发表或解热镇痛药，否则容易导致脱证的发生。广而论之，肿瘤患者中"里虚"明显者，当先强调扶正以救里，慎用一切的"祛邪"手段。

结合西医学分析，肿瘤患者的"症"包括肿瘤原发部位引起的局部症状、转移病灶引起的症状、肿瘤产物引起的副肿瘤综合征、并发症引起的症状、基础疾病引起的症状等，且同一个"症"可能由多种原因导致，如肺癌患者的呼吸困难，可能是由肺癌本身侵犯气道、慢性阻塞性肺病、阻塞性肺炎、其他部位的肺部感染、心力衰竭等同时引起的，而在不同阶段，引起症状加重的主要原因亦可不同，即主要与次要矛盾可以相互转化。根据"急则治标、缓则治本"的治疗原则，当先分清"缓急"。急者为病情不稳定，存在危重病症的情况，此时当积极对症处理。《素问·标本病传论》言"小大不利，治其标；小大利，治其本"，相当于西医学病名中的急性尿潴留、急性肠梗阻，就属于这种情况，其余常见的还有消化道出血、大咯血、急性心力衰竭、急性呼吸衰竭、疼痛等；而对于病情稳定，暂无危重病症者，又当根据其预期生存时间确定当前阶段的"本"。对于早期的患者，预期的生存时间较长，当"除瘤务尽"，以"治愈为本"；对于中期的患者，正邪交争，难分高下，应以"调整正邪平衡为本"；对于晚期的患者，邪盛正衰，预期的生存时间较短，应以"提高生活质量为本"，且需注意辨别此时影响患者生存质量的主要疾病究竟是肿瘤还是其他的基础疾病，以防本末倒置，加速患者的死亡。

（3）整体与局部并重

肿瘤的辨证论治中，经常会遇到的另一个问题，就是对整体与局部的辨证关系的处理。这里的整体指的是得了肿瘤的人的全身症状，局部指的是肿瘤部位的症状和体征。针对辨整体，我们建议以六经八纲脏腑辨证为主，气血津液辨证作为补充。针对辨局部，对于在体表的恶性肿瘤，我们可以根据局部的颜色、痛感、突陷、根盘情况、经络循行部位来辨阴证阳证；对于在体内的恶性肿瘤，我们可以利用西医学的影像检查手段，结合中医外科学的"护场"理论来辨识，若病灶范围较局限或存在包膜，提示正气较足，尚能将毒邪控制在一定范围，故在辨明手术指征的前提下，可行手术治疗以祛邪，若存在寡转移病灶，提示"护场"已受损，此时应根据转移的部位及患者的整体情况，谨慎做出治疗决策，若出现多发转移，则表明已失去"护场"，当时时固护正气。因此，不加判别地排斥手术治疗是不可取的，现代中医应将其视为治疗手段的一种，择其时而用之。

在分别辨清整体与局部的前提下，若两者皆辨属阳证，则可径用清热解毒之品，若两者皆辨属阴证，当须温阳解毒无疑。而临床上我们经常会碰到特殊的情况，如局部属阳而整体属阴，此时当以温阳为主而少佐清热解毒之药，反之则以清热为主而少佐辛温之品，防止凉遏而邪伏愈深。除此之外，我们还会碰到局部肿瘤负荷很重，但整体情况尚稳定者，这提示患者处于一种新的"稳态"，这虽然不是一种健康的稳态，却可能维持相当长的一段"带瘤生存"时间，因此我们应采用温和的疗法，过度积极的干预将适得其反而缩短患者的生存时间。对于肿瘤早期的患者，整体状况较好，大多无任何不适的症状，但容易使人掉以轻心，此时当以"除瘤务尽"为目标，条件允许者，应尽早安排手术治疗，切忌有恃无恐，怠误时机则追悔莫及。

（4）治未病思维的指导

《素问·四气调神大论》言："是故圣人不治已病治未病，不治已乱治未乱，此之谓也。夫病已成而后药之，乱已成而后治之，譬犹渴而穿井，斗而铸锥，不亦晚乎！"肿瘤的辨证论治同样需要治未病的思维作为指导，主要包含两大方面：一与疾病本身相关，二则与治疗手段相关。

与疾病本身相关的生克乘侮

对于肝癌患者，结合临床观察，我们发现可以利用五行之间"水生木"的相生关系，运用"滋水涵木"的治法，使用熟地黄、山茱萸、枸杞子、玄参、龟甲、女贞子、何首乌等药物滋养肾阴，可预防或减缓患者向肝肾阴虚的终末期发展的趋势。利用五行之间"金克木"的相克关系，适当加上苦杏仁、法半夏、旋覆花、代赭石等降肺气之品，可以防止肝气升发太过。根据五行之间"木乘土"的相乘关系，参照《金匮要略·脏腑经络先后病脉证第一》所言："夫治未病者，见肝之病，知肝传脾，当先实脾，四季脾旺不受邪，即勿补之。中工不晓相传，见肝之病，不解实脾，惟治肝也。"可知即使在疾病早期，未出现明显的脾虚之象，亦可在方中加入党参、白术、山药等健脾益气之品以实脾。根据"木侮金"的相侮关系，就可明白许多肝癌患者的咳嗽可能与"肝火犯肺"相关，故黛蛤散、柴胡、黄芩等清肝泻火之品可起到预防作用。

对于肺癌患者，结合临床观察，我们发现可以利用五行之间"土生金"的相生关系，运用"培土生金"的治法，使用党参、白术、山药、黄芪等药物健脾益气，可减轻患者肺气虚的症状。利用五行之间"火克金"的相克关系，针对体质偏虚寒的患者，适当加上桂枝、薤白、石菖蒲等温通心阳之品，可温化寒饮，促进肺宣发肃降功能的恢复。

另《素问·平人气象论》有言"人无胃气曰逆，逆者死"，《临证指南医案·不食》也强调"有胃气则生，无胃气则死，此百病之大纲也"，故非独肝癌、肺癌，所有肿瘤患者都可以健脾为治疗之本。

与治疗手段相关的毒副作用

西医学针对肿瘤的治疗手段众多，每种手段在毁损瘤体的同时，也带来了相应的毒副作用，不少患者由于出现了 4 级的毒性反应而被迫提前终止治疗，因此减轻毒副反应的发生可提高患者治疗的完成度，最终可提高疗效。根据我们的临床观察，放疗属热毒之邪容易伤阴，典型如鼻咽癌接受放疗的患者，若在放疗的同时配合滋阴清热药物内服，可明显减轻患者鼻干、咽干、口干的症状。当然，尚有少部分阳不化津而津不上承者，并不适合滋阴清热之药品，此又当细辨患者的体质，整体与局部相结合。化疗容易伤脾之气，化疗过程中根据患者的体质重用党参、生晒参、红参、西洋参、白术、黄芪等健脾益气之品，可减轻患者纳呆、腹胀、腹泻等副反应。氩氦冷冻治疗属寒邪，治疗后及时予桂枝、细辛、薤白等温通之品，可减轻疼痛、恶寒、心动过缓等副反应。手术治疗对人体的正气是一个巨大的打击，故围手术期当慎用攻邪之品，应以益气养血之品为主，如此可缩短患者术后恢复所需的时间。

（卢桑 王雄文）

参考文献

［1］孙广仁.中医基础理论［M］.北京：中国中医药出版社，2007：18，255.

［2］何德荫.《内经》释疑二则［J］.实用中医药杂志，1996（5）：38.

［3］胡连玺.话"阴平阳秘"［J］.中医药研究，1990（2）：15.

［4］祝世讷.阴平阳秘不等于阴阳平衡［J］.山东中医学院学报，1989（5）：2-6，73.

［5］坎农.躯体的智慧［M］.北京：商务印书馆，1982：8.

［6］秦伯未.中医"辨证论治"概说［J］.江苏中医，1957（1）：2-6.

［7］任应秋.谈谈中医的"辨证论治"［J］.陕西医学杂志，1976（1）：55-59.

［8］孙世荃.辨证论治和机体反应性问题［J］.中医杂志，1962（1）：2-5.

［9］王新陆，田思胜.儒家"致中和"思想与中医稳态理论［J］.中国中医基础医学杂

志，1999（9）：50-52.

［10］杨思澍．"和法"质疑［J］.中医杂志，1985（2）：78-79.

［11］成都中医学院方剂教研组.中医治法与方剂［M］.北京：人民卫生出版社，1982：12.

［12］黄成惠.中庸之道的现代方法论意义［J］.江苏社会科学，2001（5）：184-186.

［13］李冠仙.知医必辨［M］.南京：江苏科学技术出版社，1984：43.

［14］傅文录．"阴阳自和者必自愈"新解［J］.陕西中医函授，2000（3）：9.

［15］张玉清．"阴阳自和"探析［J］.安徽中医学院学报，1991（3）：5-6.

［16］第五永长，李妮矫.论中医"毒"概念的演变及其阴阳属性［J］.中华中医药杂志，2010，25（5）：654-657.

［17］关秋红，武维屏.从病、证、症辨治肺癌探析［J］.中医杂志，2016，57（10）：884-886.

［18］贺凡，王雄文.论"治病求本"对肿瘤综合治疗的指导作用［J］.陕西中医，2016，37（6）：717-718.

十三、肿瘤治疗之要：从阴阳视角辨治肿瘤，毁其体、损其用

随着人类平均寿命的延长，恶性肿瘤的发病机制与治疗逐渐成为医学界研究的热点，中医药治疗作为综合治疗的一个组成部分，也越来越受到医生与患者的重视。与恶性肿瘤相关的疾病在中国古代文献中早有相关的记载，但受限于当时的技术手段，古人缺少了从微观方面对恶性肿瘤的观察与研究。因此，结合现代的研究成果，以"阴阳"的视角重新辨识恶性肿瘤，对我们临床上进行辨证论治有很大的帮助。目前的研究对恶性肿瘤病因病机的分析多未对恶性肿瘤作为病理产物和致病因素进行区分，在恶性肿瘤的辨证过程中，阴阳辨证则常常只被作为八纲辨证的组成部分分析，未能详细阐释其在各种辨证系统中的统领作用，故"阴阳"视角下的恶性肿瘤辨识尚有探索的空间，我们将阐述于下。

1. 阴阳学说

阴阳学说是中医学的核心基础理论之一，最早见于《周易·系辞》"阴阳之义配日月"。可以看出它本不专为中医学而设，而是认识自然界所有相互关联事物的思维方法，正如朱丹溪在《局方发挥》中所云："阴阳二字，固以对待而言，所指无定在，或言寒热，或言气血……"因此，"阴阳"可以用来辨识与恶性肿瘤相关的病因病机、辨证论治、转归与调摄等。而最早把阴阳学说吸纳进入中医体系当中的是《黄帝内经》，同时，阴阳学说也是《黄帝内经》的理论核心。用"阴阳"的视角分析事物的方法为"二分法"，即《类经·阴阳类》所谓："阴阳者，一分为二也。"而划分的标准则以《周易》所举的"日月"

进行类推，凡是运动的、外向的、上升的、弥散的、温热的、明亮的、兴奋的都属于阳；相对静止的、内守的、下降的、凝聚的、寒冷的、晦暗的、抑制的都属于阴。《内经》的一大贡献则是针对人体，为我们列举了生理与病理的阴阳属性划分，对后世医家产生了深远的影响。

2. 恶性肿瘤病因病机的阴阳辨识

在中医的病因学中，除了常见的外感六淫、七情内伤、疠气、饮食失宜等病因外，还有一类如痰饮、瘀血、结石等既是疾病过程中形成的病理产物，本身又是能破坏机体的阴阳平衡、加重原有疾病或引起新的病变发生的病因，恶性肿瘤则恰恰属此。西医学对恶性肿瘤的研究结果也支持这一观点，恶性肿瘤细胞原为自体正常细胞，在受到化学、物理和生物等外源性因素，还有机体的免疫状态、遗传素质、激素水平等内源性因素的相互作用下，转化为恶性细胞，转化后的细胞具有无限增殖、无序生长等新的特点。

（1）恶性肿瘤作为病理产物

产生恶性肿瘤这一病理产物的原因，目前在中医界是众说纷纭的，许多医家提出了自己独特的见解，如清浊相干说、耗散病机假说、络病论、燥湿相混论、阳虚寒凝论等。本肿瘤中心国医大师周岱翰教授认为，恶性肿瘤发生的病因，可分为内因、外因、不内外因三种，内因包括正气虚弱、情志失调；外因包括六淫之邪、环境污染；不内外因包括饮食失宜、年龄等，恶性肿瘤最终在人体正虚的状态下，由瘀、痰、毒结聚而成。由此可以认为，只要是能使正常运行的气血津液停聚而化为瘀、痰、毒的因素，都可能成为恶性肿瘤的病因。《素问·阴阳应象大论》中所言"阳化气，阴成形"并不是说阴邪促成肿瘤的发生，寒性收引、寒性凝滞固然可以使气血凝滞不行，然而热邪、燥邪灼伤津液，炼津为痰，也会使津液停聚，内伤七情所致的气机郁结，久则气滞血瘀，非独阴邪也。因此，"阴成形"的"阴"指的是相对静止，是气血津液的停聚，与此相对的"阳"指的是运动，核心的病机之一是阴阳失调，这里的阴阳并不指寒热，而是指动静的失常。根据西医学研究，恶性肿瘤的形成是多因素、多阶段、多步骤的复杂病理过程，是基因突变累积的结果，我们认为这是微观上对宏观的瘀、痰、毒的结聚的解答，也符合"阴成形"的分析。

（2）恶性肿瘤作为致病因素

当把恶性肿瘤作为致病因素来分析时，我们需要探究它的性质和致病特征。关于恶性肿瘤的阴阳属性，历来也是中医界的争论热点之一。我们前期的研究认为，恶性肿瘤的本体上有"阴"的属性，在病理变化上有"阳"的属性，总体呈现出"体阴而用阳"的特点。对此，我们可以结合"毒邪"的属性与致病特征来理解。《中藏经》曰："夫痈疽疮肿之所作也，皆五脏六腑畜毒不流则生矣，非独因荣卫壅塞而发者也。"若只有气血津液的聚集，没有"毒邪"的参与，则未定成恶性肿瘤，这是恶性肿瘤与其他良性病变的本质区别。恶性肿瘤（实体瘤）是有形之邪，与无形之邪相比，则归属于"阴"；其次，恶性肿瘤常深伏于体内，早期常难以被发现，而发现之后也难以被彻底清除，病程长、缠绵难愈，具有湿毒的特性；此外，恶性肿瘤会阻滞局部气血的运行，甚则产生疼痛，较一般良性病变更剧烈，属于"不通则痛"的范畴，符合瘀毒、痰毒、湿毒的致病特性；此三种皆属于"阴毒"，都与恶性肿瘤之瘤体本身直接相关，故属"体阴"无疑。恶性肿瘤具有向外扩张、四处走窜的趋势，与凝结、收引的病理变化相比，当属于"阳"；恶性肿瘤患者常出现发热，根据不同的肿瘤部位则出现咯血、便血、尿血、衄血等热毒壅盛、迫血妄行的表现；久病患者多形体消瘦、大肉尽脱，此乃火毒损耗真阴的表现。从微观分析，肿瘤细胞有侵袭转移的倾向，主要机制包括肿瘤细胞间的黏附力下降、细胞外基质被分泌的酶水解、肿瘤细胞的代谢产物可溶解小血管基膜、肿瘤细胞本身可作阿米巴运动等，这些生物学的行为都属"阳"；另外，肿瘤细胞可分泌促血管生成的因子，以满足其生长的需求，这属于"动血"的表现；肿瘤细胞增殖活跃，能量代谢旺盛，需消耗大量的营养物质，使机体的脂肪和蛋白质分解增加，患者出现恶病质，"火毒伤阴"由此而来。无论从宏观还是微观分析，其病理变化都与"阳毒"有关，故属"用阳"无疑。

恶性肿瘤致病的核心病机是正虚邪实、阴阳失调，因恶性肿瘤患者常常呈现虚实寒热的错杂，两大核心病机需要结合进行分析。从宏观分析，患者的邪实可表现为阴毒偏盛、阳毒偏盛或阴毒阳毒俱盛，正虚方面可表现为阴气偏衰、阳气偏衰或因阴阳互损导致的阴阳俱衰，以上正虚邪实的情况可相互搭配出现。这与普通良性病变不同，在阴虚则阳亢、阳虚则阴盛的单一病机基础上，又叠加了邪实的阴阳偏盛状态。如阴气偏衰和阴毒偏盛相结合，患者可能出现阴虚内热兼夹湿毒的情况，这样的患者需要祛湿解毒与养阴清热兼顾，辛温化湿药与甘寒益阴之药同用。如阴气偏衰和阳毒偏盛相结合，患者可能出现阴虚内热兼夹热毒的情况，单纯的滋阴清热往往无法奏效，需合用清热解毒之法。王三虎根据多年的临床观察，也发现不少患者存在寒热胶结的表现，患者症状出现遇热加重遇寒也加重，既喜冷饮也喜热饮，据此提出了"寒热胶结致癌论"，治疗上往往需寒热并用、辛开苦降。从微观而言，肿瘤异常增殖的原因是癌基因激活和抑癌基因失活，导致细胞正常的增殖与凋亡的平衡被打破，细胞周期失控，肿瘤血管的形成是促进和抑制肿瘤血管生成的因子之间平衡失调，使平衡向血管生成倾斜的结果，这也是阴阳之间失去平衡，即阴阳失调的表现。抑癌基因与抑制肿瘤血管生成的因子属阴，癌基因与促进肿瘤血管生成的因子属阳，故属阴虚阳亢。

3. 恶性肿瘤的阴阳辨证

恶性肿瘤的病机复杂，在辨证论治的过程中我们往往需要多种辨证体系相参，但无论使用何种辨证方法，当明辨阴阳，如此才能执简驭繁，如《素问·阴阳应象大论》所言"善诊者，察色按脉，先别阴阳"，以及《景岳全书·传忠录》所言"凡诊脉施治，必先审阴阳，乃为医道之纲领"都对此作出了强调。而辨证的手段，除了传统的望、闻、问、切四诊外，还需要借助CT、MRI、电子显微镜等现代技术手段，作为望诊的延伸。在辨证时，我们尚需注意局部与整体相结合，这里的局部特指肿瘤本身，整体特指人体自身的抗病反应。

（1）辨局部阴阳

针对辨局部，我们可以从恶性肿瘤的部位和局部症状进行综合分析。《疡科心得集》有言："盖以疡科之证，在上部者，俱属风温风热，风性上行故也；在下部者，俱属湿火湿热，水性下趋故也；在中部者，多属气郁火郁，以气火之俱发于中也。"据此，我们可认为在中上部者属阳，在下部者多属阴。局部症状主要针对的是体表的恶性肿瘤。《外科正宗·痈疽阳症歌》谓："纯阳初起必焮肿，更兼身热有微寒，顶如尖字高突起，肿似弯弓根有盘。"《外科正宗·痈疽阴症歌》谓："纯阴初起不知疮，粟米之形疙瘩僵。不红不肿不知痛，少热少焮少提防。"这提示我们，局部红肿、疼痛明显、顶尖高突、根盘紧束的属阳证，局部紫暗、不觉疼痛、平坦深陷、根盘散漫的属阴证。黄金昶认为，病变部位在六阴经者属阴证，在六阳经者属阳证，但在督脉之上则属阳虚，在任脉之上则属阴虚，考虑为元阴、元阳之不足所致，他还发现在肺癌患者中，病变靠近胸膜、病理类型属腺癌者多为阴证，而病变靠近纵隔和肺门、病理类型属鳞癌、小细胞癌者多属阳证。

（2）辨整体阴阳

针对辨整体，阴阳是八纲辨证的纲领，也是所有辨证体系的纲领，而进一步具体的辨证，当结合《伤寒杂病论》的六经辨证体系进行病性、病位的分析，即胡希恕老提出的六经八纲辨证思路，因为不论什么病，患病机体的反应在病位上都可以划分在表、里、半表半里，在病性上都可以归于阴阳、寒热、虚实之中，太阳、阳明、少阳分别对应表、里、半表半里的阳证，少阴、太阴、厥阴分别对应表、里、半表半里的阴证，恶性肿瘤亦不例外。许多人可能质疑，六经辨证只适宜辨"伤寒"病，而恶性肿瘤属杂病，故脏腑辨证更为恰当。但根据我们的临床观察，恶性肿瘤患者的病机复杂性不仅体现在肿瘤本身，常常还因为患者本身各种基础疾病的混杂而加大辨证的难度，而患者本身的正气不足也使机体易受各种外邪的频繁侵袭，造成外感内伤同聚一堂的困难局面。而六经辨证的应用范围，也一直受人误解，其实《伤寒论》本身就包含了大量杂病的内容，而《金匮要略》部分虽未直接以六经病的名字为各篇进行冠名，但关于六经辨证的条文也散见于各篇之中，并可根据六经的特点进行重新归纳。因此，对于外感内伤并见的恶性肿瘤患者，使用六经八纲进行辨证反而能使辨证过程简化，更能反映整体的病情。同时，我们还可以利用气血津液辨证进行补充，以阴阳辨之，病在气者属阳，其愈也速，病在血、津液者属阴，其愈则缓。

4. 阴阳辨证指导下的恶性肿瘤治则治法

根据恶性肿瘤阴阳失调的核心病机，总的治则当为调和阴阳，恢复机体阴平阳秘的平衡状态，其中既包括恶性肿瘤被彻底清除的"邪去正安"的状态，也包括正邪处于动态平衡的"带瘤生存"状态。调和阴阳的方法，当根据局部与整体的辨证结果，以损其有余、补其不足。在临床中，许多处于早期的恶性肿瘤患者，常无明显的临床症状，此时我们可根据局部阴阳辨证的结果及恶性肿瘤"体阴而用阳"的特点，采取合适的手段"损其体、毁其用"。目前的研究结果大多提示中药内服有诱导肿瘤细胞凋亡、抑制肿瘤血管生成、诱导肿瘤细胞分化、抗肿瘤侵袭转移的作用，但对于瘤体大小的改变不明显，故其疗效主要体现在"毁其用"的方面，可有效干预其病理变化。因此，我们可借助物理的手段如手术、放疗、射频消融、氩氦冷冻消融等"损其体"，之后再使用中药清除体内的余毒以防止复发。对于有全身症状的患者，应考虑整体的抗病反应会受到恶性肿瘤局部的影响，但也与患者的体质相关，同样的病邪，在素体阳盛的人中就容易从阳化热，表现为热证，在素体阳虚的人中就容易从阴化寒，表现为寒证，因此我们应以整体的阴阳辨证为主，兼顾局部的阴阳辨证结果，并注意患者的合病、并病情况。周蓓等认为肝癌当从少阳、厥阴作为本经论治，故阳证者选用小柴胡汤加减，阴证者选用乌梅丸加减，合并外感、腹水者多属太阳少阳合病，前者选柴胡桂枝汤加减，后者选小柴胡汤合五苓散加减，合并黄疸者属少阳、阳明、太阴合病，选小柴胡汤合茵陈蒿汤、栀子柏皮汤加减。以上各证治与我们临床所见亦相符。对于肠癌患者当从阳明、太阴作为本经论治，阳证者选用白头翁汤加减，阴证者选用理中丸加减；对于肺癌患者，亦从阳明、太阴论治，但主方相异，阳证者选用葶苈大枣泻肺汤、苇茎汤加减，阴证者选用理中丸加减。

5. 结语

从传统阴阳学说的视角出发，气血津液的停聚是导致恶性肿瘤这一病理产物形成的共同病因，而恶性肿瘤作为致病因素具有"体阴而用阳"的性质和致病特征，二者的共同病机是阴阳失调，但前者指的是动静失常，后者指的是寒热病证。恶性肿瘤的辨证需以阴阳辨证为纲领，注意辨局部肿瘤与人整体的抗病反应相结合，辨局部的阴阳可以从恶性肿瘤的部位和局部症状进行综合分析，辨整体的阴阳当以六经八纲辨证为主，配合气血津液的辨证。总的治则是调和阴阳，对于早期的患者可根据局部辨证的结果以"损其体、毁其用"，有全身症状的患者应以整体的辨证为主，兼顾局部的辨证，选择本经的主方，并根据患者合病、并病的情况进行合方。

（卢燊）

参考文献

［1］柴瑞震.阴阳学说是《黄帝内经》的基础理论核心［J］.中医药学刊，2005，23（8）：1384-1387.

［2］孙广仁.中医基础理论［M］.北京：中国中医药出版社，2007：34.

［3］万德森.临床肿瘤学［M］.北京：科学出版社，2010：25.

［4］胡凯文，卫月.恶性肿瘤的病因病机与防治策略［J］.中华中医药杂志，2011，26（8）：1683-1685.

［5］李忠，刘丹，刘杰，等.肿瘤中医"耗散病机假说"的建立和固摄法的提出［J］.南京中医药大学学报，2006，22（3）：140-142.

［6］贺用和.恶性肿瘤络病论［J］.北京中医药大学学报，2005，28（5）：75-77.

［7］王三虎.燥湿相混致癌论［J］.山东中医杂志，2005，24（1）：3-5.

［8］刘传波，胡凯文.论阳虚与恶性肿瘤［J］.新中医，2010，42（8）：3-4.

［9］周岱翰.中医肿瘤学［M］.北京：中国中医药出版社，2011：16-26.

［10］林龙，王雄文.刍议恶性肿瘤之阴阳属性［J］.新中医，2012，44（12）：162-

164.

［11］Ray JM，Stetler-Stevenson WG. The role of matrix metalloproteases and their inhibitors in tumour invasion，metastasis and angiogenesis［J］.Eur Respir J，1994，7（11）：2062-2072.

［12］Chambers AF，Matrisian LM. Changing views of the role of matrix metalloproteinases in metastasis［J］.J Natl Cancer Inst，1997，89（17）：1260-1270.

［13］Nagase H，Woessner JJ. Matrix metalloproteinases［J］.J Biol Chem，1999，274（31）：21491-21494.

［14］Coussens LM，Fingleton B，Matrisian LM. Matrix metalloproteinase inhibitors and cancer：trials and tribulations［J］.Science，2002，295（5564）：2387-2392.

［15］Cavallaro U，Christofori G. Cell adhesion and signalling by cadherins and Ig-CAMs in cancer［J］.Nat Rev Cancer，2004，4（2）：118-132.

［16］Gupta GP，Massagué J. Cancer metastasis：building a framework［J］.Cell，2006，127（4）：679-695.

［17］汤钊猷. 现代肿瘤学［M］.上海：复旦大学出版社，2011：258-277.

［18］王三虎. 中医抗癌临证新识［M］.北京：人民卫生出版社，2009：56.

［19］黄金昶. 对肿瘤中医辨证论治的补充认识［C］.//2009年首届全国中西医肿瘤博士及中青年医师论坛文集，2009：81-82.

［20］冯世纶，张长恩. 胡希恕病位类方解［M］.北京：人民军医出版社，2008：40.

［21］金燕萍. 伤寒杂病合辨——六经辨证的一大特点［J］.天津中医学院学报，1987（4）：9-10.

［22］李骁原. 六经辨证在《金匮要略》中的理论与应用研究［D］.广西：广西中医药大学，2013.

［23］刘雪丽，周学锋，王君瑜，等. 中药抗肿瘤作用机制研究进展［J］.中国药师，2016，19（6）：1158-1162.

［24］周蓓，王增锋，胡小勤，等. 六经辨治肝癌临证思路探析［J］.河南中医，2018，38（1）：93-95.

十四、稳态医学观与"阴平阳秘"理念影响肿瘤辨证论治

《素问·生气通天论》提出"阴平阳秘，精神乃治，阴阳离决，精气乃绝"，这是中医对于健康及疾病本质的高度概括，自此，"阴平阳秘"便成为人体最佳生命状态的代名词。19世纪法国生理学家克劳德·贝尔纳首先提出了"内环境稳定"，此后美国生理学家坎农正式将其命名为"自稳态"。"阴平阳秘"与"自稳态"的内涵有十分相似之处。

1. 自稳态

自稳态是指在神经因素和体液因素的共同作用下，在各种不定的内外环境因子的影响下维持机体各器官组织结构和功能的正常，从而维持内环境的相对动态稳定。稳态医学观认为内环境的相对稳定是在体液、神经系统的共同调节下实现的，即机体处于神经–内分泌–免疫网络下的恒定状态，这种稳态医学观标志着后基因时代的开始。从希波克拉底认为疾病的本质是体液的失衡，到意大利莫干尼提出的疾病本质是器官形态学的改变，再相继有人提出是组织形态学的改变、特定细胞的损伤，到现如今的基因突变学说，西医学从体液到器官、组织、细胞、基因的深入研究为"自稳态"理念的形成奠定了良好的理论基础。西医学证据亦表明，决定疾病发展的并非单单是基因、细胞、组织或者器官的损害，而是它们之间的互相联系和作用所导致的神经–内分泌–免疫自稳态网络系统的紊乱，即机体处于一种动态平衡中才可保持健康，西医学称此为"自稳态"。纵观西医学发展史，"自稳态"对人体最佳状态的描述更加准确。

2. 机体自稳调节层次

自稳态是人体内有序、循环的动态平衡状态，以人是一个有机整体作为基础，包括：①机体各结构相互关联、不可分割；②功能活动与体内的生命物质互相协调；③自稳态是多层次的，表现在整体水平、器官水平、组织水平、细胞和基因水平都是自稳状态。处于整体水平下的自稳态恰恰是对中医"阴平阳秘"状态的最好印证，有极其相似的内涵。

自稳态也是多元化的，首先是机体自身的生理的自稳调节，其次是应对社会压力及环境变化的自稳调节。人与自然是一个有机整体，表现为"天人合一"的整体观，人生于自然、依赖自然、人与自然息息相关，大自然总是以直接或间接的方式影响人类的生活，只有主动适应大自然，方能维持人与自然的平衡状态；人与社会的动态平衡也是"自稳态"的体现。所以说，"自稳态"不仅是人体内环境的相对稳定，更加可延伸至人与自然、人与社会的层面，与中医的整体观不谋而合。

（1）人体在整体水平、器官水平、组织水平、细胞和基因水平自稳调节

整体水平上的自稳调节，体现为人体内的物质与能量代谢及转化利用均依赖多系统、多层次的协调与整体协作，从而使机体保持"阴平阳秘"。如血糖的调节是一种以激素调节为主，神经调节为辅的动态平衡过程。体液调节方面，胰岛 β 细胞分泌的胰岛素，一方面促进糖原的合成，另一方面又抑制肝糖原的分解和非糖物质的转化以使血糖含量降低，胰岛 α 细胞分泌的胰高血糖素，主要促进非糖物质转化成葡萄糖，使血糖升高；而当血糖升高时，下丘脑的相关区域兴奋，通过副交感神经刺激胰岛 β 细胞释放胰岛素，同时抑制胰高血糖素的分泌，从而使血糖降低。当血糖含量降低，又兴奋下丘脑的另一区域，刺激交感神经促进胰高血糖素的分泌增加来升高血糖，神经系统和体液系统的适应性自稳调节过程共同维持着体内血糖水平的相对恒定。

在器官水平上，《素问·刺禁论》提出"脏有要害，不可不察，肝生于

左，肺藏于右，心部于表，肾治于里，脾为之使，胃为之市"，此句从气机升降的角度论述了五脏的功能特点及相互联系。生理学家坎农最早全面研究了交感－肾上腺髓质系统的作用，并提出应急学说，认为机体遭遇特殊情况时，即畏惧、缺氧、剧痛、失血、脱水、暴冷暴热等情况，这一系统将被立即调动起来，儿茶酚胺（去肾上腺素、肾上腺素）的分泌量大大增加从而使人体保持警觉状态。结合西医学我们可知，单个部位的肿瘤进展到最后会通过血液循环转移到血供丰富的脏器；心脏和肾脏是维持心血管稳态所必需的两个脏器，心脏为机体所有器官提供血液和氧气，肾脏在代谢产物的清除、体内酸碱平衡代谢的维持上起着重要作用，两个脏器相互影响，共同维持机体稳态平衡。

在系统水平上，如肾素－血管紧张素－醛固酮系统（RAAS）和交感神经系统（SNS）共同维持血管内容量和血流动力学的平衡；Jevtic 等人研究证实免疫系统的稳态平衡可能与阿尔茨海默病的发病密切相关，目前已发现了与补体和小胶质细胞受体相关的危险基因；研究表明，在动物模型中，VEGF-C 驱动的淋巴管生成是调节慢性关节炎时关节炎症的一种重要的代偿机制；刘富强等人研究表明，盐敏感者高盐摄入后血浆 VEGF-C 水平显著升高，因此血浆 VEGF-C 水平可作为盐敏感性的生物标志物和潜在高血压的诊断指标，抑制 VEGF-C 在高血压治疗中可能有一定的应用前景。

在组织水平上，人体的四大基本组织均由相似的细胞及细胞间质组成，各自以不同的方式维持自身的动态平衡。如上皮组织的脱落能力很强，复层上皮的表浅细胞不时脱落，深部细胞不断分裂增生，使上皮保持动态平衡；如游泳是一个需要带动全身各肌群的运动，手部划船式动作及脚步蹬腿式前进需要肱二头肌、肱三头肌、股四头肌等舒张与收缩协调合作从而维持身体的平衡前进；而神经组织主要是接受刺激，将冲动传递到各级的效应器，使效应器活动，从而维持我们正常的生理功能；结缔组织广泛分布于体内，其自稳体系体现为营养物质和废物的运输功能正常进行，免疫调节功能的正常及关节运动灵活等。

细胞作为生物体结构和功能的基本单位，是一切生命活动的基础，而细胞水平上的物质代谢则是生物体实现与外界环境的自我更新、物质交换及内环境稳定的基础。Jevtic 等的研究显示 B 细胞、T 细胞及其他的外周细胞均可影响疾病的病理过程；细胞水平的代谢调节主要体现为酶的调节，酶在细胞空间中各自分布，或与胞内结构结合，或存在于胞液中，使得酶所催化的反应得以有条不紊地进行。同时，细胞的分裂、分化及凋亡与衰老过程对于维持内环境稳定至关重要。如人在胚胎时期尾部细胞的自动脱落死亡、胎儿的手在发育过程中指间细胞的死亡、蝌蚪发育过程中尾部的消失等均属于细胞凋亡的过程，对于维持多细胞生物内部的稳定及抵御外邪入侵均有意义。

在基因水平上维持自稳态表现为控制疾病发生的上调基因和下调基因在数量、位置和功能上维持动态平衡。首先基因之间都是互相关联的，全基因模型的作者认为，基因调控网络错综复杂，以至于基因的任何表达的变化都会影响到其他任何基因；Schulte 等证明，帕金森病可能是罕见的家族基因突变引起的，两个基因（SNCA 和 LRRK 2）与常染色体显性遗传的帕金森病有关，三个基因（PINK、PINK 1 和 DJ1）已被证明可引起单纯的常染色体隐性帕金森病，一种复杂的常染色体隐性帕金森病由三个基因（ATP13A2、PLA2G 和 FBXO7）的突变引起，还有更多的基因和位点可能与单基因帕金森病有关；全基因组关联分析（GWAS）提供了一个广泛的观点，不同的基因组位点对人类常见疾病有着相对不同的贡献，并与基因分型大量单核苷酸多态性（SNPs）有关，人类遗传变异存在于整个基因组。

(2) 人与环境相适应的自稳调节

"日出而作，日落而息"，人与自然相适应的自稳调节主要表现为人主动适应自然而产生的自稳体系，地球上的大部分生物在几十万年前就遵循大自然的规律繁衍生息，正如地球环绕太阳旋转所形成的 24 小时节律已成为自然界影响生物体的主要方式，并在人类生命的存在和进化中发挥重要作用。诸多科学研究证明，生物钟与人体行为息息相关，如人体内的昼夜节律系统不仅可以调节人体的生理过程和行为，还可以使机体产生适应性的周期机制，促使能量的吸收与再生；由松果体腺体、视网膜和胃肠道分泌的褪黑素受光照的影响在体内呈现出不同的水平，可能与人的寿命和肥胖相关；在动物模型中，昼夜节律钟的破坏导致了血压的异常及尿液中水和电解质排泄的重大变化。

另一方面，人体从大自然吸收对机体有益的物质以恢复"阴平阳秘"状态，从而维持人与自然的自稳调节体系。约翰·海纳曼（John Heinerman）博士等人曾报道了一位肺结核患者利用森林疗法获得痊愈的故事，证明了大自然可通过释放维生素 C 等对人体有益的物质而修复人体损伤状态，此后约翰·海因曼博士提出的气候疗法、植物疗法均是如此；王淑荣等人研究表明人体所需绝大多数的维生素 D 均由阳光中的紫外线照射皮肤后形成，其强度和含量与人体生理密切相关；Yadav 等人利用氢核磁共振波谱对航海时在南极的停留时长与人体变化关系进行了研究，其代谢数据首次突出了环境压力对人体病理生理及代谢途径的影响，同时证明大自然的年、季、月等周期性节律及温度、海拔、地理方位等均与人体生理病理活动密切相关并维持一定范围的自稳态。

（3）人适应社会环境自稳调节

乔治·梅奥（George Elton Mayo）在 1933 年出版的《工业文明的人类问题》中曾说："人是独特的社会动物"。Machatschke 等人利用雌性黑猩猩研究了男性伴侣的出现对女性生殖周期的影响，增加与男性的接触可提高月经的规律性；Javierre 等人研究了同卵双生子患系统性红斑狼疮的 DNA 甲基化的水平，考虑与双生子所处的社会环境有关；Kocher 通过分析 6 组隧蜂的基因组发现 syntaxin 1a 基因在群居汗蜂中的活跃度约是独居汗蜂的 15 倍；Katherine 等通过对仓鼠模型研究证明了压力会影响肠道菌群，而且肠道中的特殊菌群也会反过来影响机体对压力的反应，为肠道菌群能够调节机体社会行为的后续研究提供了坚实的基础；而中国科学院有关学者在汶川地震发生后 1 个月、4 个月、11 个月对 8500 名灾民的亲社会行为进行了调查，结果显示随着居住地灾情严重程度的增加，居民的亲社会行为水平随之增加，然而随着时间的流逝，居民的亲社会行为水平随之降低，其后有研究将唐山地震的数据与其他非灾民区的数据对比也得到了同样的结论。

3. "自稳态"与"阴平阳秘"

《素问·生气通天论》提出了"阴平阳秘"，但对于"阴平阳秘"的理解目前尚不统一。有学者认为，阴平阳秘不仅是阴阳之间的平衡，更是一种有序的内稳态，表现为人体整体活动和功能上的一种稳定状态；另有学者从"平"和"秘"的角度理解，认为阴平阳秘是在阴精充足、阳的主动适配性的基础上一种稳态平衡；还有人从"阴平阳秘"的理论源头、运动机制、表现形式方面进行探讨分析；张克家则提出，人和动物均受控于体内各种调节机制而维持一种动态平衡，西医学称此为"自稳态"，中医学即表述为"阴平阳秘"。"阴平阳秘"是中医学对健康个体的认识，并非仅指固定不变的稳定状态，而是在一定范围内可调节的有序自稳状态，实则与西医学中稳态医学观所描述的"自稳态"有相似的内涵。

中医学强调基于整体观念认识人自身的生理及疾病，强调人与自然、人与社会的关联性，提出了"阴平阳秘"的最佳健康状态及"非阴平阳秘"的亚健康或疾病状态，而西医学自19世纪提出"自稳态"概念以来不断深化其内涵，指出人自身整体的自稳调节，以及适应社会、适应环境的自稳调节，又与中医学"整体观念"不谋而合。究其原因，基于辩证唯物主义的认识论不难看出，不论中医或西医，探究的主体是人的健康与疾病，尽管认识的方法和视角不同，但其最终正确的规律必然是唯一的、趋同的。"阴平阳秘"是对稳态观的高度概括，两者虽表述不一，但殊途同归。

4. 中西医学对自稳态调控机制认知的异同

中医学用取象比类的方法分析研究机体的脏腑、经络等的五行属性，以及人体与外界环境之间相互联系的统一性，用五行的"生克乘侮"及"亢害承制"解释人体的自稳调节机制。"亢害承制"语出《素问·六微旨大论》，"亢则害，承乃制，制则生化，外列盛衰，害则败乱，生化大病。"从控制论原理分析，"生克乘侮"及"亢害承制"调控是一种复杂的正、负反馈调节机制，其调控方式具有指令与反馈的双重性。借用西医学的概念，"生克乘侮"及"亢害承制"调控的目的就是应对变量的改变，使其对机体的干扰与影响在动态可控的"自稳态"范围内。

中医学注重从整体分析疾病的演变，以原始系统论思维方法指导为主，以整体观念为指导，注重人自身统一性，人与环境、人与社会的统一性，在辨证论治原则指导下通过整体调控使人体恢复平衡，对人体局部的研究仅停留在形态与功能的层次，存在不足。

西医学认为疾病发生发展的基本环节就是病因通过其对机体的损害性作用而使体内自稳调节的某一个方面发生紊乱。以糖代谢和血糖水平的调节为例，调节血糖升高的因素有交感神经兴奋、肾上腺素分泌、胰高血糖素、糖皮质激素、腺垂体生长激素等，可分别间接或直接地通过促进肝糖原分解和糖的异生等环节；而迷走神经兴奋、胰岛素分泌增多则可分别间接或直接地促进肝糖原合成、抑制糖的异生，以及促进组织摄取利用糖而使血糖降低。调节血糖代谢的这些因素与中医学描述的阴阳互根互用、相互转化有相似之处。自稳调节任何一个方面的紊乱，不仅会使相应的功能或代谢活动发生障碍，而且往往会通过连锁反应牵动其他环节，使自稳调节的其他方面也相继发生紊乱，从而引起更为广泛而严重的生命活动障碍。如上述糖代谢紊乱的进一步发展将导致脂类代谢自稳调节的紊乱，表现为脂肪酸的分解占优势而发生酮症酸中毒，继而导致酸碱平衡的自稳调节也发生紊乱，结局是从控制不佳的糖代谢的紊乱发展到危害机体的酸碱平衡紊乱，又与中医学所述"人自身整体性"不谋而合。

在自稳态的维持中，正负反馈调节起着重要作用。以腺垂体－下丘脑－甲状腺、肾上腺皮髓质、性腺轴调节最为典型。促肾上腺皮质激素（ACTH）是维持肾上腺正常形态和功能的重要激素。它的合成和分泌是垂体前叶在下丘脑促皮质素释放激素（CRH）的作用下，在腺垂体嗜碱性粒细胞内进行的。CRH促进糖皮质激素的分泌，反之，当血浆中糖皮质激素增多时，反馈抑制CRH和ACTH的分泌。这样，上述反馈调节就能使正常人血浆糖皮质激素浓度适应生理的需要维持在一个相对稳定的范围。当反馈调节发生障碍时，自稳态就会发生紊乱而引起一系列异常变化。

西医学是以分析还原论思维方法指导为主来研究结构与功能对应关系的，

从整体水平、器官水平、组织水平、细胞和基因水平等不断精细的层次认识人体的生理与疾病的本质，但缺乏将整体联系起来的思维，对系统论的应用较欠缺。直到进入后基因组学时代后，才明确提出分析还原方法与系统论结合才是医学发展的方向。

5. 自稳调节的局限

中医学侧重于调节机体的反应性，有时并非直接作用于病原体和病灶而发挥疗效，而是通过扶正祛邪充分调动人体的整体防病抗病能力（自愈力），而达到恢复"阴平阳秘"状态的目的。如李鸣真等经过研究发现清热解毒剂"热毒清"治疗阑尾炎、胆道感染等重症感染属"热毒"证型者，虽82.5%的病例有效，但基于体外抗菌试验结果却不理想。进一步研究发现"热毒清"杀菌抑菌力不强，但却有抗内毒素、抗自由基、抗炎及增强机体免疫功能等多维度扶正祛邪能力。中医重辨证，治疗药物多为复方，证变治亦变。

著名日本医学家高桥㽙正指出治疗学的第一原则是自然痊愈力的利用。所谓"自然痊愈力"是指人体自身的抗病能力，即"自愈机制"，这与《汉书·艺文志》所言"有病不治，常得中医"也是一致的。对于健康和疾病本质的认识，中西医学所站的角度虽不同，分析手段有异，本质上却完全相通，可互为补充。

从矛盾论及控制论的角度去思考，任何自稳系统针对内外矛盾自稳调控的能力并不是无限的。从健康与疾病的角度分析，机体在一定范围内能平衡内环境及外部病因的干扰保持自稳态，借助药物、手术等手段可以在更大范围内平衡内环境及外部病因的干扰保持自稳态；从辩证法的角度来看，无论是发病还是治疗疗效的取得，都遵循外因是借助内因起作用的原理。尽管中医学及西医学发展取得巨大成就，但必然有"非人力可为"的阶段，所以必然有生老病死的自然规律。

6. 基于自稳调节的层次与机制整合中医辨证治疗的优势

（1）分析自稳调节的层次与机制指导恶性肿瘤辨证论治

传统的辨证论治是基于整体观念指导下的四诊合参的辨证论治，是在"中"与"和"理念指导下的平衡阴阳与扶正祛邪，这正是中医"整体观念"的优势。中医理论强调"正邪决定疾病的发生、发展和转归"，因此在肿瘤病情评估、治疗方案制定及疗效与预后评估等方面都兼顾正邪变化，而西医学直到 20 世纪 90 年代才从 TNM 分期评估肿瘤、治疗后 RECIST 标准评估肿瘤的TNM 变化转变为病情评估除 TNM 外增加 PS 评分和重要脏器功能（如肝癌的BCLC 分期）、疗效评估增加生存时间及生存质量等反映人整体获益的关键指标。然而，对中早期尚无明显不适的恶性肿瘤存在无证可辨或者辨证的针对性不足的困难，因此国医大师周岱翰指出肿瘤的辨证要注重以下 4 个方面：①辨整体与辨局部结合；②辨病、辨证与辨症结合；③治未病，辨未病；④针对西医治疗手段和方案相结合的辨证论治。当整体四诊合参无证可辨时，基于西医学都对局部自稳调节机制紊乱的认识，恶性肿瘤是局部占位病变为首发症状的全身性疾病，局部肿瘤表现为：①不受机体调控的过度增殖且凋亡机制缺陷；②血管生长旺盛；③局部代谢活跃；④局部炎症微环境与免疫微环境改变。这些可以归纳为恶性肿瘤的"体阴而用阳"，病机表现为"瘀、痰、毒"，可据此指导遣方用药。

西医学的进步也为中医肿瘤学的发展带来了机遇与挑战，以间变性淋巴瘤激酶（anaplastic lymphoma kinase，ALK）阳性非小细胞肺癌为例，分子层次的自稳调节紊乱机制就是肿瘤细胞膜上 ALK 基因的过表达，针对 ALK 基因的酪氨酸激酶抑制剂（tyrosine kinase inhibitors，TKIs）类药物可显著延长生存期。当基于四诊合参无证可辨时，局部辨证以病机"瘀、痰、毒"遣方用药，更应该分析 ALK 促肿瘤增殖转移的分子机制及信号通路，在局部辨证指导下筛选更有针对性的方药，才有可能进一步提升微观辨证的针对性，提高疗效。

辨病则借鉴西医学的成就，为肿瘤诊断、肿瘤的症状发生及进展规律、治疗疗效评估及并发症处理、预后预测等方面提供了更详尽证据。手术（包括微创介入术）、放疗、化疗、生物靶向治疗、免疫治疗及营养支持与对症治疗是肿瘤综合治疗的主要手段，也是针对肿瘤不同层次、不同维度自稳调节手段，针对这些治疗手段的中医辨证治疗也是中医肿瘤学不断面临的新课题。

（2）基于自稳调节的层次与机制整合中西医疗效评价标准

中医对疾病预后的认知体现在四个方面：①四诊合参判疾病顺逆；②有胃气则生；③正邪变化决定疾病发生发展与转归；④得神者昌，失神者亡。西医通过即时性评估症状体征的改善和治疗后肿瘤 TNM 变化及毒副作用等，以及回顾性评价 OS 等评估肿瘤治疗疗效，并通过 KPS 评分、癌症患者生活功能指标（FLIC）、生存质量（QOL）等量表逐渐完善治疗评价体系，然而可行性稍逊、有一定的滞后性，且依然没有中医所注重的神、胃气等预后指标。

基于自稳调节的层次与机制客观分析，肿瘤疾患既要评估全身的代谢、营养、心理等多维度的变化，更要从整体、局部肿瘤大体，甚至分子水平评估疗效，动态指导治疗策略及治疗方案的调整。如基于 EGFR-TKI 治疗后的细胞转化、T790M 突变及脱靶调整治疗策略，以及基于 TNM 分期与 PS 评分指导化疗与靶向治疗等，都与中医肿瘤学强调的辨证论治殊途同归，对中医肿瘤辨证、疗效评估等来说既是机遇又是挑战。在指导中西医结合肿瘤综合治疗手段的综合应用及疗效评估等诸多环节时，与西医标准相互参照则更实用。周岱翰教授提出，临床上应运用中医预后观，整合中医四诊与西医学量表等进行诊断，综合推断预后，明确根治或姑息的治疗目标，动态、个体化拟定中西医整合诊治方案。

7. 结语

从矛盾论及控制论的角度去思考，任何自稳系统，针对内外矛盾自稳调控的能力并不是无限的。从健康与疾病的角度分析，机体在一定范围内能平衡内环境及外部病因的干扰保持自稳态，借助药物、手术等手段可以在更大范围内平衡内环境及外部病因的干扰保持自稳态。尽管中医学及西医学发展取得巨大成就，但必然有"非人力可为"的阶段，存在生老病死的自然规律。因此，"稳态医学观"理论与肿瘤辨证论治的结合可能是中西医结合治疗肿瘤的新思路。

（严倩 贺凡 王雄文）

参考文献

［1］崔翔，何勋，刘坤，等.基于自稳态理论对穴位敏化现象的思考［J］.中华中医药杂志，2018，33（8）：3225-3228.

［2］李国祥.内环境的稳态与中医的阴阳平衡［J］.现代中西医结合杂志，2008，17（22）：3432-3433.

［3］Boudoulas KD，Filippos T，John P，et al.The Cardio-Renal Interrelationship［J］.Prog Cardiovasc Dis，2017，59（6）：636-648.

［4］Jevtic S，Sengar AS，Salter MW，et al. The role of the immune system in Alzheimer disease：Etiology and treatment［J］.Ageing Res Rev，2017，40：84-94.

［5］Bouta EM，Li J，Ju Y，et al. The role of the lymphatic system in inflammatory-erosive arthritis［J］.Semin Cell Dev Biol，2015，38：90-97.

［6］Liu F，Mu J，Yuan Z，et al. Involvement of the lymphatic system in salt-sensitive hypertension in humans［J］.Med Sci Monit，2011，17（10）：CR542-546.

［7］Boyle EA，Li YI，Pritchard JK. An Expanded View of Complex Traits：From Polygenic to Omnigenic［J］.Cell，2017，169（7）：1177-1186.

［8］Schulte C，Gasser T.Genetic basis of Parkinson's disease：inheritance，penetrance，and expression［J］.Appl Clin Genet，2011，4：67-80.

［9］Cho J H. The genetics and immunopathogenesis of inflammatory bowel disease［J］.Nat Rev Immunol，2008，8（6）：458-466.

［10］Konturek PC，Brzozowski T，Konturek SJ.Gut clock：implication of circadian rhythms in the gastrointestinal tract［J］.J Physiol Pharmacol，2011，62（2）：139-150.

［11］Bubenik GA，Konturek SJ. Melatonin and aging：prospects for human treatment［J］.J Physiol Pharmacol，2011，62（1）：13-19.

［12］Firsov D，Bonny O. Circadian rhythms and the kidney［J］. Nat Rev Nephrol，2018，14（10）：626–635.

［13］Heinerman J，Smith L. Negative Ion Regeneration For Youthfulness and Longevity［EB/OL］.（2009–05–25）［2018–11–20］. http：// blog. watershed. net/2009/05/25/negative–ion–regeneration–for–youthfulness–and–longevity/.

［14］王淑荣，张巍.日光中紫外线辐射与人类健康的关系及其影响因素［J］.现代预防医学，2008（17）：3283–3285.

［15］Yadav AP，Chaturvedi S，Mishra KP，et al. Evidence for altered metabolic pathways during environmental stress：^{1}H–NMR spectroscopy based metabolomics and clinical studies on subjects of sea–voyage and Antarctic–stay［J］. Physiol Behav，2014，135：81–90.

［16］吴文辉，叶美颜，郭丽芬，等.缺血性中风发病的时间节律［J］.中医杂志，2015（6）：458–461.

［17］Machatschke IH，Wallner B，Dittami J. Impact of social environment on female chimpanzee reproductive cycles［J］. Horm Behav，2006，50（1）：126–131.

［18］Javierre BM，Fernandez AF，Richter J，et al. Changes in the pattern of DNA methylation associate with twin discordance in systemic lupus erythematosus［J］.Genome Res，2010，20（2）：170–179.

［19］Partrick KA，Chassaing B，Beach LQ，et al. Acute and repeated exposure to social stress reduces gut microbiota diversity in Syrian hamsters［J］. Behav Brain Res，2018，345：39–48.

［20］Rao L，Han R，Ren X，et al. Disadvantage and prosocial behavior：the effects of the Wenchuan earthquake［J］. Evol Hum Behav，2011，32（1）：63–69.

［21］董惠娟，李小军，杜满庆，等.地震灾害心理伤害的相关问题研究［J］.自然灾害学报，2007（1）：153–158.

［22］沈耿杨，吴丽丽.关于"阴平阳秘"之我见［J］.四川中医，2011，29（10）：41–43.

［23］高志平，荣瑞芬."阴平阳秘"阐析［J］.中华中医药杂志，2017，32（7）：2975–2977.

［24］林宇春，赵宏杰，张学斌.略论藏象内环境自稳态学说［J］.中国中医基础医学

杂志，2008，14（8）：576-577.

［25］高桥呒正，现代医学概论：第二版［M］.东京大学出版社，1972.

［26］李鸣真，叶望云，陆付耳.中医"清热解毒法"实质的研究［J］.浙江中西医结合杂志，2000，10（8）：449-450.

［27］杨明炜，陆付耳，李鸣真.热毒清对内毒素体内、外诱生肿瘤坏死因子的影响［J］.中国中医基础医学杂志，2000，6（8）：19-21.

［28］王雄文，林龙，李佩华，等.周岱翰诊治肿瘤的中医学术思想探讨［J］.广州中医药大学学报，2015，32（4）：762-764.

［29］王威，贺凡，王雄文."有胃气则生"的肿瘤预后观［J］.中医药导报，2018，24（22）：33-35，64.

十五、肿瘤微环境与中医药干预疗法

1. 肿瘤微环境的提出

肿瘤微环境即肿瘤细胞在其生长发展、侵袭转移过程中赖以生存的局部微环境，是一个复杂的微生态网络，与体内炎症、免疫逃逸和血管生成密切相关。中医药通过抑制肿瘤细胞、改善肿瘤免疫微环境、抗肿瘤血管生成及抗肿瘤淋巴管生成来改善肿瘤"土壤"微环境，并通过抑制肿瘤细胞生长、抑制肿瘤细胞侵袭与迁移来抑制肿瘤"种子"的发育。国医大师周岱翰教授总结肿瘤发生病机存在"虚、瘀、痰、毒"的不同，由此总结出了清热解毒法、活血化瘀法、除痰祛湿法、以毒攻毒法、消癥破积法、扶正培本法等治疗原则，与西医学对肿瘤微环境的理解不谋而合，由此可为中医药治疗肿瘤疾病提供参考依据。

目前，全球癌症发病率呈上升趋势，近期预测数据表明，到 2030 年，每年将有 1300 万人死于癌症。因此，关注并攻克肿瘤疾病已成为目前我们刻不容缓的任务。

西医学基于宿主与肿瘤之间的相互关系，于 1889 年首次提出了"肿瘤微环境"，并将肿瘤细胞比喻为种子，肿瘤微环境比作土壤，以此来探析肿瘤治疗的新思路。

研究表明，中药可以在细胞、动物研究层次针对"种子"起到抑瘤作用。在基于 Resist 的肿瘤疗效评价中临床疗效有限，但是在减轻副作用、提高生存质量、延长 OS 方面效果显著。

肿瘤微环境指肿瘤细胞及其生存的细胞环境，不仅包含癌细胞本身，还包括其中的正常细胞、细胞外基质、可溶分子及血管、淋巴管等脉管系统。肿瘤微环境中的正常细胞包括基质细胞、成纤维细胞、脂肪细胞、髓源抑制细胞、免疫细胞（T 淋巴细胞、B 淋巴细胞、NK 细胞、巨噬细胞、肥大细胞、树突状细胞等）。可溶分子包括：金属基质蛋白酶（MMPs）等酶分子；TNF-α、IL-1β、IL-10、TGF-β、HGF、FGFs 等细胞因子；CCL20、CXCL12 等趋化因子；热激蛋白、高迁移率族蛋白 B1（HMGB1）等蛋白因子。细胞外基质不仅为肿瘤微环境中的细胞提供物理支架作用，而且调控细胞分化、迁移及增殖等多种细胞活动。其由蛋白、糖胺聚糖、蛋白聚糖等构成，例如纤粘连蛋白（FN）、层粘连蛋白（LN）、胶原蛋白、透明质酸、聚乳酸等。西医学已经认识到肿瘤的发生发展、转移不仅取决于肿瘤本身，而且与其周围的微环境密切相关。

2. 肿瘤微环境的特点

肿瘤细胞的生长会改变其微环境的构成模式，而肿瘤微环境反过来也会影响肿瘤细胞的生长方式。肿瘤的生长会导致其微环境出现低氧浓度、低 pH、高组织间质压等特点。肿瘤细胞的快速增殖会导致血管供氧相对不足，形成慢性缺氧环境。所以，肿瘤细胞的代谢方式以无氧糖酵解为主，会产生大量酸性代谢产物。而细胞中的膜泡质子泵（V-ATPase）不断将代谢中产生的 H^+ 转运到细胞外，加上肿瘤组织缺乏正常的血管分布，酸性代谢产物的不断积聚最终导致肿瘤微环境的 pH 值偏低。正常组织中的淋巴系统可以调节细胞间质的压力水平，而肿瘤组织内虽然有新生的淋巴管，但却缺乏相应的引流功能，导致间质压（IFP）的升高。DiResta 等发现利用人造淋巴系统（ALS）对肿瘤进行抽吸之后，组织中的 PO_2 和 pH 值都得到改善。

炎症和免疫是肿瘤微环境中的两大核心反应。长期慢性炎症可能通过募集炎症因子，累积 DNA 损伤，改变受损组织及其微环境的基因序列，产生突变、抑制凋亡、刺激血管新生和细胞增殖从而促进肿瘤发生。炎症与肿瘤的关系在消化系统肿瘤中表现得尤为明显，例如乙肝病毒感染相关性肝癌、炎症性肠病相关性结直肠癌、幽门螺旋杆菌相关性胃癌等。非甾体类抗炎药能降低炎症相关性癌症的发病风险也反证了炎症与肿瘤的关系。肿瘤微环境动态演变的最终结局是大量免疫抑制细胞及大量炎性相关因子的聚集，共同促成癌细胞的生长、转移和免疫逃逸。有学者提出了如下关于炎症和免疫在肿瘤微环境中关系的假说：①在早期阶段，肿瘤的生长诱发了炎症的发生，此时的炎症反应可刺激较强的免疫应答，但无法彻底消灭肿瘤；②在中期阶段，肿瘤的继续生长加重了炎症反应，机体为避免此反应过强而募集免疫抑制细胞控制炎症，带来的不良后果是导致了癌细胞的免疫逃逸；③在后期阶段，癌细胞已通过各种免疫抑制手段使免疫细胞基本丧失抗肿瘤效应，而炎症反应仍继续促进肿瘤的发展，并愈演愈烈。总的来说，免疫反应与炎症呈现负相关，初期的免疫反应较强而炎症较弱，发展到后期则免疫反应较弱而炎症较强。

3. 中医药改善土壤环境

(1) 中医药抑制肿瘤细胞的机制

在肿瘤微环境中，由于肿瘤细胞的快速增殖及高代谢状态会导致血管供氧相对不足，形成慢性缺氧环境。肿瘤细胞为了适应缺氧环境，主要通过低氧诱导因子 1α（HIF-1α）通路激活多种生存途径，包括血管生成、细胞存活、葡萄糖代谢和肿瘤侵袭。肿瘤微环境中缺氧越严重，肿瘤耐低氧能力越强，预示着肿瘤恶性程度越高，对治疗抵抗能力越强，预后越差。所以，对于肿瘤的治疗可以通过抑制 HIF-1α 的激活，阻断癌细胞对微环境的适应性改变从而导致其死亡。片仔癀可以通过抑制 HIF-1α 途径抑制低氧诱导下人结肠癌细胞 HCT-8 的上皮间充质转化（EMT），发挥抗肿瘤作用。汉黄芩素可以通过 PI3K/Akt 通路抑制 HIF-1α 的表达从而逆转癌细胞的耐药性。低剂量黄连素可以抑制 AMPK/HIF-1α/P-gp 途径增强乳腺癌细胞对阿霉素的敏感性。丹参酮 II A 降低 HIF-1α 水平，中断 HIF-1α/β-连环蛋白/TCF3/LEF1 信号通路，降低血管生成素、血管内皮生长因子（VEGF）及碱性成纤维细胞生长因子（bFGF）表达而抗肿瘤血管生成。华蟾酥毒通过阻断内皮细胞 mTOR/HIF-1α 通路触发 ROS 介导的血管内皮细胞凋亡，从而抑制肿瘤血管生成。藏红花素通过 miR-320/KLF5/HIF-1α 信号传导抑制胃癌细胞的 EMT、迁移和侵袭。

(2) 中医药改善肿瘤免疫微环境

在肿瘤微环境中，树突状细胞（DCs）功能缺陷、髓源抑制细胞（MDSCs）免疫抑制，以及肿瘤相关巨噬细胞（TAMs）表型特征改变，都可起到抑制抗肿瘤免疫作用。黄芪通过调节 TLR4/NF-κB 信号通路促进 DCs 成熟，改善胃癌的免疫微环境。从无蹼壁虎中提取的一种硫酸多糖蛋白复合物能部分恢复 DCs 缺陷的生物流变学特征，改善肿瘤微环境从而抗肿瘤。人参皂苷衍生物 K 能通过作用于 MDSCs 从而抑制小鼠直肠癌细胞 CT26 增殖。黄芩苷通过激活自噬相关的 RelB/p52，直接诱导 TAMs 极化为 M1 肿瘤相关巨噬细胞（M1-TAMs）及 M2 肿瘤相关巨噬细胞（M2-TAMs）再极化为 M1-TAMs，促进促炎细胞因子的释放，增强肿瘤微环境的免疫功能，抑制肝癌细胞的增殖和活力。黄芩素能调节 M2-TAMs 的再极化，抑制 TGF-β1 的分泌，进而抑制乳腺癌生长和转移。人参和黄芪水提取物能促进 M1-TAMs 标记物表达，抑制 M2-TAMs 标记物表达，抑制 A549 细胞增殖。

(3) 中医药抗肿瘤血管生成

肿瘤新生血管生成建立微循环是肿瘤生长和转移的必要条件。血管内皮生长因子是血小板衍生生长因子（PDGF）超家族成员通过与位于内皮细胞和肿瘤细胞表面的 VEGF 酪氨酸激酶受体（VEGFR）结合介导血管生成途径的下游信号，调控着肿瘤血管的生成，生长因子、细胞因子、环境刺激及癌基因等都会刺激 VEGF-A 的表达。其中，缺氧是诱导 VEGF 表达的主要因素，其主要通过 HIF-1α 信号通路介导，所以 HIF-1α 是 VEGF 的关键调控因子。VEGF 还能促进肿瘤增殖、迁移和侵袭，影响免疫反应及抵抗化疗。所以，VEGF 是抗肿瘤血管生成的一个重要靶点。人参皂苷 Rg3 可以通过 PI3K/Akt 和 ERK1/2 信号通路抑制 HIF-1α 和 VEGF 表达从而治疗急性白血病。VEGF 表达降低亦有可能是 HIF-1α 降低所致。苍术的主要活性成分苍术内酯Ⅲ可以降低 MMPs 及 VEGF 表达抑制内皮细胞迁移和侵袭，抗血管生成。片仔癀可以降低 VEGF-A、碱性成纤维细胞（bFGF）及 VEGFR2、bFGFR 表达，抑制肿瘤血管生成，黄芪可以通过 HIF-1α/VEGF 信号通路抑制视网膜新血管生成。解毒消正饮及夏枯草乙醇提取物都可以促进 VEGF-A 及 VEGFR-2 表达下调，抑制肿瘤细胞增殖和血管生成。苦参碱可以通过 NF-κB 信号通路抑制 VEGF 表达，抑制胰腺癌血管生成。白花蛇舌草乙醇提取物可以降低人结肠癌细胞 HT-29 和人脐静脉内皮细胞 VEGF-A 表达，抑制肿瘤血管生成。

（4）中医药抗肿瘤相关淋巴管生成

在肿瘤微环境中，淋巴管的重构与肿瘤的进展与转移相关，在淋巴转移中发挥重要的作用，因此肿瘤相关淋巴管已经成为控制肿瘤转移的一个重要靶点。VEGFC/D 及 VEGFR2/3 是淋巴管生成的最核心途径，可以阻断 VEGFC/D 及 VEGFR2/3 抑制淋巴管生成，控制肿瘤转移。汉黄芩素可以通过抑制 TAMs 中 COX-2 和 IL-1β 的表达，而降低 VEGF-C 诱导的 VEGFR-3 磷酸化抑制淋巴管生成。

4. 中医药抑制"种子"发育

游离的肿瘤细胞定植于远处器官，作为始动因素推动着肿瘤微环境形成，而肿瘤微环境亦促进肿瘤生长。目前针对肿瘤细胞的治疗主要有手术、放疗、化疗及某些靶向治疗。而中医药不仅能改善肿瘤微环境的"土壤"，也能直接抑制其中肿瘤细胞（种子）的生长和转移。

（1）中医药抑制肿瘤细胞生长

肿瘤细胞的细胞周期失控和凋亡受抑是癌细胞无限增殖的根本原因。p53 是细胞周期阻滞和凋亡的主要调节因子。大枣提取物可以诱导癌细胞凋亡，抗乳腺癌增殖。大黄素能通过降低 Bcl-2 和升高 Bax 表达调控线粒体凋亡通路，抑制结直肠癌 LOVO 细胞的生长。散癖平胃方通过调控 Bax、P53、Bcl-2 表达，抑制 SGC-7901 细胞增殖，诱导细胞凋亡。消积饮通过激活 Akt 信号通路，降低 Bcl-2/Bcl-xL 相关死亡启动因子（BAD）和 caspase-9 表达，诱导 A549 细胞凋亡。散肿溃坚汤可以诱导乳腺癌细胞 G0/G1 期阻滞和凋亡。雄黄主要活性成分硫化砷通过激活 ROS/JNK 和阻断 Akt/mTOR 信号通路，诱导人骨肉瘤细胞 G2/M 期阻滞、凋亡和自噬。补中益气汤联合顺铂可以升高细胞内 ROS 表达，激活细胞凋亡和自噬。

（2）中医药抑制肿瘤细胞侵袭和迁移

肿瘤细胞通过 EMT 获取侵袭和迁移的能力，进入淋巴管及血管发生远处转移。所以 EMT 是肿瘤治疗的一个重要靶点。人参皂苷 Rg3 可以通过抑制 NF-κB 信号通路，从而抑制肺癌细胞的 EMT。复方茯苓颗粒治疗卵巢癌，不仅能通过 AKT/GSK-3β 信号通路阻滞细胞周期、促进细胞凋亡和衰老，还能抑制 TGF-β1 诱导的 EMT，抑制肿瘤生长和远处转移。川楝素通过阻断 Akt/mTOR 信号通路抑制胰腺癌的 EMT 和肿瘤生长。肉桂中的肉桂醛能阻断 Wnt/β-连环蛋白通路逆转非小细胞肺癌的 EMT。虫草素不仅能促进细胞凋亡和阻滞 G2/M 细胞周期，也能通过上调 E-钙黏蛋白和下调 N-钙黏蛋白的表达，抑制 EMT，从而抑制 OSCC 细胞迁移。补肺汤可以通过 Smad 信号通路抑制 A549 细胞的 EMT。龙葵水提取物可以诱导乳腺癌细胞凋亡、细胞周期停滞和抑制 EMT。健脾化瘀汤通过调节 Smad3/Smad7 级联反应，抑制肝癌细胞的 EMT。槐耳水提取物通过靶向 Twist 逆转胃癌 EMT，抑制胃癌细胞侵袭和迁移能力。

5. 中医药对肿瘤微环境的干预作用

（1）清热解毒类中药

"诸痛痒疮，皆属于心"出自《素问·至真要大论》，此后张介宾云："热甚则疮痛，热微则疮痒。"并云："心属火，其化热，故疮痒皆属于心也。"湿热毒邪入侵，热毒蕴结，血行不畅，可导致肿瘤的发生，同时因清热解毒类中药具有退热、消炎的功效，对肿瘤组织处的炎症和感染有较好的作用，因而成为中医治疗肿瘤常用药物类别之一。林丽珠等临床观察发现具有清热解毒功效的鸦胆子油乳注射液联合化疗可通过提高非小细胞肺癌的 CD3$^+$、CD4$^+$、CD4$^+$/CD8$^+$ T 细胞水平进而增强免疫功能；实验研究证明，以清热解毒功效为主的岩龙胶囊能明显降低 CyclinD1 基因的表达，而 CyclinD1 与 CKD4 或 CKD6 形成复合物后可激活 CDK，并通过磷酸化 Rb 释放出结合的转录因子以促进肿瘤细胞的增殖，可作为其抑制肿瘤的一种机制。

（2）活血化瘀类中药

周岱翰教授认为，血瘀是形成肿瘤的重要病因，可出现在肿瘤的各个阶段，应用活血化瘀类中药治疗肿瘤疾病具有重要意义。周教授认为攻下逐瘀，"邪要有出路"；活血利水，需明确"血不利则为水"；清热活血，重视"瘀热在里"；气血同治，强调"扶正祛瘀"。有研究证明，参桃软肝丸有活血化瘀、扶正固本等功效，石英德、周岱翰等人通过荷肝癌小鼠模型的研究，证实了参桃软肝丸具有明显的抑制小鼠肝癌生长的作用，其机理可能与其能抑制细胞因子 IL-2 从而增强机体免疫功能有关；其后陈林香、周岱翰等人研究了参桃软肝丸对肝癌小鼠腹水内 T 细胞及淋巴亚群的影响，同样是通过增强机体抗肿瘤免疫力而起到抗肿瘤的作用；李穗晖、周岱翰等人证实了参桃软肝丸的抑瘤机制可能与其能调控端粒酶活性和抑制微环境中 CD4$^+$、CD25$^+$ 调节性 T 细胞的免疫有关。

（3）化痰除湿类中药

对于痰湿与肿瘤的关系，历代医家早有相关论述，元代朱丹溪首次明确了肿瘤的形成与痰饮相关，"自气成积，自积成痰"，"痰夹瘀血，遂成窠囊"。周教授运用"培土生金法"论治肺癌，认为脾虚痰湿是肺癌的关键病机之一，肺癌患者脾虚精微不升，浊邪不降，水饮不化而为痰湿，出现咳嗽咯痰等症，治宜健脾化痰，即"培土生金"以健脾补肺，化痰除湿，常可取得较好的临床疗效。我院研制的中成药鹤蟾片是由仙鹤草、干蟾皮、葶苈子、生半夏等组成，主要用于脾虚痰湿及肺郁痰郁型的肿瘤患者，朱华宇、周岱翰等人通过研究鹤蟾片含药血清对人肺腺癌细胞株增殖和凋亡的影响，证明了鹤蟾片可抑制肿瘤细胞的增殖并促进肿瘤细胞的凋亡作用，具体机制有待进一步研究。益气除痰法作为脾虚痰湿型肺癌的治疗大法，已普遍用于临床。以益气除痰立法的清金得生片可通过提高 IL-2 与 TNF 水平，增强免疫细胞的活性，使机体从"免疫监视低下 - 肿瘤生长 - 失衡"状态逆转为"免疫监视提高 - 抑瘤 - 平衡"状态，从而发挥抗肿瘤作用。我院肿瘤科治疗肺癌经验方益气除痰方，由法半夏、山慈菇、浙贝母等组成，具有益气除痰、解毒散结之功。陈昌明等人通过对 BALB/cnu 裸小鼠 A549 肺癌移植瘤模型进行研究，表明益气除痰方在体内可明显抑制上皮间质转换的发生，其机制与抑制 GRP78、smad2/3、SRC、JNK、P38、ERK 的表达有关；林丽珠等人采用人肺腺癌细胞 A549 建立了人肺癌小鼠皮下移植瘤模型，来探讨具有化痰除湿类中药的益气除痰方的抗癌机理，结果表明，益气除痰方可能是通过下调 GRP78/BIP 的表达，从而降低肿瘤细胞适应应激微环境的能力，促进 caspase-12 活化，启动内质网应激，使肿瘤细胞趋于凋亡而发挥抗癌作用。其后研究表明，益气除痰方可通过阻滞细胞周期抑制缺氧 HUVEC 的增殖，进而抑制细胞的迁移与侵袭，其机制可能与改善肿瘤缺氧微环境有关，体现了中医药抗肿瘤转移过程的多通路多靶点优势；张恩欣等人通过利用肺癌的小鼠移植瘤模型，证明了益气除痰方可通过抑制肿瘤相关巨噬细胞而起到抑制肿瘤相关免疫功能的作用，从而改善肿瘤微环境而达到抑制肿瘤的目的。

（4）扶正培本类中药

《医家必读》曰"积之成也，正气不足，而后邪气踞之"，《证治汇补》中云"壮人无积，虚人则有之"，由此我们可知，正气不足是疾病形成的基础，因此扶正培本也是治疗肿瘤的原则之一，且贯穿肿瘤治疗的全程。石世德、周岱翰等人研究了中药复方制剂扶正抗癌方抗癌的主要作用机制，研究证明扶正抗癌方可通过抑制人肺癌细胞增殖，增强淋巴因子激活的杀伤细胞（LAK）抑瘤活性，LAK 早已被证明只可对肿瘤细胞产生毒性，而对正常细胞并无杀伤能力；刘长青兴、周岱翰等人通过参芪固本方对 Lewis 肺癌模型小鼠作用机制的研究，揭示周岱翰教授经验方参芪固本方可能在一定程度上激活 TNF-α 分泌，从而抑制肿瘤细胞增殖与转移；另有实验研究表明，参芪固本方可通过产生 TNF-α 而起到抗血管生成、调节人体免疫而增强自身抗肿瘤作用。

6. 讨论与展望

由以上论述可知，目前常用的几类抗肿瘤中药对肿瘤微环境均有一定的干预作用，主要是通过增强机体免疫、抗肿瘤血管生成、抑制淋巴管生成、促进肿瘤细胞凋亡、抑制肿瘤细胞迁移等机制抗肿瘤复发及转移。

随着肿瘤微环境越来越受到国内外学者的关注，中医药对于肿瘤微环境的干预作用也日渐突出。因此，在国医大师周岱翰教授的指导下，王雄文教授提出了自己的治疗理念，即在中医整体观和辨证论治原则的指导下，以除瘤务尽、带瘤生存及见瘤治瘤为原则，根据各阶段虚、痰、瘀、毒的不同，正邪交争的情况，患者有无胃气及是否得神等四诊资料来判断疾病的顺逆，通过扶正以祛邪、祛邪以扶正等治疗战略，运用中西医结合的战术，改变肿瘤微环境，使人体恢复自稳态，提高患者生存质量，并延长生存时间。相信随着中医药对肿瘤微环境研究的深入，中医药对肿瘤微环境的干预可能会开辟肿瘤治疗的新领域。

（陈鉴聪　张晓莹）

参考文献

［1］The Lancet. GLOBOCAN 2018：counting the toll of cancer［J］. Lancet，2018，392（10152）：985.

［2］Paget S. The distribution of secondary growths in cancer of the breast［J］.The Lancet，1889，133（3421）：571-573.

［3］Quail DF，Joyce JA. Microenvironmental regulation of tumor progression and metastasis［J］. Nat Med，2013，19（11）：1423-1437.

［4］Junttila MR，de Sauvage FJ. Influence of tumour micro-environment heterogeneity on therapeutic response［J］. Nature，2013，501（7467）：346-354.

［5］Cavalcanti-Adam EA，Micoulet A，Blümmel J，et al. Lateral spacing of integrin ligands influences cell spreading and focal adhesion assembly［J］. Eur J Cell Biol，2006，85

（3-4）：219-224.

　　[6] Kim D H, Provenzano P P, Smith C L, et al. Matrix nanotopography as a regulator of cell function [J]. J Cell Biol, 2012, 197（3）：351-360.

　　[7] Wan L, Pantel K, Kang Y. Tumor metastasis: moving new biological insights into the clinic [J]. Nat Med, 2013, 19（11）：1450-1464.

　　[8] 杨芳, 于雁. 肿瘤微环境——肿瘤转移的关键因素 [J]. 中国肺癌杂志, 2015, 18（1）：48-54.

　　[9] 许晶, 管晓翔. 肿瘤微环境的组成及其在肿瘤转移中的作用 [J]. 癌症进展, 2014, 12（2）：144-148.

　　[10] Brown JM. Tumor microenvironment and the response to anticancer therapy [J]. Cancer Biol Ther, 2002, 1（5）：453-458.

　　[11] Strickland M, Stoll EA. Metabolic Reprogramming in Glioma [J]. Front Cell Dev Biol, 2017, 5: 43.

　　[12] Saroussi S, Nelson N. Vacuolar H^+-ATPase—an enzyme for all seasons [J]. Pflugers Arch, 2009, 457（3）：581-587.

　　[13] DiResta GR, Lee J, Healey JH, et al. "Artificial lymphatic system": a new approach to reduce interstitial hypertension and increase blood flow, pH and pO_2 in solid tumors [J]. Ann Biomed Eng, 2000, 28（5）：543-555.

　　[14] Dunn GP, Old LJ, Schreiber RD. The three Es of cancer immunoediting [J]. Annu Rev Immunol, 2004, 22: 329-360.

　　[15] Pesic M, Greten FR. Inflammation and cancer: tissue regeneration gone awry [J]. Curr Opin Cell Biol, 2016, 43: 55-61.

　　[16] Hanahan D, Weinberg R A. Hallmarks of cancer: the next generation [J]. Cell, 2011, 144（5）：646-674.

　　[17] Quante M, Varga J, Wang TC, et al. The gastrointestinal tumor microenvironment [J]. Gastroenterology, 2013, 145（1）：63-78.

　　[18] Benamouzig R, Uzzan B. Aspirin to prevent colorectal cancer: time to act? [J]. Lancet, 2010, 376（9754）：1713-1714.

　　[19] 黄波. 肿瘤微环境中免疫与炎症的调节 [J]. 中国肿瘤生物治疗杂志, 2012, 19

（2）：111–115.

［20］Semenza GL. HIF–1 and tumor progression：pathophysiology and therapeutics［J］. Trends in Molecular Medicine，2002，8（4Suppl）：S62–S67.

［21］Semenza GL. Targeting HIF–1 for cancer therapy［J］. Nat Rev Cancer，2003，3（10）：721–732.

［22］Peter V，Michael HC，Arnulf M. Detection and characterization of tumor hypoxia using pO2 histography［J］. Antioxidants & redox signaling，2007，9（8）：1221–1235.

［23］Masoud GN，Li W. HIF–1α pathway：role，regulation and intervention for cancer therapy［J］. Acta Pharm Sin B，2015，5（5）：378–389.

［24］Chen H，Shen A，Zhang Y，et al. Pien Tze Huang inhibits hypoxia–induced epithelial–mesenchymal transition in human colon carcinoma cells through suppression of the HIF–1 pathway［J］. Exp Ther Med，2014，7（5）：1237–1242.

［25］Wang H，Zhao L，Zhu LT，et al. Wogonin reverses hypoxia resistance of human colon cancer HCT116 cells via downregulation of HIF–1α and glycolysis，by inhibiting PI3K/Akt signaling pathway［J］. Mol Carcinog，2014，53（S1）：E107–E118.

［26］Pan Y，Shao D，Zhao Y，et al. Berberine Reverses Hypoxia–induced Chemoresistance in Breast Cancer through the Inhibition of AMPK– HIF–1α［J］. Int J Biol Sci，2017，13（6）：794–803.

［27］Sui H，Zhao J，Zhou L，et al. Tanshinone IIA inhibits β–catenin/VEGF–mediated angiogenesis by targeting TGF–β1 in normoxic and HIF–1α in hypoxic microenvironments in human colorectal cancer［J］. Cancer Lett，2017，403：86–97.

［28］Li X，Chen C，Dai Y，et al. Cinobufagin suppresses colorectal cancer angiogenesis by disrupting the endothelial mammalian target of rapamycin/hypoxia–inducible factor 1 α axis［J］. Cancer Sci，2019，110（5）：1724–1734.

［29］Zhou Y，Xu Q，Shang J，et al. Crocin inhibits the migration，invasion，and epithelial–mesenchymal transition of gastric cancer cells via miR–320/KLF5/HIF–1α signaling［J］. J Cell Physiol，2019，234（10）：17876–17885.

［30］Veglia F，Gabrilovich DI. Dendritic cells in cancer：the role revisited［J］. Curr Opin Immunol，2017，45：43–51.

［31］Parker KH，Beury DW，Ostrand-Rosenberg S. Myeloid-Derived Suppressor Cells：Critical Cells Driving Immune Suppression in the Tumor Microenvironment［J］. Adv Cancer Res，2015，128：95-139.

［32］Talmadge JE，Gabrilovich DI. History of myeloid-derived suppressor cells［J］. Nat Rev Cancer，2013，13（10）：739-752.

［33］Ruffell B，Affara NI，Coussens LM. Differential macrophage programming in the tumor microenvironment［J］. Trends Immunol，2012，33（3）：119-126.

［34］Qian BZ，Pollard JW. Macrophage diversity enhances tumor progression and metastasis［J］. Cell，2010，141（1）：39-51.

［35］Tian Y，Li X，Li H，et al. Astragalus mongholicus regulate the Toll-like-receptor 4 meditated signal transduction of dendritic cells to restrain stomach cancer cells［J］. Afr J Tradit Complement Altern Med，2014，11（3）：92-96.

［36］Chen D，Zhang X，Du Y，et al. Effects of Gekko sulfated polysaccharide-protein complex on the defective biorheological characters of dendritic cells under tumor microenvironment［J］. Cell Biochem Biophys，2012，62（1）：193-201.

［37］Wang R，Li Y，Wang W，et al.［Compound K suppresses myeloid-derived suppressor cells in a mouse model bearing CT26 colorectal cancer xenograft］［J］. Nan Fang Yi Ke Da Xue Xue Bao，2015，35（5）：748-752.

［38］Tan HY，Wang N，Man K，et al. Autophagy-induced RelB/p52 activation mediates tumour-associated macrophage repolarisation and suppression of hepatocellular carcinoma by natural compound baicalin［J］. Cell Death Dis，2015，6（10）：e1942.

［39］Chen Y，Bi L，Luo H，et al. Water extract of ginseng and astragalus regulates macrophage polarization and synergistically enhances DDP's anticancer effect［J］. Ethnopharmacology，2019，232：11-20.

［40］Senger D R，Galli S J，Dvorak A M，et al. Tumor cells secrete a vascular permeability factor that promotes accumulation of ascites fluid［J］. Science，1983，219（4587）：983-985.

［41］Kowanetz M，Ferrara N. Vascular endothelial growth factor signaling pathways：therapeutic perspective［J］. Clin Cancer Res，2006，12（17）：5018-5022.

［42］Maxwell PH，Wiesener MS，Chang GW，et al. The tumour suppressor protein VHL targets hypoxia-inducible factors for oxygen-dependent proteolysis［J］. Nature，1999，399（6733）：271-275.

［43］Bachelder RE，Crago A，Chung J，et al. Vascular endothelial growth factor is an autocrine survival factor for neuropilin-expressing breast carcinoma cells［J］. Cancer Res，2001，61（15）：5736-5740.

［44］Barr M P，Bouchier-Hayes D J，Harmey J J. Vascular endothelial growth factor is an autocrine survival factor for breast tumour cells under hypoxia［J］. Int J Oncol，2008，32（1）：41-48.

［45］Hansen W，Hutzler M，Abel S，et al. Neuropilin 1 deficiency on CD4$^+$Foxp3$^+$ regulatory T cells impairs mouse melanoma growth［J］. J Exp Med，2012，209（11）：2001-2016.

［46］Hsu HW，Wall NR，Hsueh CT，et al. Combination antiangiogenic therapy and radiation in head and neck cancers［J］. Oral Oncol，2014，50（1）：19-26.

［47］Zeng D，Wang J，Kong P，et al.Ginsenoside Rg3 inhibits HIF-1α and VEGF expression in patient with acute leukemia via inhibiting the activation of PI3K/Akt and ERK1/2 pathways［J］. Int J Clin Exp Pathol，2014，7（5）：2172-2178.

［48］Wang S，Cai R，Ma J，et al. The natural compound codonolactone impairs tumor induced angiogenesis by downregulating BMP signaling in endothelial cells［J］. Phytomedicine，2015，22（11）：1017-1026.

［49］Shen AL，Hong F，Liu LY，et al. Effects of Pien Tze Huang on angiogenesis in vivo and in vitro［J］. Chin J Integr Med，2012，18（6）：431-436.

［50］Shen A，Lin J，Chen Y，et al. Pien Tze Huang inhibits tumor angiogenesis in a mouse model of colorectal cancer via suppression of multiple cellular pathways［J］. Oncol Rep，2013，30（4）：1701-1706.

［51］Wu J，Ke X，Ma N，et al. Formononetin，an active compound of *Astragalus membranaceus* (Fisch) Bunge，inhibits hypoxia-induced retinal neovascularization via the HIF-1α/VEGF signaling pathway［J］. Drug Des Devel Ther，2016，10：3071-3081.

［52］Lin W，Zheng L，Zhuang Q，et al. Spica prunellae promotes cancer cell apoptosis, inhibits cell proliferation and tumor angiogenesis in a mouse model of colorectal cancer via suppression of stat3 pathway [J]. BMC Complement Altern Med, 2013, 13: 144.

[53] Cao Z, Lin W, Huang Z, et al. Jiedu Xiaozheng Yin, a Chinese herbal formula, inhibits tumor angiogenesis via downregulation of VEGF-A and VEGFR-2 expression in vivo and in vitro [J]. Oncol Rep, 2013, 29 (3): 1080-1086.

[54] Chen H, Zhang J, Luo J, et al. Antiangiogenic effects of oxymatrine on pancreatic cancer by inhibition of the NF-κB-mediated VEGF signaling pathway [J]. Oncol Rep, 2013, 30 (2): 589-595.

[55] Lin J, Wei L, Xu W, et al. Effect of Hedyotis Diffusa Willd extract on tumor angiogenesis [J]. Mol Med Rep, 4 (6): 1283-1288.

[56] Lund AW, Wagner M, Fankhauser M, et al. Lymphatic vessels regulate immune microenvironments in human and murine melanoma [J]. J Clin Invest, 2016, 126 (9): 3389-3402.

[57] Dieterich LC, Detmar M. Tumor lymphangiogenesis and new drug development [J]. Adv Drug Deliv Rev, 2016, 99 (Pt B): 148-160.

[58] Zheng W, Aspelund A, Alitalo K. Lymphangiogenic factors, mechanisms, and applications [J]. J Clin Invest, 2014, 124 (3): 878-887.

[59] Kimura Y, Sumiyoshi M. Anti-tumor and anti-metastatic actions of wogonin isolated from Scutellariabaicalensis roots through anti-lymphangiogenesis [J]. Phytomedicine, 2013, 20 (3-4): 328-336.

[60] Catalano V, Turdo A, Di Franco S, et al. Tumor and its microenvironment: a synergistic interplay [J]. Semin Cancer Biol., 2013, 23 (6 Pt B): 522-532.

[61] Liebermann DA, Hoffman B, Vesely D. p53 inducedgrowth arrest versus apoptosis and its modulation by survival cytokines [J]. Cell Cycle, 2007, 6 (2): 166-170.

[62] Canman CE, Gilmer TM, Coutts SB, et al. Growth factor modulation of p53-mediated growth arrest versus apoptosis [J]. Genes Dev, 1995, 9 (5): 600-611.

[63] Plastina P, Bonofiglio D, Vizza D, et al. Identification of bioactive constituents of Ziziphus jujube fruit extracts exerting antiproliferative and apoptotic effects in human breast cancer cells [J]. J Ethnopharmacol, 2012, 140 (2): 325-332.

［64］Ma L，Li W. Emodin inhibits LOVO colorectal cancer cell proliferation via the regulation of the Bcl-2/Bax ratio and cytochrome［J］. Exp Ther Med，2014，8（4）：1225-1228.

［65］Dang XY，Dong L，Shi HT，et al. Effects of serum containing Chinese medicine SanpiPingwei（散癖平胃）formula on proliferation and apoptosis of human SGC-7901 cells［J］. Chin J Integr Med，2013，19（2）：119-126.

［66］Chai XS，Zhang XX，Wu WY. Xiaoji Decoction inhibited cell proliferation and induced apoptosis through Akt signaling pathway in human lung cancer A549 cells［J］. Chin J Integr Med，2014，20（9）：701-705.

［67］Hsu YL，Yen MH，Kuo PL，et al. San-Zhong-Kui-Jian-Tang，a traditional Chinese medicine prescription，inhibits the proliferation of human breast cancer cell by blocking cell cycle progression and inducing apoptosis［J］. Biol Pharm Bull，2006，29（12）：2388-2394.

［68］Wang G，Zhang T，Sun W，et al. Arsenic sulfide induces apoptosis and autophagy through the activation of ROS/JNK and suppression of Akt/mTOR signaling pathways in osteosarcoma［J］. Free Radic Biol Med，2017，106：24-37.

［69］Yu N，Xiong Y，Wang C. Bu-Zhong-Yi-Qi Decoction，the Water Extract of Chinese Traditional Herbal Medicine，Enhances Cisplatin Cytotoxicity in A549/DDP Cells through Induction of Apoptosis and Autophagy［J］. Biomed Res Int，2017，2017：3692797.

［70］Yeung KT，Yang J. Epithelial-mesenchymal transition in tumor metastasis［J］. Mol Oncol，2017，11（1）：28-39.

［71］Marcucci F，Stassi G，De Maria R. Epithelial-mesenchymal transition：a new target in anticancer drug discovery［J］. Nat Rev Drug Discov，2016，15（5）：311-325.

［72］Wang J，Tian L，Khan MN，et al. Ginsenoside Rg3 sensitizes hypoxic lung cancer cells to cisplatin via blocking of NF-κB mediated epithelial-mesenchymal transition and stemness［J］. Cancer Lett，2018，415：73-85.

［73］Tao F，Ruan S，Liu W，et al. Fuling Granule，a Traditional Chinese Medicine Compound，Suppresses Cell Proliferation and TGFβ-Induced EMT in Ovarian Cancer［J］. PLoS One，2016，11（12）：e168892.

［74］Pei Z，Fu W，Wang G. A natural product toosendanin inhibits epithelial-mesenchymal transition and tumor growth in pancreatic cancer via deactivating Akt/mTOR signaling［J］. Biochem Biophys Res Commun，2017，493（1）：455-460.

［75］Wu C，Zhuang Y，Jiang S，et al. Cinnamaldehyde induces apoptosis and reverses epithelial-mesenchymal transition through inhibition of Wnt/β-catenin pathway in non-small cell lung cancer［J］. Int. J. Biochem. Cell Biol，2017，84：58-74.

［76］Su NW，Wu SH，Chi CW，et al. Metronomic Cordycepin Therapy Prolongs Survival of Oral Cancer-Bearing Mice and Inhibits Epithelial-Mesenchymal Transition［J］. Molecules，2017，22（4）：629.

［77］He XR，Han SY，Li XH，et al. Chinese medicine Bu-Fei decoction attenuates epithelial-mesenchymal transition of non-small cell lung cancer via inhibition of transforminggrowth factor β1 signaling pathway in vitro and in vivo［J］. Ethnopharmacol，2017，204：45-57.

［78］Lai YJ，Tai CJ，Wang CW，et al. Anti-Cancer Activity of Solanum nigrum (AESN) through Suppression of Mitochondrial Function and Epithelial-Mesenchymal Transition (EMT) in Breast Cancer Cells［J］. Molecules，2016，21（5）：553.

［79］Zhong C，Zhang YF，Huang JH，et al. The Chinese medicine，JianpiHuayu Decoction，inhibits the epithelial mesenchymal transition via the regulation of the Smad3/Smad7 cascade［J］. Am J Transl Res，2017，9（6）：2694-2711.

［80］黎鹏，肖志伟，林丽珠. 鸦胆子油乳联合多西紫杉醇+顺铂方案治疗非小细胞肺癌临床评价［J］. 中国药业，2018，27（15）：43-45.

［81］卢秀梅，李岩，李翎，等. 岩龙胶囊对Lewis肺癌小鼠Bcl-2、Caspase-3及CyclinD1的表达的影响［J］. 亚太传统医药，2015，11（9）：6-8.

［82］刘展华，周岱翰. 周岱翰教授运用活血祛瘀法治疗恶性肿瘤的临床经验撷要［J］. 广州中医药大学学报，2010，27（4）：427-429.

［83］石世德，李任先，周岱翰，等. 参桃软肝丸对荷肝癌小鼠的抑瘤作用及提高IL-2、NK活性的实验研究［J］. 中药新药与临床药理，2001（3）：216-218.

［84］陈林香，戴馨仪，周岱翰，等. 参桃软肝丸对肿瘤生长及T淋巴细胞亚群的影响［J］. 肿瘤防治杂志，2002（3）：241-243.

［85］李穗晖，吴建奇，陈瑶，等. 参桃软肝丸对H_{22}肝癌荷瘤小鼠端粒酶活性及

CD4$^+$CD25$^+$调节性T细胞比例的影响［J］.中医药导报，2014，20（2）：59-61，64.

［86］朱华宇，周岱翰，戴馨仪.鹤蟾片含药血清对人肺腺癌细胞株增殖和凋亡的影响［J］.广州中医药大学学报，2006（4）：325-329.

［87］陈瑶，陈林香，周岱翰，等.清金得生片对Lewis肺癌小鼠血清IL-2、TNF的影响［J］.实用肿瘤学杂志，2006（4）：280-281.

［88］陈昌明，孙玲玲，林丽珠.益气除痰方对BALB/c-nu裸小鼠A549肺癌转移的抑制作用及其机制探索［J］.中药新药与临床药理，2016，27（4）：513-519.

［89］李元滨，杨建猛，方若鸣，等.益气除痰方对肺癌移植瘤小鼠内质网应激蛋白GRp78/BIP、caspase-12的影响［J］.中医杂志，2014，55（11）：955-958.

［90］吕卓，孙玲玲，林丽珠.益气除痰方对缺氧人脐静脉内皮细胞迁移和侵袭能力的影响［J］.中药新药与临床药理，2017，28（4）：411-417.

［91］张恩欣，周岱翰，侯超.益气除痰方抑制肿瘤相关巨噬细胞的抗肿瘤免疫功能研究［J］.中华肿瘤防治杂志，2016，23（10）：627-630，635.

［92］石世德，郑文岭，杨太成，等.扶正抗癌方抑制人肺癌细胞增殖及增强LAK抑瘤活性的实验研究［J］.中山大学学报（自然科学版），2000（S2）：229-233.

［93］刘长青兴，周岱翰，陈林香，等.参芪固本方对小鼠Lewis肺癌的抑制作用［J］.广州中医药大学学报，2006（5）：406-409.

［94］陶志广，周岱翰，陈林香，等.参芪固本方治疗脾虚荷Lewis肺癌小鼠的实验研究［J］.广州中医药大学学报，2008（1）：56-59.

［95］蔡玉荣，王雄文.从扶正祛邪探讨肿瘤的临床诊治［J］.新中医，2017，49（8）：181-184.

十六、中药、西药的对比与结合

1. 中药与西药的定义

　　"十二五"规划教材《中药学》中定义"中药"是指在中医药理论指导下认识和应用的药物。相应的，"西药"就是在西医药学理论指导下认识和应用的药物。近代以来，由于中、西医药学体系进行了相互碰撞与交流，从而产生出了新的问题，如从中药黄连中提取的黄连素（小檗碱）属于西药还是中药？药物是治疗疾病的主要手段之一，思考和回答这个问题，有助于厘清中西医理论体系的异同，指导中西医理论和临床整合。

　　从狭义上说，中药是指药物的性能、作用首先是以中医药理论进行描述的，且在使用的时候，必须是遵照中医药理论进行指导的药物。相应的，西药是指药物的性能、作用首先必须是以西医药理论进行描述的，且在使用的时候，必须是遵照西医药理论进行指导的药物。回到上面提到的问题，我们先谈黄连。现存最早的药学专著《神农本草经》中就已经有黄连性味和功效的详细记载："黄连，味苦寒。主热气，目痛，眦伤，泣出，明目，肠澼，腹痛，下利，妇人阴中肿痛。久服，令人不忘。"而黄连素是于1975年由我国东北制药总厂最早试制成功，但黄连素的性味和功效与黄连完全一致吗？答案是存在争议的。而它的分子式、熔点、沸点、药代动力学却是明确的，查阅盐酸小檗碱片的药物说明书，适应证写的是肠道感染、腹泻，属于西医诊断。因此，从狭义的角度讲，黄连素就属于西药无疑。

　　从广义上说，中药是指在中医药理论指导下使用的药物。相应的，西药是指在西医药理论指导下使用的药物。黄连在中药学中所记载的功效是清热燥湿、泻火解毒，临床应用是治疗湿热泻痢，但所有的肠道感染、腹泻都属于湿热泻痢吗？显然是否定的。此时，黄连素属于中药还是西药，则取决于使用者所依据的理论基础。如果医生针对湿热证的腹泻患者使用黄连素，即对一个首先以西医药理论进行描述的药物，按照中医药理论来指导使用，这就属于广义的中药。反之，如果医生不区分证型，而是根据患者肠道感染的诊断使用黄连，即对一个首先以中医药理论进行描述的药物，按照西医药理论来指导使用，则属于广义的西药。如果既参考西医"病"的诊断标准，也参考中医"证"的诊断标准，则属于中西结合的用药模式。

2. 狭义中药与西药的比较

（1）中西药的特点

中医药理论对中药性能的描述主要包括四气、五味、升降浮沉、归经、主治功效、毒性这六个方面；中药的作用包括治疗作用和不良反应；中医通过辨证论治对药物的使用进行指导，辨证（这里是指广义的"证"，是"病－证－症"的结合）的方法包括八纲辨证、六经辨证、卫气营血辨证、脏腑辨证等，而后法随证立，方从法出，方以药成，这里的方包括单味中药组成的"单方"和两味及以上中药组成的"复方"，组方时需根据相须、相使、相畏、相杀、相恶、相反及"君臣佐使"的理论进行合理配伍，最终达到"方证相应"的目标。

西医药理论对西药性能的描述主要为其理化性质及药代动力学等；西药以作用位点（靶点）、机制、代谢途径及毒副作用等进行描述；西医学根据患者的病史、症状、体征、辅助检查结果，基于生理学、病理学、病理生理学、生物化学、免疫学、分子生物学等学科研究成果，得出疾病（病因、病理、病理生理、解剖等多维）诊断，制定治疗方案，药物的配伍主要考虑药效学及药代动力学等药物间的相互作用。

（2）中西药性能、作用的差别

对比之后，可以发现中药与西药对药物性能、作用的描述是具有明显区别的。中医学对药物的描述是历代医家根据药物应用在人体后，人体所产生的治疗前后变化，结合阴阳学说、五行学说、藏象学说、经络学说等原始系统论进行提炼总结的，具有明显的"性效相应"的特点，是数千年来基于中医药理论指导的用药疗效与经验总结。西医学对药物的理化性质描述是客观、具体、易于测量的，药代动力学、药效动力学是基于分析还原思维进行的微观描述。

中药的四气五味、功效主治与归经等描述是基于中医学整体观念与辨证论治等理论指导的，也受制于中医理论体系发展与成熟过程中其他自然学科发展的局限，基于神农氏及历代医家尝百草及临床经验的归纳与总结，相对主观而欠精确，不同医家对同一药物的不同描述甚至会让我们觉得无所适从，但这并不是否定中草药临床疗效，这种"模糊的正确"同样赋予了中药自身无可比拟的优势。正因为中药并不是一个单一的化合物，它具有多作用靶点的优势，不容易产生耐药性。《神农本草经》把中药分成上、中、下三品，各占约三分之一，其相应的"毒性"（与西药毒性的概念不同）即药物的"偏性"，由上品的较小至下品的较大，说明中药里有很多作用相对温和、可长时间服用的药物。中药的不良反应与西药的不良反应不同，在合理用药的情况下，除了因个体差异导致的过敏反应，并无其他不良反应的发生，即《素问·六元正纪大论》所言"有故无殒，亦无殒也"，《类经》解释为"有是故而用是药，所谓有病则病受之"，故"无病则人受之"。不合理地使用中药也会导致不良反应的发生，如实热证型用大毒的温热药物，而大虚之人过用寒凉之剂，此中医所谓虚虚实实之过，这容易和西医学所言药物毒性混淆，也是西医难以理解的。

作为他山之石的西药，西医学及现代科学的定义是相对客观而精确的，每个药物都能给出它唯一的分子结构式，研发者可根据需求人为地增减分子基团及改变构型，量效关系相对明确，在部分发病机制较为单一、靶点较为明确的疾病的治疗中效果显著。但正因为它的组成单一，导致作用靶点也相对单一，容易产生耐药。基于量效关系兼顾毒副作用的理念筛选的西药往往有突出的短期疗效，但伴随而来的是长期使用时较严重的不良反应，且药物不良反应中的副反应即使在合理用药的情况下也难以避免。经典药物阿司匹林自1898年上市至今的一百余年内，不断有新的药理作用被发现，说明了目前的药理学与药效动力学研究结果只是基于正向思维的管中窥豹，只见冰山一角而已，这种局限性曾经造成了令人震惊的"反应停事件"。因此，我们既要接受采纳现有的研究成就，也要警惕部分"精确"所带来的风险。

（3）用药指导理论及目的的不同

中医学基于原始系统论思维，强调整体观，取中药的四气、五味、升降浮沉、归经、主治功效等，并组成方剂，以中和、平衡的思维和方法扶正祛邪、调和阴阳，以达到"阴阳和"的目的。中药和方剂的精准使用依赖于准确的辨证分型，以中医治疗感冒为例，其注重的是在宏观层次辨证指导下的针对风寒感冒、风热感冒及虚人外感等证型的调和阴阳、扶正祛邪等，而不在乎基于分析还原论（分割论）的细节（病毒或细菌感染、鼻黏膜充血水肿等局部问题），中医基于"正气存内，邪不可干"的理念，把基于西医理念的抗细菌、抗病毒等都交给了机体的"正气"来完成。其实，这与运动可以增强体质、防病抗病的常识是一致的，也与心理治疗可以治愈与或减轻心理疾患的机制是异曲同工的。

中药的精准使用依赖于准确的辨证，而中医"证"的复杂性为中药的大规模标准化应用提出了另一个巨大挑战。目前的科学技术水平尚无法为中医的"证"提供足够多的实用的客观化标准，但这并不代表中医不科学，因为人体本身就是一个复杂的巨系统，中医"证"的复杂性恰恰反映了人体的复杂性。

西医学基于分析还原理论思维，直接分析病因、诱因及局部的病理生理改变等，其目的是精准针对病因、病理、病理生理等进行对抗，达到对因及对症治疗的目的。西药的精准使用依赖于对疾病准确的多层次的诊断，同样是治疗感冒，西医学更注重基于分析还原论研究证据，从微观及局部入手行对抗性治疗，如抗病毒、抗细菌的对因治疗及针对卡他症状及发热的机制的对症干预，中医学从宏观辨证入手用药而言，把整体的平衡交给了"自愈力"，同样取得了好的疗效，一样可以达到治愈的效果。然而，很多疾病的确诊都需要有辅助检查结果的支持，在检查结果明确的时候，疾病的诊断明确，用药的效果较好。但在许多疾病的早期，患者本人已经有不适的症状，检查结果却仍为正常，疾病的诊断不成立，这时就出现无药可用的情况，这是由于着眼点在"人得的病"而不是"得病的人"所造成的困境。在生物技术快速发展的今天，每年都有很多新的西药诞生，但不同西药同时应用所产生的相互作用却并未得到充分的研究，这是西药复方发展道路上所面临的挑战。而我们可以看到，西医对于疾病病因与发病机理的认识、治疗的目的在变化，这也体现在治疗策略和方案的改变上，以高血压病为例，用药从单药单靶点发展为多药联合的多靶点综合拮抗，治疗理念从单纯的血压控制发展为以降压为首要目标的针对重要靶器官不良事件的全程管理，这是后基因组学时代西医从分析还原论为主到结合系统论思维认知健康和疾病的转变，也与中医整体观念靠近。

3. 中西医理论整合指导下的中西药结合

自人类基因组测序工程完成后，在后基因组时代，西医学从原来的以分析还原论为主，转向用系统论的方法认识健康与疾病。于是，自稳态与阴平阳秘趋同，同病异治与异病同治也成为西医学语言，中西医从理论体系到临床诊疗实践都逐渐趋同。

（1）阴平阳秘与自稳态理论对中西药结合的指导

中医治疗观之要旨是阴阳，"因而和之，是谓圣度"（《素问·生气通天论》），因此中医强调在整体观念、辨证论治指导下调和阴阳，合理应用养生、导引、食疗、药物、针灸等治疗手段，侧重于调节机体的反应性，并非针对原始动因（如病原微生物）和病灶而发挥疗效，而是通过机体的"自稳调节机制"间接起到"扶正祛邪"作用，达到恢复"阴平阳秘"状态。但对有些疾病来说，如不针对实质病因，单纯依靠"自愈机制"是难以消除病因而纠正偏态的，如严重感染性疾病、器质性病变等。

西医学的治疗观是针对病因和症状，在整体、器官、组织或分子等多层次的对抗与补充治疗。基于自稳调节的层次与机制进行客观分析，肿瘤疾患要评估全身的代谢、营养、心理等多维度的变化，更要从整体、局部肿瘤大体，甚至分子水平治疗与评估疗效，并指导治疗策略及治疗方案的动态调整。西医学通过实验手段揭示了许多疾病的直接病因，治疗手段越来越丰富、针对性愈来愈强，如抗生素的应用、器官移植、基因治疗等，这些治疗手段对病因相对单

一、明了的疾病针对性好且十分有效，但对于病因复杂的肿瘤、自身免疫性疾病等有局限性，只针对病因的治疗显得困难，且单纯消除病原和病灶有时仍不能纠正机体的"偏态"。而且药物的毒副作用、耐药现象、排异反应等诸多问题，目前仍无法解决。所以多学科会诊机制、鸡尾酒疗法、复方西药饮片也应运而生。

（2）中药现代化

西药的研发是基于分析还原方法，针对病因或发病机制的对抗性治疗或补充性治疗。在此研究思路下，中药提取物的研究获得了诸多重要成果，青蒿素、黄连素、三氧化二砷、靛玉红等是其中重要的代表。从"当归芦荟丸"中的青黛提取靛玉红治疗慢性粒细胞白血病就是中药提取物研究的典型案例。1966年，聂元赏老中医在中国医学科学院血液学研究所血液病医院运用"泻肝经实火"的治则，用金代刘完素的"当归芦荟丸"治疗慢性粒细胞白血病，22例病例的有效率达72.7%。经过反复的筛选、提取，最后通过大量实验，证实"当归芦荟丸"中的青黛提取的双吲哚类化合物靛玉红治疗慢性粒细胞白血病有效。2010年至2015年，靛玉红及其衍生物专利有23项，参加靛玉红研究的国家近20个，治疗的疾病范畴不断延伸，受到了国内外医学界的广泛重视。这是运用现代药理学研究的方法，结合传统中医学的治疗经验，对中药单体进行提取的研究。这种中药单体提取物的研究也会引出争议：提取出来的药物，譬如靛玉红、青蒿素、黄连素、三氧化二砷之类，应该归为中药还是西药？

我们再次回到那个黄连素（小檗碱）归属的问题，把黄连中的小檗碱提取出来，然后通过化学的方法，大批量合成生产，这是中药现代化吗？不完全是，这仅仅是中药现代化的一个组成部分，因为黄连的化学成分不仅有小檗碱，它不能代表黄连所有的性能。将提取的黄连素对湿热证的腹泻患者进行应用是中药现代化吗？也不是，黄连素在合成出来后，我们首先清楚的是它的理化性质，而对它的四气、五味、升降浮沉、归经、毒性尚不清楚，这只能算是西药的中药化。如果医生不区分证型，只根据患者肠道感染的诊断就使用黄连，这就变成了中药的西药化，而不是中药现代化，类似的情况在临床中并不少见，需要引起我们的警惕，否则很容易因"药不对证"而发生不良反应。

有学者将现代科学化中药归纳为以下两个特点：①具有中药基本内容，可按中医药学理论使用；②对中药基本内容给予现代科学的阐述，包括物质和生物活性两方面。两者缺一不可，如此才能在保存中药本身宏观优势的同时，克服其微观劣势。因为药物本身是客观的，中药与西药的药性、作用描述，只是不同的认识论，类似于"盲人摸象"，所以对于传统中药的药性和作用我们完全有可能对它进行现代科学化的描述，这也是时代发展对中药发展提出的要求，同时也将大大增强中药自身的生命力。黄连素的提取只是黄连的现代科学化描述的一部分，后续研究需将黄连素的四气、五味、升降浮沉、归经、毒性进行观察总结，并将相关研究应用于黄连的所有组分，再对黄连这一整体的药效动力学、药代动力学进行研究，尤其是毒性反应的部分，这将进一步提升用药的精准度与安全性。显然，这对于目前的生物技术发展水平来说，是一个巨大的挑战，但我们相信，药物分析研究相关技术将和计算机技术、基因测序技术一样，迎来其技术革命的一天。

（3）西药中药化

西药的中药化，主要指的是为现有的西药增加中药性能、作用相关的描述，即四气、五味、升降浮沉、归经、毒性、功效等，以使其可以在中医药理论指导下进行临床应用。相比于中药现代化，西药的中药化是较容易实现的，因为西药本身的理化性质是清楚的，不存在争议，研究对象相对标准而单一，而中药性能、作用的获得均可直接来自临床观察。因此，在西医药传入我国后不久，就有医家对此展开了研究，最具代表性的是清末民初著名医家张锡纯，在《医学衷中参西录》一书中，他在医理和药方上探索中西医融合，以期"中华医学大放光明于全球之上"。张锡纯善用阿司匹林，被称为"阿司匹林医生"，对阿司匹林（原书为"阿斯必林"）进行了详细的相关描述，"其性凉而能散，善退外感之热，初得外感风热，服之出凉汗即愈。兼能退内伤之热，肺结核者，借之以消除其热，诚有奇效。""其善治流行性感冒者，以其能入三焦，外达腠理以发汗也；其善治肺结核者，以其能引肺中之毒热外透皮毛以消散也；其善治关节肿疼者，以其凉散之性能使关节之郁热悉融化也"。用药发挥了中医药因人制宜的特点，"至用阿斯必林治内伤，其分量尤须少用。因内伤发热之人，阴虚阳浮，最易发汗。西人用治肺结核之热，日服三瓦，其在欧洲地寒，且其人自幼多肉食，脏腑营卫壮固，或者犹可，在吾中华则定然不可。"张锡纯探索了阿司匹林联合石膏、山药、白茅根、滑石等药的应用，也探讨了溴化钾、水合氯醛、胃蛋白酶等药的中西医结合的运用，提出"石膏之性，又最宜与西药阿斯必林并用。盖石膏清热之力虽大，而发表之力稍轻。阿斯必林之原质，存于杨柳树皮津液中，味酸性凉，最善达表，使内郁之热由表解散，与石膏相助为理，实有相得益彰之妙也。"近现代以来，已有医家相继对常用西药中的阿托品、青霉素、氨茶碱、伊立替康、易瑞沙、氢氯噻嗪、山莨菪碱等药物的中药性能、作用进行考究，因此其可操作性是不容置疑的。

西医学治疗恶性肿瘤疾病的化学药物、放射线治疗、微创治疗、靶向药物治疗、介入治疗、免疫治疗等，也可以用中医药的四气、五味、归经、升降沉浮、有毒无毒等理论重新探索研究。譬如化疗后，容易出现恶心、呕吐、纳差等消化道反应，并可能出现骨髓抑制、肝肾等重要脏器功能损害等。结合中医药对药物性味归经的认识，可以认为化疗伤气，药性苦寒，有大毒，归脾、胃、肝、肾经，有攻毒散结、破瘀消癥、消肿化积之功效，作用峻猛，功力专，奏效快。不同的化疗药物根据药物作用机理的差异、作用部位的差异、副作用的差异会出现一定的异质性，不过总体功效及性味归经都会有以上所述的相似之处。因此在化疗前后，可以在整体观念、辨证论治指导下，酌情予香砂六君丸、保和丸、复方皂矾丸、一贯煎、八珍汤等方药，山药、炒白术、麦芽、神曲等健脾和胃之中药，生姜、姜半夏、丁香、竹茹等降逆止呕之中药，人参、熟地黄、当归、枸杞子、鹿茸、菟丝子等补血生精之中药辨证治疗。

譬如射频、微波等热消融微创治疗手段，能直接灭活局部肿瘤病灶，术后可能出现出血、疼痛、发热等症，通过中医药思维，可以认为热消融微创治疗直接作用于病灶，性属大热，在热消融微创治疗前后，可以酌情予墨旱莲、牡丹皮、白芍、麦冬、白花蛇舌草等凉血滋阴清热之中药辨证治疗。

譬如氩氦冷冻治疗后，常出现一过性胁痛、恶心呕吐、恶寒、脉沉、脉缓，明显的一过性心率减慢及轻微的体温下降，并可能出现收缩压、HGB、PLT下降，ALT、AST升高。根据中医取象比类思维，因为氩氦冷冻治疗会导致患者出现恶寒、脉沉、脉缓、体温下降等表现，加之其制冷的物理属性，可将其中医属性归为寒凉之品，易致寒凝肝脉。寒邪直中肝脉，则出现胁痛、恶寒、手足肤温下降；实寒甚者则出现肝郁脾虚、肝胃不和，表现为恶心呕吐、腹胀、纳呆等症；寒邪阻滞气机，则出现胸闷、善太息；气机不畅，气虚气滞，则见神疲乏力；气不能载津，津液运化失疏，则口干咽燥；气不能摄津，则出汗；气不能摄血，则血溢脉外；气微寒甚，则脉沉缓。依据此理论，在氩氦冷冻治疗前后，可以酌情予桂枝、吴茱萸、生姜、肉桂等温阳通络之中药辨证治疗。

譬如放疗，治疗后常出现局部的放射性炎症，出现口干咽燥、神疲乏力、手足心热、大便干燥、舌红苔少、脉细数等气阴两虚的表现，故可以认为放疗伤阴，其中医属性为"火邪、热毒"。因此在放疗前后可以酌情予生脉饮、二至丸、增液汤、知柏地黄丸等方药，西洋参、麦冬、玄参、生地黄、知母等中药辨证治疗。

另一方面，西药研发机构也在为提高安全性、有效性而不断地进行研究。由于药物研发的高昂成本及不同个体的差异性，在基于疾病表型的药物治疗阶段，即使排名在全球销量前列的"明星药物"，其有效率也只能达到40%～60%，且有接近1/6的使用者出现不同程度的不良反应，而随着生物标志物（Biomarker）研究的深入，部分药物的有效率得到了明显的提高。以肿瘤靶向治疗药物易瑞沙治疗非小细胞肺癌为例，在药物诞生之初，未对人群进行分子分型的选择治疗前，有效率只有20%～30%，而将EGFR突变作为疗效预测的生物标志物进行人群筛选后，有效率大幅提高至70%～80%，这充分体现了精准治疗的优势。而西药的中药化，将为现有的西药提供更多的用药选择标志，包括预后、药物剂量、疗效判断、复发监测等方面，如此可进一步提高用药安全性和有效性。

有学者对各类降压药的辨证应用分别进行了探讨，发现利尿剂（吲达帕胺）治疗痰湿壅盛型高血压较阴虚阳亢型更为有效，β受体阻滞剂对肝阳上亢型高血压疗效更好，钙通道阻滞剂（非洛地平）对痰湿壅盛型高血压的疗效更佳，血管紧张素转换酶抑制剂（贝那普利）对肝火亢盛型高血压疗效较好，血管紧张素Ⅱ受体拮抗剂（厄贝沙坦）对肝阳上亢型高血压者疗效优于钙通道阻滞剂（氨氯地平）。我们曾对中、晚期非小细胞肺癌的患者运用多西他赛＋顺铂（DP 方案）、吉西他滨＋顺铂（GP 方案）多疗程化疗前后不同脏腑的气虚证、血虚证的变化及其规律进行研究，发现化疗 1 周期后患者的脾气虚症状即出现加重，随着化疗周期的延长，气虚症状逐渐加重，且以肺气虚、脾气虚症状加重为主，因此可推测以上的化疗药物组合属性寒而味苦，归肺、脾经，易伤气。所以，对于重度肺气虚、脾气虚证的患者，用药剂量不宜过大，以防发生严重的不良反应。

（4）中西药的相互作用

在中药现代化、西药中药化的浪潮中，为了发挥各自的优势，中西药必然会存在很多共用的机会，因此我们不得不对中西药的相互作用进行考察。在用药的整体策略上，由于中医药理论具备天然的宏观优势，所以要坚持中医的战略指导中西医结合战术的运用。张锡纯老先生显然也认同这一点，他在了解阿司匹林具有"少用则凉，多用则热"的中药特性的基础上，根据辨证论治的原则，认为"温病初得用一瓦（指阿司匹林），白糖冲水送下，可得凉汗而解。若伤寒初得用瓦半，生姜、红糖煎汤送下，可得热汗而解"；针对禀赋不同之人又有相应的配伍调整，"若其人身体虚弱者，可用生怀山药六七钱煮作茶汤送服。若脾胃虚弱者，可用健补脾胃之药煎汤送服"；他创制的治疗温病的著名方剂"石膏阿司匹林汤"（原书为"石膏阿斯必林汤"），当中选择石膏与阿司匹林进行配伍的理由，大抵为"盖其发汗之力有余，而清热之力仍有不足也"这一认识的缘故。

鉴于中西药相互作用的复杂性，除了宏观方面，我们还要利用药代动力学、药效动力学等西医药理学的研究成果对其进行考察。研究发现，含有某些重金属或金属离子的中药（含钙的如石膏、牡蛎、龙骨等，含镁的如滑石粉等）会与一些具有还原性的西药产生不溶性的螯合物，含有鞣质的中药（如大黄、地榆、虎杖、桑枝等）与西药中的酶制剂容易形成不被吸收的络合物，且中药还会通过影响胃肠道的酸碱度（含有机酸的如山楂、乌梅、山茱萸、五味子，含碱性成分的如海螵蛸、槟榔、煅瓦楞子）、胃肠蠕动和胃排空时间（如麻黄）而间接对西药的吸收产生影响；某些中西药的联用会对药物的主要活性成分在体内的分布产生影响，可增强疗效（如枳实可升高胆道中庆大霉素的浓度），也可能造成严重的不良反应（如黄连、黄柏可增加血浆中游离的华法林浓度）；部分中药可对人体内参与药物代谢的药酶（微粒体酶如细胞色素 P450 酶系统等，非微粒体酶如单胺氧化酶等）产生诱导或抑制，从而影响使用该酶进行代谢的相关药物；在药物排泄方面，中药可通过影响尿液的酸碱度，从而改变药物的重吸收及在尿中的结晶析出，对药物的肾脏排泄途径产生影响。

虽然以上的研究成果大多来自体外实验，且研究的对象大多为单药而非复方制剂，只能提示中西药联用时的潜在临床风险，并不能预测相互作用的程度与临床意义，但随着中西药联合应用的增多，相关的临床药物不良反应事件（adverse drug reaction，ADR）报道警示我们必须对某些高风险的情况予以重视。调查显示，中药注射液＋西药注射液的联合用药较其他剂型的联用更容易发生 ADR，年龄 ≥ 61 岁的患者较其他年龄段更容易发生 ADR。某些治疗窗较窄、容易发生严重不良事件的药物如华法林、地高辛等，也需要我们的特别关注，如许多活血化瘀类药物与华法林的联用都会导致出血风险的增加，类似的因作用相近导致的 ADR 还包括含苦杏仁的中药制剂（如蛇胆川贝液）与含可待因的止咳药联用，可加重呼吸中枢的抑制作用而导致呼吸衰竭。这提示我们，在临床实践中，不能简单地将作用相近的中药与西药以"1+1=2"的思维进行使用，比较好的情况是"1+1 ＞ 1"的协同作用，如果是"1+1=1"则徒增患者的经济负担，若发生"1+1 ＜ 1"则会对患者造成不必要的损害。因此，我们提议大家可以用中医的正邪观对中西药的联合应用进行指导，根据患者本身的正邪状况，恰当选择中西医的扶正祛邪手段，以达到"扶正不留邪，祛邪而不伤正"的治疗目标。

（5）中西医理论整合指导下的中西药组合的优势互补

其实中西药是各有优势的，西医学的理论和方法对于病因相对简单的器质性疾病、感染性疾病有中医学不可比拟的优势，然而对于慢性感染、恶性肿瘤、风湿免疫性疾患也有力不从心之时。而中药基本来源于天然动植物及矿物，针对单一病因、单一靶点疾病或器质性疾病的作用强度自然也有不足。除了为数不多的如青蒿素之外，用从黄连中提取的小檗碱与各种作用于肠道的抗生素比较，效价是差一些的，用红豆杉树皮和紫杉醇类药物比较抗肿瘤的药效是远远不及的，这是从西药开发理念开始就决定的结果。然而中药取其时间累积效应，可以较长时间服用。患者感受中医适合慢性病而西药对急症、重症短期内更有效的印象也是与中西药的作用力度及特点有关系的，不无道理。

经典的分析还原论（分割论）用于研究复杂的人体生理、病理与疾病治疗是存在严重不足的，基于单一位点（靶点）开发的药物，如果改换思维，用基因组学、蛋白组学、表观遗传学等组学思维和方法去研究分析，对其作用机制的解读就要复杂许多了，这就是反应停事件的教训，也说明了为什么阿司匹林从最开始开发出来是解热镇痛药物，后来逐步发现具有抑制血小板凝聚、抑制大肠腺瘤样息肉癌变等新的作用机制。这也正是经过 III 期临床试验后，依然要大数据统计药物上市后大样本的临床疗效和副作用的原因，为的是避免反应停悲剧的重演。

中药擅长通过机体的"自稳调节机制"间接起到"扶正祛邪"作用，以恢复整体的"阴平阳秘"状态，西医学对器官、组织或分子等多层次病因、解剖、病理生理、免疫等的认识可补充辨证的不足，而西药擅长针对病因和症状进行分析，在整体、器官、组织或分子等多层次的对抗与补充治疗中，可补充微观辨证、治未病与治疗方法与手段的不足。现有证据表明，许多疾病是从分子层次的病变开始的，而从分子层次的自稳态失衡，到可诊断的疾病，再到明显有证可辨的非阴平阳秘状态，可能是一个漫长的过程，这对辨未病、治未病提出了挑战。譬如，病理情况下作为驱动基因 EGFR 突变可导致肺癌，c-kit 突变可导致胃肠间质瘤，这些分子水平的自稳态失衡可以理解为分子层次的非阴平阳秘，相应地把干预手段下沉到分子层次，可取得更显著的疗效，这属于中医治未病理念的一种纵向延伸。将西医学成果采纳入中医理论体系，用中西医理论整合指导中西医治疗手段及中西药组合可实现优势互补。

（卢燊　林龙　王雄文）

参考文献

[1] 陈蔚文. 中药学: 第2版 [M]. 北京: 人民卫生出版社, 2002: 1.

[2] 严倩, 王雄文, 郑文江. 阴平阳秘与自稳态 [J]. 中医杂志, 2019, 60 (10): 845-848.

[3] 岳凤先. 中药与西药的未来 [J]. 中国实验方剂学杂志, 2002 (S1).

[4] 张锡纯. 医学衷中参西录 [M]. 太原: 山西科学技术出版社, 2009: 19, 21, 101, 117, 259.

[5] 穆达浩, 车任勇, 岳凤先. 从阿托品中药性能的具体分析看西药中药化的途径与方法 [J]. 医学与哲学, 1991 (8): 22-24.

[6] 郑晓可. 西药中药化是中西药结合的捷径——浅论青霉素的中药性能、功效 [J]. 中药药理与临床, 2006, 22 (5): 60.

[7] 王俊峰, 董丽. 初探氨茶碱之西药中药化 [J]. 辽宁中医药大学学报, 2010, 12 (10): 182-183.

[8] 韩海成. 浅谈化疗药物伊立替康的西药中药化 [J]. 世界最新医学信息文摘, 2016, 16 (61): 254, 260.

[9] 陈威, 王俊峰. 浅谈易瑞沙的西药中药化应用 [J]. 世界最新医学信息文摘, 2016, 16 (52): 168-169.

[10] 帅眉江, 尹思源. 从西药中药化探讨氢氯噻嗪之中药化特性 [J]. 山东中医杂志, 2017, 36 (1): 43-45.

[11] 李佳阳, 黎小斌. 由山莨菪碱的寒热性质浅谈西药中药化 [J]. 成都中医药大学学报, 2017, 40 (2): 99-101.

[12] 林龙. 氩氦冷冻联合TACE、中医药综合治疗肝癌的安全性和有效性研究 [D]. 广州: 广州中医药大学, 2016.

[13] 刘望乐. 寿比山对不同中医辨证类型高血压病患者的疗效比较 [J]. 中医杂志, 2002, 43 (6): 455-456.

[14] 谷万里, 曹迎, 史载祥, 等. 降压药的辨证应用探讨 [J]. 中西医结合学报, 2007, 5 (3): 255-258.

［15］赵泽红，胡海燕，范翎翔，等. 波依定与洛汀新治疗不同中医证型高血压疗效比较［J］. 中医杂志，2005，46（9）：690-691.

［16］吴夏棉，黄启祥. 伊贝沙坦与氨氯地平治疗肝阳上亢型高血压病的疗效分析［J］. 现代中西医结合杂志，2005，14（11）：1409-1410.

［17］李佩华. 中、晚期非小细胞肺癌DP、GP化疗方案前后气虚证、血虚证变化规律的研究［D］. 广州：广州中医药大学，2016.

［18］孔雪云，陈琦，吴祥，等. 中西药联用相互作用研究进展［J］. 南京中医药大学学报，2018，34（1）：5-11.

［19］吕建平，张晓霞. 中西药联用所致不良反应的临床分析［J］. 世界中医药，2019，14（3）：754-757.

［20］房伟. 我院中成药和西药配伍不良反应的报告及原因分析［J］. 中国卫生标准管理，2015，6（20）：117-118.

［21］庄伟，孙楠，王剑，等. 中药临床药师在华法林与中药联合应用中的作用及体会［J］. 中国药师，2019，22（6）：1072-1075.

［22］王丽虹，王建荣. 我院中西药不合理联用处方分析［J］. 福建医药杂志，2019，41（5）：80-83.

十七、积极的带瘤生存观与见瘤治瘤

1. 积极的带瘤生存观

（1）带瘤生存的学术思想源流

中医经典《素问·六元正纪大论》已经提出"大积大聚，其可犯也，衰其大半而止，过则死"，指出大积大聚这一类恶性肿瘤疾病不可过度治疗，而应"衰其大半而止"，否则过度治疗可能带来医源性死亡，这确定了带瘤生存理念在治疗积聚类疾病中的地位。传承至明清，诸多医家的医籍中也都有"带病延年""带疾终天"思想。例如明代陈实功在《外科正宗》提出"带病延年"的理念，清朝吴谦在《医宗金鉴》中提到"带疾而终天"，高秉钧的《疡科心得集》则有记载"一大方中有四绝证，风、痨、臌、膈是也。疡科中亦有四绝证，谓失荣、舌疳、乳岩、肾岩翻花是也"，认识到诸多晚期癌症是难治性疾病，并提出："细论之，发于脏者为内因……如失营、舌疳、乳岩之类，治之得法，止可带疾终天而已"，进一步提出不可根治的恶性肿瘤疾病可以通过恰当的治疗，达到"带疾终天"的目标。

国医大师周岱翰教授根据这些学术思想源流，结合现代中西医结合临床实践，进一步诠释和倡导了中晚期恶性肿瘤的"带瘤生存"：在不可治愈的恶性肿瘤的漫长治疗过程中，当邪正对峙处于相对平衡的情况下，可以出现"带瘤生存"的特殊阶段。此时的治疗应针对患者体质、重要脏腑、免疫及骨髓功能状况，以及肿瘤的大小与部位（TNM 分期）及生物学行为的评估，制定个体化、动态调整的扶正抑瘤方案，以期达到及延续正邪相对平衡的状态，从而达到延长生存期、减轻痛苦症状、提高生存质量的目的。

"带瘤生存"不仅关注肿瘤局部，更关注患者的主观感受和生活质量（如心理、社会生活、主观满意程度等）的改善，与西医学强调生存质量及生存时间是一致的，体现了"以人为本"，防止过度及不合理治疗。这是理念的革新，但过去学界强调治愈率，"带瘤生存"虽广受关注，却也备受质疑，直至2006年WHO基于循证医学证据，定义恶性肿瘤为慢性病，不可治愈的肿瘤治疗目的在于提高生活质量与延长生存时间，"带瘤生存"理念才广为接受。

（2）带瘤生存理念的内涵

　　中医带瘤生存的战略是在整体观念和辨证论治思维指导下，不仅关注肿瘤局部，更关注患者的主观感受和生活质量，防止过度治疗和不合理治疗，体现生存质量与生存时间并重理念的绿色治疗模式。带瘤生存理念传承了中医天人合一的整体观念。人是一个整体，人与环境是一个整体，人与其所患疾病也是一个整体。2007年Kenny等西方学者提出"种子和土壤"学说，形象地阐释了恶性肿瘤病灶与肿瘤微环境的关系。其中，炎性微环境、酸性微环境与缺氧等恶性肿瘤微环境的核心特征与癌细胞的增殖、转移和侵袭密切相关，这印证了中医传统的整体观念。在诊治癌症的过程中，不仅要重视人得的病，而且要重视得病的人，从而因人制宜地进行辨证论治。针对患者四诊合参情况，结合西医临床分期、重要脏器功能及体能状况等，分析正虚与邪实哪一个是阶段性的缩短患者生存时间及减低患者生存质量的主要矛盾，制定个体化、动态的扶正祛邪战略，并以此指导中医辨证选用膏、方、丸、散，同时依据西医学NCCN、ESMO等指南，对不同分期恶性肿瘤拟定手术、微创、放疗、化疗、靶向治疗、基因治疗、免疫治疗等，共同形成中西医结合辨证论治方案。

　　中医带瘤生存的理念与西医学对不可治愈的恶性肿瘤的最新疗效评价标准是一致的。1999年欧洲癌症研究与治疗组织、美国国立癌症研究所在ASCO会议上，提出完全依赖肿瘤病灶大小的实体瘤疗效评价RECIST标准，以无瘤生存为疗效评价标准，认为恶性肿瘤疾病是局部病变，治疗恶性肿瘤疾病必须灭活所有癌细胞以防复发。这些理念推动了根治性手术、放疗、化疗等治疗方法的应用，但同时也因为缺乏整体观念，忽视了患者的整体状况，造成临床出现不必要的扩大手术、高强度化疗和放疗等过度治疗，导致机体承受不必要的过度损害，造成生存质量下降。随着大量临床试验研究的开展，众多医学家逐渐对将无瘤生存作为唯一终极治疗目标的 RECIST 标准产生质疑。针对机械性的无瘤生存理念带来的过度治疗，2006 年 WHO 将肿瘤定义为可控、可治的慢性疾病，西医学也将恶性肿瘤的治疗从局限于恶性肿瘤病灶转变为重视恶性肿瘤患者的生存时间和生存质量，对不可根治的恶性肿瘤的疗效评估以生存时间和生存质量为主，强调综合评估临床症状、主观感受、生活质量、心理状态等多方面的评价指标，这与中医的带瘤生存理念殊途同归，也为中西医结合治疗恶性肿瘤提供了新的思路与方法，是今后中西医结合的主要治疗策略和诊疗模式。

保守治疗和姑息治疗是带瘤生存理念的一部分。2002 年 WHO 定义了姑息治疗理念：姑息治疗是通过对患者疼痛等症状及其他生理、心理和精神方面问题的早期诊断和正确评估，来缓解和处理患者痛苦的治疗措施。姑息治疗目的是在生物 - 心理 - 社会医学模式中，提高癌症患者生活质量，帮助患者及家属面对与威胁生命疾病相关的各种问题。中医学积极的带瘤生存理念中除了保守治疗和姑息治疗，也包括了针对肿瘤病灶的中西医结合祛邪治疗手段。恶性肿瘤疾病的病因病机都与恶性肿瘤病灶密切相关，恶性肿瘤病灶是病邪，人体的适应能力、调节能力、防病能力、修复能力则为正气，正邪的动态变化决定了癌症的转归，扶正和祛邪对于带瘤生存来说同样重要。在追求带瘤生存的过程中，需要根据正邪的动态变化情况，调整扶正和祛邪的权重。中医理念可以指导传统中医药的治疗手段，也能指导西医学治疗手段的合理运用，形成中医理念指导下的中西医综合治疗。在正邪相对平衡的相持阶段，带瘤生存理念指导直接针对肿瘤的手术、放疗、微创、化疗等祛邪治疗联合中医扶正治疗手段，比单纯的保守治疗和姑息治疗能更好地减轻症状、改善生存质量、延长患者生存时间。因此，广义带瘤生存理念指导下的综合治疗涵盖了中西医的无创和有创的扶正抑瘤治疗手段。

(3) 带瘤生存的适用范围

合理应用带瘤生存理念可以有效防止既往西医学因过分关注恶性肿瘤病灶、忽视患者全身情况而出现的过度治疗，而对可根治的肿瘤病例使用不恰当的带瘤生存治法可能会延误病情，因此在临床运用中应重视带瘤生存理念的适用范围。带瘤生存的核心目标是"生存"，是尽可能地延长生存时间、改善生存质量，减轻癌痛、恶病质、恶性胸腹水、恶性梗阻等症状。"带瘤"是面对不可治愈的恶性肿瘤时，为了达到更好的生存目标而不得不经历的过程，而非带瘤生存的核心目标。带瘤生存理念适用于经过专业医生全面、动态分析肿瘤的病理、临床分期、既往治疗反应、病灶进展状况，以及机体的脏腑功能及体能状况可恢复程度后，严谨评估为不可治愈的中晚期恶性实体肿瘤，即国医大师周岱翰教授提出的"毒发五脏，毒根深茂藏"之状者，如中晚期的非小细胞肺癌、肝细胞癌、肠癌、食管癌等，因肿瘤负荷过大，或肿瘤细胞已经远处转移，或恶性肿瘤病灶对治疗不敏感、不能根治者，或禀赋体质较弱者适合狭义带瘤生存的运用。此时，中医的治则治法、选方用药不必局限于针对癌细胞和恶性肿瘤病灶，而应着眼于整体，进行稳妥、全面、长程的整体调理。带瘤生存理念指导具体的治则治法应用，"养正则积自除"，以扶正为主，佐以祛邪，可提高生存质量、延长生存时间。

曾有一位 50 多岁的患者，体检时发现肝癌病灶 8.5cm，甲胎蛋白（AFP）数值大于 1 万，腹痛、食欲差、稍消瘦，结合临床与病理明确诊断为原发性肝癌，经中医药治疗后症状明显改善，主诊医生建议患者进一步行介入＋中医药的综合治疗方案，患者家属拒绝介入，反复进行病情解释、沟通后仍坚持要求出院寻求单纯中医药治疗，以求"带瘤生存"。半年后回院复查，肝癌病灶增大至 11cm，伴有双肺广泛转移，肝功能由 A 级下降至 C 级，已有黄疸、水肿及明显消瘦，失去了最好的治疗时机。此类病例在临床上并不鲜见，临床诊疗过程中，经常会有以中医药治疗为主的，尤其是症状改善很好的患者及家属以"带瘤生存"为由拒绝针对肿瘤的放化疗、微创等治疗。其实，在专业医生眼中这是个误区。

广义的带瘤生存并非消极不作为的放弃治疗，其理念不适用于经肿瘤专科医生严谨评估为可根治性的恶性肿瘤，如各种早中期有手术根治机会的实体瘤及全身化疗有根治机会的生殖细胞来源恶性肿瘤、急性白血病、恶性淋巴瘤等。此类肿瘤首先应以根治为目标，见瘤治瘤，除邪务净。除非经专业肿瘤科医生评估为不可根治的恶性肿瘤，才适用带瘤生存理念。不可因超出适用范围的带瘤生存，进入见瘤不治瘤的误区，延误可根治性恶性肿瘤的根治机会。

2.积极的带瘤生存观指导下的见瘤治瘤

　　广义的带瘤生存理念不仅需要益气、补血、滋阴、温阳等扶正治疗，也需要软坚散结、消癥化瘀、清热解毒等见瘤治瘤方法，针对邪正盛衰的基本病机进行综合治疗。恶性肿瘤病灶是病邪，其伤害人体的病机主要是恶性肿瘤病灶的浸润性生长破坏正常组织器官的结构和功能、对临近正常脏器的压迫和对空腔脏器的阻塞、其分泌的生物活性物质引起新陈代谢障碍直至恶病质、其并发的感染等加重机体的消耗，甚至直接危及生命。因此，直接消除恶性肿瘤病灶就可以直接减缓甚至消除恶性肿瘤对机体结构和功能的破坏和消耗，符合中医学治病求本的理念。西医学把治疗后肿瘤病灶缩小及没有增大，甚至缓慢增大作为治疗有效的标准之一，正是基于此原因。见瘤治瘤的有效治疗手段不仅包括西医学的手术、放疗、化疗、微创消融及靶向治疗等直接损毁肿瘤病灶、抑制肿瘤细胞增长的治疗手段，也包括中医学的除痰散结、活血化瘀、清热解毒、以毒攻毒等祛邪治疗。见瘤治瘤是针对肿瘤病灶的治疗，既可以争取消灭肿瘤病灶达到根治的效果，也可以在不可根治病例的带瘤生存阶段，运用中西医结合治疗手段抑制恶性肿瘤病灶的生长，减轻肿瘤病灶负荷，减轻肿瘤病灶引起的癌痛、梗阻、恶病质等。

（1）见瘤治瘤理念的适用范围

　　见瘤治瘤适用于可根治的早期恶性肿瘤或不可根治的恶性肿瘤的部分治疗阶段。针对可根治的早期恶性肿瘤，此时肿瘤病灶为疾病之本，治病必求其本，应除邪务净，尽量将恶性肿瘤病灶清除，争取达到根治目标。不可根治的恶性肿瘤则应带瘤生存，延长患者生存期，减轻痛苦症状，提高生存质量，最终达到人瘤共存的相对平衡状态。在带瘤生存的部分阶段可考虑联合见瘤治瘤，直击病邪，减轻肿瘤病灶引起的症状，是为急则治其标，为正虚的恢复争取时间，从而更好地带瘤生存。若正邪处于相对平衡状态，机体尚可耐受针对恶性肿瘤瘤体的治疗，可以预计随着肿瘤病灶的增大，会逐渐引起压迫症状、恶病质等，恰如《内经》所云"圣人不治已病治未病，不治已乱治未乱"，此时可基于既病防变的治未病原则予以见瘤治瘤，针对瘤体的治疗至少可以控制肿瘤的进展，减轻症状及提高生存质量，为正气的恢复争取时间。见瘤治瘤适用于：①可根治的恶性肿瘤，应除邪务净，尽量将恶性肿瘤病灶清除，争取达到根治；②不可根治的肿瘤，在正邪处于相对平衡状态，机体可耐受针对肿瘤瘤体的治疗，或者虽然正气亏耗严重，但尚可耐受针对瘤体的治疗，且针对瘤体的治疗预期至少可以明显改善症状及提高生存质量，为正气的恢复争取时间。比如患者因恶性肿瘤压迫性肠梗阻导致机体虚弱，若患者尚可耐受姑息治疗手术，且预期解除肠梗阻后可进食及改善消化吸收功能，则可予手术治疗缓解症状并为正气恢复创造有利的条件；又比如恶性肿瘤的骨转移产生严重疼痛，导致食欲减退及体力明显下降，单纯止痛药物疗效不佳时，针对恶性转移病灶增加姑息放疗，可针对肿瘤病灶进行祛邪治疗，以减轻疼痛、改善食欲，为身体的恢复创造条件。

见瘤治瘤不是机械地追求无瘤生存，也不仅仅是局限于恶性肿瘤病灶的局部治疗。带瘤生存理念下的见瘤治瘤不适用于患者不可耐受相应祛邪治疗可能产生的毒副作用的情况，此时见瘤治瘤则可能伤及患者正气，甚则影响患者生存期和生存质量，故应予带瘤生存。

（2）带瘤生存理念指导下的见瘤治瘤

带瘤生存和见瘤治瘤都有其局限性，临床上应将两者有机结合，根据病情为患者制定最佳的个体化综合治疗方案。80多岁的苏阿姨因消瘦和右上腹痛明确诊断为肝S6段的4.0cm单发肝癌，经美国家庭医生会诊后建议保守治疗，预期生存期不超过1年，遂回故乡广州治疗。经过积极抗病毒、护肝及中药治疗后，肝功能正常，病毒数量被有效控制，症状明显缓解，但仍然需要少量止痛药物，主诊医生多次建议中药加局部消融治疗，因为数个月相处建立的信任，家属及患者接受中药加局部冷冻治疗，2个月后复查CT提示病灶完全坏死，仅需要继续中药及抗病毒治疗。现已生存超过2年，复查未见新发病灶。

根据患者病灶（邪）的分期、大小、部位、病理类型、生物学特性，以及重要脏腑功能和体能状态评分（正）等情况，评估可否根治，根据治疗目标制定个体化的病、证、症结合扶正抑瘤方案，是在整体观念、辨证论治理念指导下的综合诊治过程。早期癌症病患，虽有肿块，尚未转移，为"正盛邪实"，宜"攻毒祛邪"为主，争取见瘤治瘤达到根治；中期癌症病患，肿瘤渐增，邪正相持，治宜"攻补兼施"，或"攻多补少"；晚期癌症病患，肿瘤多已转移，邪毒得势嚣张，正气虚衰不支，若一味攻伐，反使病情恶化，若扶正培本，兼顾脾肾，"寓攻于补"，常能减轻症状，维持生机，实现长期"带瘤生存"。在带瘤生存理念指导下，运用姑息性手术、微创、放疗、化疗、靶向治疗、中医药治疗，可争取尽量延长生存期、改善生存质量。

"带瘤生存"不仅关注肿瘤局部，更关注患者的主观感受和生活质量（如心理、社会生活、主观满意程度等）的改善，与西医学强调生存质量及生存时间是一致的。不同肿瘤、不同分期运用规范的中医、中西医结合个体化治疗策略，体现了"以人为本"，防止过度及不合理治疗的理念。

积极的"带瘤生存"应该在祛邪（抑制肿瘤）和扶正（保护机体功能）之间寻求相对平衡的状态，在专业医生全面、综合的评估下，分析正虚与邪实哪一个是阶段性缩短患者生存时间及减低患者生存质量的主要矛盾，用中医"扶正抑瘤"的战略思想，将西医的手术、放疗、化疗、介入、靶向和中医的膏方丸散等治疗手段有机地融合起来，根据病患的个体化特点，兼顾控制肿瘤局部病灶和提高患者整体状况，制定一个有序的、全程的中西医结合治疗方案，达到积极的"带瘤生存"目的。

（林龙　王雄文）

参考文献

[1] 黄帝内经素问［M］. 王冰，注. 北京：中医古籍出版社，2015.

[2] 高秉钧. 疡科心得集：第1版［M］. 北京：人民卫生出版社，2006.

[3] 王雄文，林龙，李佩华，等.周岱翰诊治肿瘤的中医学术思想探讨［J］.广州中医药大学学报，2015，32（4）：762-764.

[4] 庞莉，葛信国.浅析中医肿瘤学"带瘤生存"理念［J］.中医杂志，2018，59（10）：842-844.

［5］刘杰，徐力.徐力治疗晚期非小细胞肺癌经验［J］.河南中医，2017，37（6）：976-978.

［6］邓运宗，孙宏新，郑锡军.周岱翰教授治疗肺癌经验［J］.中医学报，2017，32（3）：318-321.

［7］江洋，刘传波，王芬，等.浅谈恶性肿瘤患者的绿色治疗模式［J］.中医杂志，2019，60（15）：1342-1344.

［8］Kenny PA，Lee GY，Bissell MG. Targeting the tumor microenvironment［J］.Front Biosci，2007，12（9）：3468-3474.

［9］Rozhok AI，DeGregori J.Toward an evolutionarymodel of cancer：Considering the mechanisms that govern the fate of somatic mutations［J］.Proc Natl Acad Sci U S A，2015，112（29）：8914-8921.

［10］王雄文，林龙，周岱翰.肝癌扶正祛邪治则治法的运用［J］.中国中医基础医学杂志，2015，21（8）：930-932.

［11］Duffaud F，Therasse P. New guidelines to evaluate the response to teeatment in solid tumors［J］.Bull Cancer，2000，87（12）：881-886.

［12］Eisenhauer EA，Therasse P，Bogaerts J，et al.New response evaluation criteria in solid tumours：Revised RECIST guideline（version 1. 1）［J］. Eur J Cancer，2009，45：228-247.

［13］程海波，姚志华，李柳，等.中医肿瘤"带瘤生存"学术思想探讨［J］.时珍国医国药，2016，27（6）：1436-1437.

［14］Sepúlveda C，Marlin A，Yoshida T，et al.Palliative Care：The World Health Organization's global perspective［J］.J Pain Symptom Manage，2002，24（2）：91-96.

［15］朱竞明，于智敏，周超凡.中医药治疗肿瘤五要素探析［J］.中医杂志，2020，61（6）：537-541.

［16］乔俭.乔振纲论癌症治疗的中医思路和对策［J］.中医学报，2019，34（11）：2375-2378.

［17］杨伟伟，贺用和.贺用和治疗恶性肿瘤经验［J］.河南中医，2018，38（6）：832-834.

［18］孟冰琦.侯仰韶辨治肺癌经验［J］.河南中医，2018，38（12）：1822-1825.

［19］蔡玉荣，王雄文. 从扶正祛邪探讨肿瘤的临床诊治［J］. 新中医，2017，49（8）：181-184.

［20］林龙，王雄文. 病、证、症结合辨治原发性肝癌［J］. 中医学报，2016，31（9）：1274-1276.

［21］林龙，王雄文. 中医预后观指导恶性肿瘤综合治疗之我见［J］. 环球中医药，2015，8（6）：762-764.

十八、学中习西，疗效是金标准

1. 中医疾病预后观

　　中医历来重视在疾病的诊治过程中判断预后。早在《史记·扁鹊仓公列传》就记载了扁鹊通过望诊判断齐桓公疾病预后的经典案例。《伤寒论》于诊断时和疗效评估中常以"自愈""可愈""难治""死"等判断预后，在诊治的整个过程中动态运用预后观辨析病证之顺逆进退，预测治疗效果，决定后续诊治方案。"治未病"也是中医预后观在预判病势、先安未受邪之地方面的重要体现。《金匮要略》曰"夫治未病者，见肝之病，知肝传脾，当先实脾"，体现了对疾病整体发展趋势的判断，并且成为了中医预后观指导治疗方案的典范。

　　由于恶性肿瘤具有转归差异巨大的特殊性，前人很早便将中医预后观运用于肿瘤的诊治，窦汉卿《疮疡经验全书》论及乳岩时有言"未破可疗，已破即难治"，从中已可见到肿瘤分期理念的雏形。《外科正宗》则通过全身症状判断茧唇预后："日久流血不止，形体瘦弱，虚热痰生，面色黧黑，腮颧红现，口干渴甚者，俱为不治之症也。"可见，中医预后观综合了包括病邪、体质、情志、社会等在内的诸多因素，从而对疾病发展过程和结局进行预测判断，以制定系统的临床诊治方案。中医对疾病预后的认知突出体现在三个方面：①正邪变化决定疾病发生发展与转归；②有胃气则生；③诊合参判定疾病顺逆。

2. 医学评判的金标准是疗效

（1）中医疾病预后学

中医疗效评价有其优势也有不足。其优势首先是重视扶正，如李杲提出"养正积自消"，李士材提出"积之成也，正气不足，而后邪气踞之，然攻之太急，正气转伤"，皆认为肿瘤疾病是由于正气不足引起，治疗中的祛邪又容易进一步伤正，这一观念可以防止过度治疗的出现。恶性肿瘤疾病易出现本脏虚、脾虚、肾虚，故扶正治疗主要包括补本脏、补脾、补肾。这其中又尤其重视胃气在判断预后中的作用，《临证指南医案》认为："有胃气则生，无胃气则死，此百病之大纲也。故诸病若能食者，势虽重而尚可挽救；不能食者，势虽轻而必致延剧。"中医预后观提倡四诊合参判断预后，相对于西医学的预后评估量表更注重细节，重视患者主观感受，如望神色、舌苔判断病势，闻声音判断正气虚盈，问二便判断胃气、肾气，切脉判断虚实寒热，触四肢冷热判断气之有余与不足。中医预后观强调动态的四诊合参、前后对比判断预后，强调顾护脾胃，将预后判断贯穿恶性肿瘤诊治的全过程，通过预后、标本缓急及时有序的调整阶段性治疗方案，体现了辨证论治理念，较之量表操作性更强，更具实时性和前瞻性；同时，中医预后观还提出因人、因时、因地"三因治宜"，涵盖了个体化理念，还重视季节、地域、自然和社会环境对预后的影响，从而随之调整治疗。

中医预后观也存在不足。中医预后观虽然在理论上具有优势，但主观性太强，缺乏统一的、客观化的、规范化的临床疗效评价体系和标准和高水平的循证医学证据，在治疗手段上虽有中药膏汤丸散、食疗、针灸、导引等行之有效的特色治疗，但在具体诊治方法上落后于中医预后诊治理念，需要西医学诊治手段的补充。

（2）西医疗效标准

恶性肿瘤的综合治疗的疗效评价标准正在经历一个漫长的补充完善过程。

WHO 和 RECIST 实体瘤疗效评价标准是最早得到广泛认可和运用的标准，主要以病灶大小改变为衡量指标，辅以肿瘤标志物等指标参考，为疗效评价客观化、标准化奠定了基础。

随着生物 – 心理 – 社会医学模式的深入人心、循证医学研究进展的推动，生存时间和一般状况、营养状况、心肺肝肾功能、骨髓功能、免疫功能、心理情况等生存质量评估在疗效评价中的重要性逐渐被认识。既往的单纯重视评估肿瘤病灶大小的理念被改变，逐渐产生了重视生活质量的量表，如 KPS 评分、癌症患者生活功能指标（FLIC）、生存质量指标（QLQ）；重视心理状况的评分，如简明心境状态量表（POMS）；重视评估治疗利弊相关的量表，如 WHO 毒副作用分级标准等。临床上，生存时间、生存质量是不可治愈中晚期肿瘤的最常用的疗效评价标准，对综合治疗方案的抉择有一定的指导意义。

虽然现代肿瘤综合治疗通过生存时间、生活质量补充了 RECIST 标准的不足，产生了多种量表丰富疗效评价体系，朝着个体化和标准化的综合治疗方向发展，但在临床运用上依然存在诸多不足。首先，量表种类繁杂，尚无国际统一指标，部分量表条目丰富，但临床操作可行性欠佳；其次，现行 6～8 周或者治疗时间 2 倍的肿瘤评价频率与临床实践中病情动态变化情况不符，存在一定的滞后性；最后，量表的主要评价指标是肿瘤局部情况和患者生存时间、生活质量，但远期疗效评估不够。同时，生存时间是回顾性的指标，缺乏前瞻性和动态性，落后于临床实践需求；生存质量评价则过于复杂，可行性较差。因此临床上需要可行性更高的理念和指标指导中西医结合综合治疗方案的抉择。

3. 中医预后观指导肿瘤中西医结合综合治疗的决策

中医预后观具有理论优势及鲜明的中医特色，却缺乏统一的客观预后标准和综合治疗手段；西医学有诸多评价标准，并通过回顾性研究筛选了部分预后指标，却缺乏具有整体观、前瞻性、可行性的预后观指导。中医预后观和西医预后标准相互参照则更为实用。诊断上应运用中医预后的整体观念，整合四诊与西医学量表中得到广泛认可的衡量指标，全面掌握患者中医证候，重要脏器功能，肿瘤位置、大小、生物学特性、病理、中位生存时间、带瘤生存时间，生存质量，心理状态及药物经济学等，综合推断预后，明确根治或姑息的治疗目标。治疗上，应根据预后及病情发展过程，在兼顾患者主观感受、情志、社会因素的前提下寻求生存时间和生存质量的平衡点，因时、因地、因人地拟定符合中医预后理念及西医学标准的个体化中西医结合诊治方案，避免过度治疗。中医预后观应贯穿综合诊治不可根治的肿瘤的全程，动态观察患者的病灶进展、药物敏感性、免疫功能等正邪平衡的变化，并根据辨证论治、标本缓急理念，及时有序地评估治疗目标，调整阶段性治疗方案，重视补本脏、补脾，补肾。通过整合中医、西医疗效评价指标，可更好指导中晚期肿瘤的中西医综合治疗。

（林龙　王雄文）

参考文献

［1］林龙，王雄文. 中医预后观指导恶性肿瘤综合治疗之我见［J］. 环球中医药，2015，8（6）：762–764.

十九、中西医整合恶性肿瘤诊疗要点及路径初探——中医战略指导中西医整合战术并动态评估与调整

基于原始系统论构架的整体观念和辨证论治是中医理论体系和临床诊疗的特色和优势。而基于分析还原论构建的西医学理论体系，从系统到分子，从解剖、生理、病理到各临床学科在数百年来取得巨大成就，是当之无愧的全球主流医学体系。然而中西医在取得巨大成就的同时也遇到了各自的发展瓶颈，并暴露出越来越多的不足。自人类基因组测序工程完成后，后基因组时代西医学从以分析还原论为主，转向用系统论的方法认识健康与疾病。于是，自稳态与阴平阳秘趋同，同病异治与异病同治也成为中西医共用专业术语，中西医从理论体系到临床诊疗实践都趋同。以樊代明院士为首的医学大家发出了整合中西医的呼声。基于此，我们提出以中医为主的中西医整合恶性肿瘤诊疗要点及路径。

1. 发扬整体观念指导下的中医药特色和优势

中医肿瘤学科必须坚持基于系统论指导的整体观念构建的中医药理论体系，这是中医的核心和特色。其有别于基于分析还原论构建的西医学的理论体系，而坚持认病与辨证论治结合，这既是中医诊疗体系的一贯主张，也是中西医整合肿瘤学发展的内涵要求。认病与辨证结合，坚持中医传统理论不偏离，又能与西医学、药学等研究相印证，如此才更能既发扬中医的特色，又吸纳西医学的进步成果，进而转化为中西医整合的优势。

2. 兼顾恶性肿瘤病与其他疾病，并分析病、证、症的相关性 ✎

中医的整体观念是治疗"得病的人"，治病是手段，人的身心及社会属性的多层次获益才是真正的目的。以肝癌为例，决定中晚期肝癌患者的生存时间及生存质量的除了肝肿瘤的大小及其生物学行为之外，还有肝功能及肝储备功能等。除了肝癌并发的消化道出血、营养不良、肝性脑病及感染等，还有肝炎病毒感染，甚至是非肿瘤性疾病，如老年患者的心肺基础疾病等重要脏器疾患，需要统筹兼顾。

国医大师周岱翰教授传承《伤寒杂病论》的思维，强调"病"和"证"应密切相关，主张"认病辨证（症）"，进一步提出辨证的三个主要的层次是辨病、辨证和辨症，动态分析病因、病位、病性。肝癌患者，尤其是老年肝癌患者及中晚期肝癌患者可能有多种疾病，而一个病又可能有不同的证型，以及不同的急症和兼症，因此分析病、证、症的相关性与一致性就十分必要，如肝癌患者合并胸痹，四诊合参属血瘀证，如痛在胁肋则为肝癌病之血瘀证，如痛在左胸且活动或夜间加重，则为胸痹之血瘀证。

病、证、症的一致性对于在辨证的基础上辨病用药及在辨证的基础上整合中西医治疗手段十分必要。如肝癌病骨痛，需进一步分析是骨转移痛，还是其他非转移性疾病疼痛，其辨病用药及合并的西医治疗是有很大差别的。

3. 综合评估恶性肿瘤与非肿瘤性疾病的标本缓急 ✎

同样以肝癌病为例，中晚期肝癌既可能有肿瘤病灶巨大、生长迅速的局部病邪亢盛的问题，也可能有肿瘤压迫局部导致黄疸、门静脉高压、消化道出血等问题，可能伴有肝功能失常、全身多脏器功能受影响等正气衰竭的问题，还可能伴有其他非肿瘤性重要脏器的严重疾患。中晚期肝癌难以治愈，因此很难将所有问题一起解决，"标本缓急"的理念用于治疗目标的选择，其本质是抓住主要矛盾或矛盾的主要方面。标本缓急会根据病情的变化而演变，每个病例应个体化地判断现阶段的标本缓急，通过对预后的预估，判断当前疾病发展过程中的主要矛盾，适当兼顾次要矛盾，基于疾病顺逆转归及其对生存时间、生存质量的影响，从病－证－症三个层次确立标本缓急。

4. 认病辨证与方药一致性

辨病辨证相结合的治疗有助于改善中晚期肝癌的预后。中期肝癌虽然肿瘤负荷较大，但患者一般体力状况和肝功能较好，邪正交争，常见肝郁脾虚或肝热血瘀证，治疗上应该攻补兼施，结合辨证可选用莲花清肝汤、茵陈蒿汤、膈下逐瘀汤、柴胡疏肝散等方剂，半枝莲、茵陈、重楼、白花蛇舌草、预知子、龙葵等药物，莲花片、金龙胶囊、斑蝥酸钠维生素 B_6 注射液等中成药。晚期肝癌的患者一般体力状况或肝功能较差，正虚邪盛，预后差，常见肝肾阴虚或气血两虚证，结合辨证可选用滋肾养肝饮、一贯煎、八珍汤等方剂，白芍、西洋参、墨旱莲、女贞子、薏苡仁等药，槐耳颗粒、肝复乐片、艾迪注射液等中成药。

人体是一个整体，人体各脏腑之间存在密切的联系，中医的五脏相关理论和西医学研究进展都证实了这一点。肝脏与人体各脏腑关系紧密，其中与脾肾关系最为密切。《金匮要略》云"夫治未病者，见肝之病，知肝传脾，当先实脾"，肝癌病患者容易出现纳呆、疲倦乏力、消瘦等症，是为肝病犯脾之证，胃气受损则影响生机，故应疏肝理气健脾。"有胃气则生，无胃气则死"，脾胃受纳、腐熟、运化水谷精微，充养神形，是后天之本、运化之源。通过四诊望神色形态、闻声辨舌切脉评估疾病之顺逆，治疗上也注重顾护脾胃中焦。肝、肾是另一组密切相关的脏器。《素问·阴阳应象大论》曰"肾生骨髓，髓生肝"，肝癌病后期容易出现少尿、水肿、失神等症，是肝肾俱损、精血亏虚的表现，预后极差。

5. 中西医结合扶正祛邪治疗方法

恶性肿瘤的发生、进展及预后是人体正邪动态演变的结果。正邪消长的过程是持续、动态演变的。以整体观和辨证论治为指导，动态地、个体化地应用扶正与祛邪的手段，可以改善生存质量，延长生存时间。自《黄帝内经》始历代医家虽然对正邪理论皆有不同程度的见解，但总体上均认为："正气"是针对导致疾病的"病邪"而言的，"正"可泛指脏腑功能（结构）及功能储备，以及肌体五脏六腑相互关联的防病抗病与损伤修复能力。"邪"是指一切（内源性或外源性；原发或继发）致病因子，是人体发病的条件，对恶性肿瘤而言，大体上指恶性肿瘤细胞及其恶性生物学行为，以及恶性肿瘤伴随的各种致病微生物等。

（1）扶正

正盛则邪退，扶正治疗可以改善人体整体状况，改善预后。西医的营养支持、护肝、补充白蛋白、降血氨等改善脏器功能、改善营养与代谢状况、提高免疫等的治疗措施作为广义的扶正措施，与中医的补气健脾、滋阴养血、温肾助阳等辨证论治相互补充。扶正是提高全身的状况，改善患者脏器功能和营养状态，"寓攻于守"，为祛邪提供基础。

（2）祛邪

祛邪治疗可以减轻肝癌病邪对人体正气的损耗，改善预后。

"用药如用兵"，治疗中晚期肝癌应该注重祛邪和扶正两个方面，即兼顾攻和守。祛邪能够抑制肿瘤病灶的生长，但也有可能让机体受到一定的创伤，扶正能够改善人的整体状况，但是也有可能纵容，甚至促进肿瘤病灶的生长。而祛邪有助于扶正，扶正也有助于祛邪，只强调扶正或者祛邪都是片面的，应该基于中医预后理念，以改善肝癌患者预后为目标，将扶正和祛邪两种手段有机结合，根据患者情况制定最有利于患者的中西医结合治疗方案。

采用 CT、MRI 等影像评估正常肝体积与肿瘤 TNM 分期，以及生化检测肝功能与 ICG 方法评估肝功能储备等，都是定性及定量评估正邪制定诊疗策略的方法。如 Karnofsky 评分 70 分（生活可自理）以上是患者接受化疗、放疗的基本体能要求，肝功能 Child-Pugh 分级 A、B、C 级，Child-Pugh ≤ 7 分才推荐索拉非尼等抗血管生成治疗。而从仅评估肝癌 TNM 分期到加入肝功能 Child-Pugh 分级的中国分期，从加入 PS 评分的巴塞罗那分期到 2019 中国肝癌指南结合 PS 评分、肝肿瘤的大小及浸润部位、肝功能等综合评估正邪来制定治疗策略，正是与中医理念的殊途同归。

西医强调手术、TACE、PTCD、局部消融、抗血管生成治疗、抗生素治疗、改善脏器功能与营养治疗等综合治疗方法与手段是基于指南指导规范应用的。基于中医学的理念，手术、TACE、PTCD、局部消融、抗血管生成治疗、抗生素治疗等针对肿瘤及其伴随感染的治疗可作为祛邪的方法与手段，而改善脏器功能与营养治疗等综合治疗可作为扶正的手段与方法，基于（原始）系统论架构的中医理论指导下的中西医整合需要在整体观念与辨证论治指导下整合中西医扶正与祛邪的手段与方法的优先选择与优化组合，兼顾标本缓急，这与西医学基于指南的多学科治疗手段规范应用并无本质的矛盾，反而取中西医优势互补，既避免了见瘤治瘤及过度治疗，又避免了单纯中医治疗扶正祛邪手段及力度的不足。

6. 体现中医发病学与预后理论的指导意义

中医发病学与预后观重视疾病发生发展的全过程，重视患者的全身状况，重视社会因素、心理因素，提倡在诊治中预判疾病的转归、推断预后，从而选择最适宜的个体化辨证与诊疗方案，让患者在生存时间、生存质量等方面得到最大的综合获益。中医发病学理论可以与现代肿瘤病因学、病理生理学等基础理论整合，在诊断层面，从单纯强调 TNM 分期到 TNM 分期与重要脏器功能及 PS 评分综合考量，也恰好与中医的正邪决定疾病的发生发展与转归理论吻合而殊途同归。中医预后观可以整合中西医疗效评价指标，指导肿瘤疾病的中西医结合姑息治疗。然而中医发病学与预后观对阴阳、正邪、胃气、神、四诊的定义及动态、个体化的评估富有中医特色，其内涵比起西医学肿瘤 TNM 分期、脏器功能和 PS 评分更个体化、更丰富。中医发病学与预后理论整合西医学的相关内容指导临床诊疗是必然的趋势，如此更能相互借鉴，发挥中西医整合肿瘤学的特色，并转化为指引理论研究方向与提高临床精准诊断、个体化治疗、个体化及标准化疗效评估的优势。

7. 结语

基于（原始）系统论构建的中医理论架构、诊疗体系与基于分析还原论构建的西医理论体系、诊疗体系在我国是并存的，要坚持中西医并重。中医人自然要强调中医理论指导下的中西医整合，这是我们的责任和担当。我们主张恶性肿瘤的诊疗是在中医整体观念和辨证论治的指导下，以个体化、动态的扶正祛邪兼顾标本缓急为原则（战略），指导中西医扶正与祛邪手段（战术）的具体整合，整合中西医的疗效评估标准，动态评估疗效，并基于正邪的动态变化调整下一疗程中西医扶正与祛邪力度及相应的中西医治疗方法与手段的组合，如此循环往复，才能充分发挥有中医特色的中西医整合优势（表19-1）。

表19-1　中西医整合恶性肿瘤诊疗要点及路径

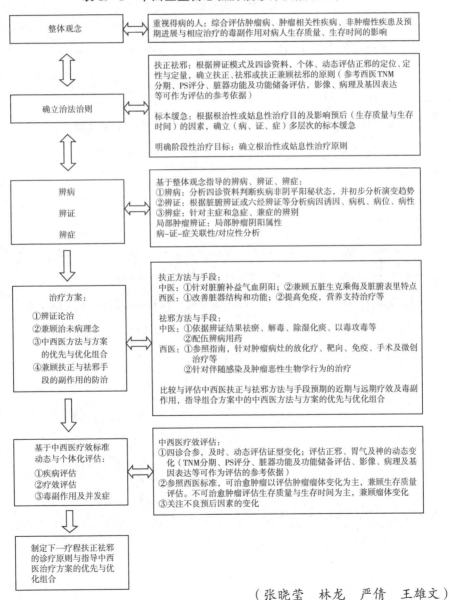

（张晓莹　林龙　严倩　王雄文）

参考文献

［1］严倩，王雄文，郑文江.阴平阳秘与自稳态［J］.中医杂志，2019，60（10）：845-848.

［2］Ozer Etik D，Suna N，Boyacioglu AS，et al. Management of Hepatocellular Carcinoma：Prevention，Surveillance，Diagnosis and Staging［J］. Exp Clin Transplant，2017，15（Suppl 2）：31-35.

［3］Li L，Mo F，Hui E P，et al. The association of liver function and quality of life of patients with liver cancer［J］. BMC Gastroenterol，2019，19（1）：66.

［4］Karaman B，Battal B，Sari S，et al. Hepatocellular carcinoma review：current treatment，and evidence-based medicine［J］. World J Gastroenterol，2014，20（47）：18059-18060.

［5］林龙，王雄文.病、证、症结合辨治原发性肝癌［J］.中医学报，2016，31（9）：1274-1276.

［6］Llovet J M，Montal R，Sia D，et al. Molecular therapies and precision medicine for hepatocellular carcinoma［J］. Nat Rev Clin Oncol，2018，15（10）：599-616.

［7］Zhou J，Sun HC，Wang Z，et al.Guidelines for Diagnosis and Treatment of Primary Liver Cancer in China（2017 Edition）［J］. Liver Cancer，2018，7（3）：235-260.

（下）（篇）

学中习西三十载实践与医案

二十、基于整体观念与中医预后理论评估疾病

　　基于整体观念与中医预后理论，对肿瘤患者的疾病（包括肿瘤病、肿瘤相关性疾病、非肿瘤性疾患）与疗效评估均应同时评估正邪两个变量及其动态变化。

　　以肝癌为例，TNM 代表"邪实"，而肝功能 Child-Pugh 分级及 PS 评分可反映"正气"或者正邪交争的状态。在我国，大部分肝癌患者在确诊时已属于中晚期，具有手术治疗指征的患者比例远低于不可手术者。更多的患者还有慢性乙型肝炎、肝硬化等肝脏其他疾病，以及心脑血管、肾脏、代谢等疾病可能，并因此导致心、肝、肾等重要脏器功能处于失代偿边缘。如果仅以 TNM 分期指导而忽视"正气"，就容易忽视其他疾病，在准确评估临床分期及指导精准治疗两方面均存在明显的局限。

　　第 8 版美国癌症联合委员会（AJCC）癌症分期中，原发性肝癌 TNM 分期仍然只评估肿瘤大小及浸润与转移部位（T 表示原发肿瘤，N 表示区域淋巴结，M 表示远处转移）。中国版分期在考虑 TNM 的基础上，增加了肝功能 Child-Pugh 分级，之后的巴塞罗那（BCLC）分期则增加了 PS 评分。而中华人民共和国国家卫生健康委员会医政医管局发布的原发性肝癌诊疗规范（2019 年版）根据体力状况评分、肝功能 Child-Pugh 分级及肿瘤数目、大小、有无血管侵犯、有无肝外转移等关键指标作为分期参考，并据此规范治疗方案的选择。从 AJCC 的 TNM 分期、BCLC 分期到 2019 中国分期，逐步规范了 TNM 的内涵并增加了对肝功能及体能状态的评估，尽管还存在着对肝功能储备重视不足等缺陷，但据此指导肝癌的分期评估及临床治疗策略已经是更加精准与实用的了。但对于肺癌、肠癌等其他癌种，TNM 分期依然是主流，并未如肝癌这样增加脏器功能及 PS 评分作为临床分期参考依据。肺癌、肠癌等其他癌种同样伴随其他脏器的非肿瘤性基础疾病影响相应脏器的功能及其储备，以及肿瘤疾

病相关的营养不良与免疫功能低下等影响 PS 评分的情况。

中医学认为正邪决定疾病的发生发展和转归。基于现有临床肿瘤学的证据，在 NCCN 指南及 CSCO 指南中，皆是以 TNM 分期结合 PS 评分为临床分层依据指导治疗，虽然已是进步，但仍有不足，理论上应该把影响预后的正邪相关的关键因素悉数纳入。

二十一、基于整体观念确立治法治则

基于整体观念与辨证论治指导的扶正祛邪兼顾标本缓急是指导临床的最重要且直观的治法治则。

1. 基于整体观念确立扶正祛邪治则

典型病例 1

杨某，女，83 岁，2015 年 5 月 22 日因腹痛 1 月就诊。入院症见精神良好，体力良好，食欲食量一般，右上腹痛、影响睡眠，睡眠差，二便正常，舌质红，苔薄白，脉细。近一月体重下降 2kg。既往乙肝小三阳病史 60 余年，未系统治疗。高血压病史 15 年，最高时 150/80mmHg，现服用厄贝沙坦氢氯噻嗪片治疗，自述控制良好。入院后查甲胎蛋白 12.42ng/mL，上腹部 CT 考虑肝 S4 原发性肝癌，大小约 57mm×50mm×55mm，门脉左支癌栓。彩超引导下肝肿物穿刺活检，病理示高分化肝细胞癌。

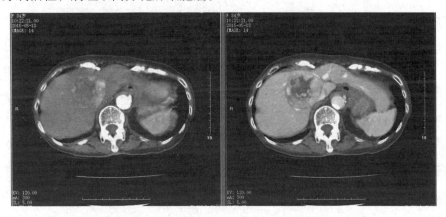

图 21-1　杨某 2015 年 5 月 CT 图像

患者及家属要求中医治疗为主，拒绝手术。考虑病灶位于 S4 段，门脉左支癌栓，预期肿瘤增大可压迫肝门区，引起黄疸等不良预后，且 PS 评分为 1 分，心、肺功能良好，无明显肝硬化，肝功能分级 A 级。四诊合参，患者有神，胃气、正气充实，遂说服患者及家属以祛邪为主，采取两次姑息性 TACE 治疗，联合辨证中药及护肝处理。后随访至 2018 年初，患者仍健在，此后失访。

分析与小结

病例 1 中患者特点是高龄，体力状况良好，脏器功能良好，正气充实，阶段性治疗重点在于祛邪。家属要求中医药治疗，并拒绝手术，以 TACE 或局部消融控制瘤体生长是较为合理的选择。现有指南和大型临床研究报道中，年龄大于 70 岁的患者大部分是不纳入的，因此对于大于 80 岁的高龄患者无临床上可以参考的循证医学证据。若选择辨证中药及对症支持治疗虽符合患者及家属的治疗意愿，但针对瘤体的祛邪力度不足，故借鉴 2011 年版原发性肝癌诊疗规范，以 2 次 TACE 增加祛邪的强度，配合辨证中药，取得了较好的生存期与生存质量的改善。

典型病例 2

肖某，男，34 岁，2017 年 9 月 22 日入院。2017 年 8 月底自觉疲倦乏力，自触上腹发现坚硬肿块。2017 年 9 月 5 日至外院查相关抗原示甲胎蛋白＞121000ng/mL，生化全套总胆红素 54.0μmol/L。2017 年 9 月 12 日于外院查 CT 示：肝脏来源恶性肿瘤并双肺多发转移，腹膜后淋巴结转移，腹腔内转移可能性大。2017 年 9 月 16 日始行阿帕替尼 500mg qd 治疗。现为求进一步诊治来我院就诊，由门诊以"肝恶性肿瘤"收入院。入院时患者神清，精神可，皮肤轻度黄染，疲倦乏力，动则汗出，口干无口苦，气短，无胸闷，偶有干咳，腹胀伴腹部隐痛，纳眠可，大小便可。近 3 月体重下降 10kg。既往 2017 年 9 月在外院确诊为乙肝大三阳，未行抗病毒治疗。入院查体患者神清，皮肤轻度黄染。胸部蜘蛛痣，腹膨隆，胸腹壁静脉曲张，右肋弓下触及巨大肿物，质硬，有压痛，腹部无移动性浊音，双下肢轻度凹陷性水肿。舌淡红，苔薄白，脉弦滑。

患者仅肝左叶部分正常，服用阿帕替尼后肝功能减退明显，体现在总胆红素快速升高至 50.5μmol/L，白蛋白下降明显，予以停用祛邪（且伤正）之阿帕替尼，改用辨证中药及抗病毒治疗，至 2017 年 10 月 6 日患者黄疸减退，复查肝功能基本正常，之后以扶正为主的辨证中药治疗，生存期 8 个月。

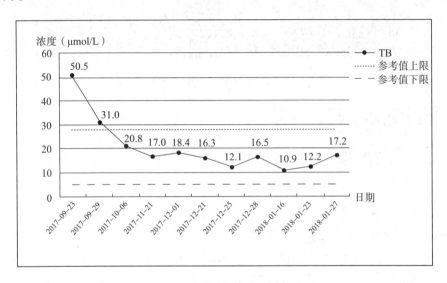

图 21-2　肖某总胆红素曲线

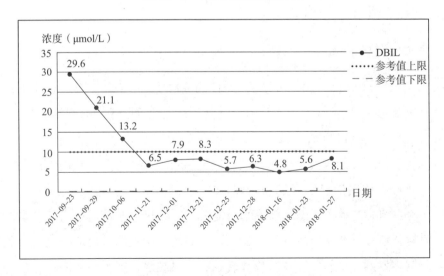

图 21-3　肖某直接胆红素曲线

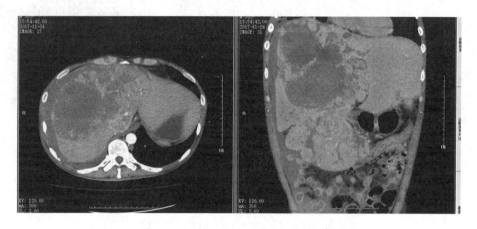

图 21-4 肖某 2017 年 11 月 CT 图像

分析与小结

患者为青年男性，肿瘤负荷大，治疗意愿强烈，虽然中医四诊合参，脾肾亏虚尚不十分严重，但患者 CT 显示仅肝左叶部分正常，总胆红素 54.0μmol/L，这两个指标提示肝功能不全及正常肝体积不足，可以作为正虚的指标补充中医辨证之不足。服用阿帕替尼后总胆红素快速升高及白蛋白下降明显，精神及食欲明显减退即证明治法治则之错误。故停用祛邪（且伤正）之阿帕替尼，改用扶正为主的辨证中药及抗病毒治疗，获得生存质量之改善及 8 个月生存期。

典型病例 3

刘某，女，78 岁，2016 年 2 月 26 日因右半结肠癌姑息术后 8 月余，腰痛 2 月余就诊。患者 2015 年 6 月因"便秘"在外院诊断为"升结肠癌"，2015 年 6 月 19 日行腹腔镜探查及右半结肠癌姑息性切除术，术后病理示：右半结肠中分化腺癌，癌组织侵犯肠壁全层及周围脂肪组织，可见脉管内癌栓及癌组织侵犯神经，周围淋巴结可见癌转移（6/14），阑尾可见癌侵犯。2016 年 1 月查胸 + 全腹部 CT 示：考虑结肠癌术后复发，肝脏转移瘤较前增大、增多；双肺多发转移瘤，右肺下叶外底段小肺大泡；腹腔、腹膜后、纵隔、左锁骨上窝及左腋窝多发淋巴结转移，局部腹膜转移；少量腹水；肠系膜上静脉癌栓。入院后诊断：结肠恶性肿瘤（右半结肠腺癌姑息术后双肺、肝、腹腔、腰椎转移TxNxM1 Ⅳ期）。就诊时患者神清，精神一般，面色白，全身乏力，畏寒，动则腰痛。偶有咳嗽，可咯出少量白黏痰，视物模糊，纳差，食后腹胀不适，眠较差，大便2～3日一行，质软成形，量少，小便频数，夜尿3～4次。舌暗红，苔薄白，脉沉细。

四诊合参，八纲辨证属于阴证，脏腑辨证属脾肾阳虚，表现为一派虚寒之象，治疗当以温阳为主。结合西医学评估方法，脏器功能正常，营养不良，PS评分3分，肿瘤负荷大，不能耐受抗肿瘤治疗，指南推荐为支持治疗。中西医合参，判患者正气亏虚，邪气亢盛，机体正气亏虚为本，肿瘤为标。活血化瘀、除痰散结、清热解毒、以毒攻毒等常用攻邪方法均有可能耗伤正气，应予以中医扶正固本治疗。患者既往居住地偏阴暗，且因高龄，活动较少，平素畏寒明显。遂予以调整至南向向阳且温暖的房间，每日交代家属轮椅推患者至窗边活动，中药以温阳健脾为主，辅以益气活血，兼以补益肾气，予党参30g，黄芪20g，浙贝母15g，麦芽15g，盐杜仲15g，土鳖虫6g，桃仁15g，炙甘草10g，鸡血藤20g，桂枝10g，淡附片10g，半枝莲30g，醋延胡索15g。配合艾灸双侧足三里、中脘、关元。予以静脉及肠内营养支持，计算每日入量从2093kJ/d（500kcal/d）逐步增加到4186kJ/d（1000kcal/d），静脉及口服补充水、电解质、多种维生素及微量元素。服中药5剂后患者胃纳、腹胀、乏力改善，在家属搀扶下可缓慢行走，四肢较前稍温，舌质仍暗红，苔薄黄，脉沉细。调整处方，增加五指毛桃等健脾补气，辅以红豆杉、肿节风等清热解毒，余同前方。鼓励患者每日锻炼及增加外出活动时间。经过两周的精心调养，患者消瘦情况改善，胃纳改善，咳嗽减轻，夜尿1次，四肢较前转温，体重增加2kg。肿瘤患者的临床获益，不受限于攻邪，扶助正气也有助于祛除邪气，改变邪正双方的力量对比，推动疾病好转。

分析与小结

此例为高龄患者，正虚明显，当以扶正培本为主。除去内服中药外，治疗还包括针灸、推拿、食疗、形体锻炼等，内服中药的形式也包括中药汤剂、丸剂、膏剂等，在临床中，依据扶正补虚法的侧重不同，可将其分为四类：补气法、养血法、滋阴法、温阳法。临床实践和科学实验已证明，扶正补虚法能提高机体的抗癌能力，具有双向调节和保持机体平衡的作用，例如促进机体免疫功能，提高淋巴细胞增殖能力和单核巨噬细胞系统活力，保护和改善骨髓造血功能，具有直接抑癌、抑制癌细胞浸润和转移等作用。

补益脾胃是尽人皆知的方法，然水谷精微为气血生化之本源，合理规范的营养支持治疗在一定程度上可改善机体免疫、营养状态，以改善或者重建正常结构。不补充水谷精微，任凭是十全大补汤亦难奏效。

2. 基于整体观念确立病、证、症的标本缓急

典型病例 1

苏某，男，76 岁。患者既往高血压病史 20 年，最高收缩压曾达 170mmHg，规范服用降压药物后收缩压稳定在 150mmHg 左右。8 月前因左旋降支冠脉狭窄行支架植入术，现仍口服阿司匹林和波立维，此次因"胸闷气促一周，加重一天"入院，经冠脉造影考虑为冠心病，左心功能 3 级，暂不需再次植入支架。入院后常规彩超发现肝内 S7 段占位，CT 提示肝右叶多发占位，最大病灶约 5cm×6cm，未发现门脉癌栓，无肝外转移，无肝炎病史。转入介入科，PS 3 分，肝功能分级 A 级，参照 2019 中国分期属 IV 期，建议行姑息性 TACE 治疗，但围手术期需要停用阿司匹林和波立维，经我科会诊后考虑左心功能 3 级、PS 3 分，建议暂缓 TACE 治疗。中西医结合处理心功能不全是当务之急。

典型病例 2

谢某，男，56 岁。患者既往冠心病病史 2 年，1 月前因胸前区压榨痛在外院就诊，发现冠脉三支血管狭窄病变并行支架植入术，术后口服阿司匹林和波立维，心功能 2 级，PS 2 分。入院后常规彩超发现肝内右叶占位，CT 提示肝右叶占位，病灶约 3cm×3.8cm，未发现门脉癌栓，无肝外转移，无肝炎病史。外院安排行 TACE 治疗，术前 1 周开始停用阿司匹林和波立维，术后 2 周，患

者床边活动时因再发心梗导致死亡。

分析与小结

中医学认为"用药如用兵"，"兵者，国之大事也"，基于整体观念指导的扶正祛邪与基于影响患者生存质量与生存时间之病、证、症确立标本缓急是最关键的治法治则。病例 1 和病例 2 是正反两个案例，病例 1 治疗难点在于原发性肝癌和冠心病、支架植入术后两个系统疾病的权衡，短期威胁在于冠心病、冠脉支架植入术后，长期威胁在于肝内恶性肿物。现阶段冠脉狭窄及心功能不全是影响生存质量和生存时间的关键，所以冠心病是急，而肝肿瘤是缓。TACE 治疗肝肿瘤需要暂停阿司匹林和波立维，可能对冠脉支架植入术后预后产生不良影响，尽管 TACE 治疗中的化疗药物剂量小于常规静脉用药剂量，但基于患者 PS 2～3 分，需要扶正兼顾祛邪，应避免使用祛邪但伤正的治疗药物或治疗方案。病例 2 患者正气并无明显亏虚，邪气尚未亢盛，预期短期内不会快速进展，因行介入治疗停用抗栓类相关药物可能增加再发心肌梗死的风险，仍然应该以处理冠心病为主，如果增加局部肿瘤的干预，应以局部放疗为宜。

典型病例 3

蒋某，男，56 岁，因呕吐咖啡色胃内容物 2 天就诊。查彩超提示肝左叶孤立占位（4cm×3cm），CT 提示肝硬化，肝左叶孤立占位（4cm×3cm），门脉右支癌栓，食管胃底静脉曲张，脾大，考虑肝硬化、门静脉高压、消化道出血。予以禁食、制酸、降低门脉压力等处理，控制消化道出血后，我科评估患者目前治疗重点在于缓解门静脉高压，因患者存在肝内肿物，建议行部分脾栓塞术，但患者家属未接受此方案。到外院行 TACE 治疗后引发肝功能衰竭、出血加重死亡。

分析与小结

病例 3 患者肿瘤负荷小，伴随肝硬化所致之血证。肝硬化所致之出血是近期可能威胁生存时间及生存质量的主因，且肝脏功能储备不足，因此当下肝硬化及出血为急。教训在于标本缓急评估不充分，本应注重止血及护肝，却着眼于肿瘤 TACE 祛邪更伤正，最终致肝功能衰竭死亡。

典型病例 4

吴某，男，54 岁，2017 年 3 月入院。患者 2015 年 5 月 10 日因发热于当地医院查 B 超发现肝占位，于外院查 CT 示：胰颈部及肝内多发占位病灶，考虑为恶性肿瘤，胰腺癌并肝转移可能性大，门脉右支、肝中、肝右静脉受侵，脾静脉可疑受侵；右肝内胆管轻度扩张。MR 示：肝右叶恶性肿瘤，肝内多发转移瘤，肝中静脉及肝右静脉受侵，肝门部及胰头周围多发淋巴结转移，可见胃体受压。2015 年 6 月 15 日行肝穿刺活检示穿刺组织内见高分化腺癌组织浸润，以十二指肠腺癌转移可能性大。2015 年 6 月 20 日至 2015 年 10 月 21 日行 XELOX 方案化疗 6 程，期间于 9 月 2 日行肝转移瘤姑息冷冻治疗。2017 年 2 月患者因呕血至外院住院，查胃镜示：十二指肠狭窄，溃疡性质待查；慢性浅表性胃炎并糜烂。上腹 CT 示：十二指肠腺癌复发，侵犯胃窦及胰头，腹膜后淋巴结转移；肝多发占位，考虑转移瘤。予补液、扩容、止血、输血等对症处理，但出血症状反复。入院症见：患者精神疲倦，无呕血，上腹胀满不适，无头晕心慌，无恶心呕吐，冷流质饮食，睡眠可。中医四诊：贫血貌，少神，消瘦明显，步态正常，声低，语音清晰，无异常气味。上腹轻压痛，未触及包块，四肢温，舌淡红，苔白厚，脉细。

入院后患者血液检查示轻度贫血，肝肾功能基本正常，无根治性手术指征，但患者出血反复，无化疗指征，经外科评估及征得家属同意后，转胃肠外科行胃空肠短路吻合术＋空肠肠侧吻合术。术后 1 月患者进食改善，体重增加 1.5kg。返院继续中药及化疗治疗，延长生存时间 15 个月，至 2018 年 6 月因肿瘤进展死亡。

分析与小结

病例 4 中患者体质差，由于肿瘤进展导致持续反复消化道出血，影响进食。出血为标，肿瘤为本。肿瘤为缓，出血为急。尽管手术风险大，但转至外科行胃空肠短路吻合术＋空肠肠侧吻合术控制出血是当务之急，也是改善患者进食保胃气的方法。中医讲"留得一分胃气，便有一分生机"，如果仅取保守治疗，则既不符合中医治法治则，也不是最优化的中西医整合方案。

二十二、中西医整合治疗方案的优化组合

遵循国医大师周岱翰教授的学术思想，基于扶正祛邪、标本缓急的治则，在肿瘤发生、发展的不同阶段，比较中西医扶正和祛邪的可选的具体方法，预判近期和远期疗效及毒副作用，用以指导中医、西医具体扶正与祛邪的优先方式与中西医整合方案的优化组合，兼顾治未病。

典型病例 1

程某，男，57 岁，2018 年 1 月 11 日入院。患者 2017 年 12 月 8 日于外院查 PET/CT 示：胰腺体尾部不规则肿块，代谢活跃，考虑胰腺癌可能性大；胰头钙化灶；脾周少量积液；食道下段、胃底、脾门周围多发血管影，意义待定；肝内胆管轻度扩张。2017 年 12 月 19 日全麻下行"剖腹探查＋胰体尾切除＋脾切除＋胃底部分切除折叠＋结肠次全切除＋阑尾切除＋空肠营养置管置入术"。术后病理示：胰腺组织内见低分化腺癌浸润，肿瘤侵及胰腺周围脂肪组织、横结肠及胃壁深肌层、肾上腺实质、脾门血管周围结缔组织、脾被膜；肿块可见神经侵犯，另可见淋巴结 4 枚，其内可见癌转移（1/4）。2018 年 1 月 2 日上腹部增强 CT 示："胰腺癌术后"改变，胰体尾，脾及部分结肠术后缺如，胃底呈术后改变，术区及邻近胃壁、肠壁稍肿胀，腹腔少量积液、腹膜稍增厚，腹腔内多根引流管；肠系膜上多发稍大淋巴结，考虑反应性改变；肝内胆管轻度扩张。外院建议术后辅助化疗。患者轮椅入院。入院时乏力，活动后气促，纳差，腹泻，排稀烂便每日 3 ～ 5 次。查体：PS 评分 3 分。面色萎黄。全身浅表淋巴结未触及肿大。四肢末端不温。消瘦，舟状腹，腹部正中可见一长约 20cm 手术伤口，脐下伤口裂开，长约 5cm，上有白色覆膜，右腹见一长约 2cm 渗黄绿色脓液伤口，左腹留置胰管引流管及空肠营养管。舌淡红，苔腐，脉细数。入院后查生化提示高钾血症、低蛋白血症，血

常规提示中度贫血，白细胞、中性粒细胞、降钙素原升高，大便培养见白假丝酵母菌。

中药内服以健脾补肾、补益气血为主，并予耳穴压豆（脾、胃、内分泌、皮质下）、穴位贴敷（双足三里、内关、涌泉），静脉予生脉注射液及黄芪注射液，局部红外线照灯照射促进腹部伤口愈合；西药予葡萄糖、复方氨基酸、丙氨酰谷氨酰注射液营养支持，予多糖铁胶囊口服，静滴人血白蛋白以改善贫血和低蛋白血症。另外予伤口清洗及局部抗生素外涂、静脉滴注抗真菌药物。住院2周后，患者精神好转，食欲及进食正常，大便正常，四肢温暖，多次大便检查无真菌及细菌感染，体重增加2kg，腹部伤口可见部分新鲜肉芽组织，渗液减少，遂请外科医师予以二次缝合。停静脉营养，继予温补脾肾、益气养血中药内服，10天后伤口愈合，予以拆线后出院。

分析与小结

病例1中医四诊合参，患者失神，语音低微，乏力，胃纳差，四肢不温，八纲辨证属阴，结合脏腑辨证属脾肾阳虚。辨标本缓急，标在肠道真菌感染、伤口细菌感染愈合不良，本在肿瘤术后机体营养状态极差，同时存在肿瘤复发可能。营养不良，则影响伤口愈合。伤口愈合不良，加之抗感染药物的胃肠反应，会影响患者营养状态的恢复，单治标或者单治本都不适用于当前病情，需要标本兼治，治法以温补脾肾之阳为主。基于胰腺癌CSCO指南诊疗总原则，体能状态良好标准如下：①ECOG评分≤2分；②疼痛控制良好，疼痛数字分级法（NRS）评估值≤3；③胆道通畅；④体重稳定。患者体能评分大于2分，近期体重减轻2kg，属于体能状态较差者，术后辅助化疗治疗原则I级推荐为吉西他滨单药化疗或者氟尿嘧啶类化疗。II级推荐为：①参加临床试验；②观察。最佳支持治疗应贯穿胰腺癌的治疗全程，指南对终末期患者常见的营养不良也做了详细注释。而对于本患者，基于I级推荐进行化疗，患者无法耐受。基于II级推荐，可能存在肿瘤迅速复发可能。因此在整体评估后，明确本阶段治疗原则为标本兼治。因此予中医药及营养支持、抗感染、伤口缝合处理后，嘱患者术后恢复后继续接受下一阶段化疗治疗（表22-1）。

表 22-1 中西医整合治疗方案优化 1

正气的定位、定性、定量	中医：病位在脾肾，气损及阳，血虚
	西医：PS 3 分；营养不良；其他重要脏器功能正常
邪气的定位、定性、定量	中医：借鉴西医检验结果
	西医：①感染（皮肤术口细菌感染，肠道真菌感染）；②肿瘤残留可能性大
标本缓急	标在感染、伤口愈合不良，本在肿瘤术后残留可能，需要标本兼治
阶段性治疗目标	根治性（根治感染后行术后辅助化疗）；扶正与祛邪并重
扶正方法与手段	中医：健脾温肾、益气养血方药
	西医：营养支持、改善贫血和低蛋白血症
祛邪方法与手段	中医：健脾温肾、益气养血方药，取正胜则邪退之意
	西医：抗细菌及真菌治疗；待 PS 2 分后，予卡培他滨等化疗
中西医方法组合与优化	扶正：辨证中药＋营养支持
	祛邪：以静脉滴注抗真菌药物＋伤口局部抗细菌治疗
优化思考	①外院同时静脉滴注抗真菌及抗细菌药物，导致局部细菌感染与肠道真菌感染均控制不佳，且胃肠道副作用大，加重营养不良。改为以局部抗生素＋静脉抗真菌药为主祛邪，配合扶正中药及营养支持 ②基于经验，祛真菌感染及细菌感染之邪，以西药为主，然外院同时静脉滴注抗真菌及抗细菌药物并未获益，其原因是未重视扶正，且祛邪太过反伤正

典型病例 2

高某，男，47 岁。慢性乙型病毒性肝炎病史 10 余年，初诊时未规律服用抗病毒药物。因 2015 年 11 月 12 日突发剑突下持续性剧烈疼痛伴恶心呕吐至外院就诊，甲胎蛋白 55297.6ng/mL，彩超考虑"巨块型肝癌"。2015 年 11 月 13 日行肝动脉化疗栓塞术，2015 年 11 月 15 日查腹部 MR 示：肝左外叶巨大肿块［13.7cm（左右径）×11.2cm（前后径）×15.3cm（上下径）］及少许气体影，结合病史考虑巨块型肝癌栓塞化疗术后改变；肝右叶包膜积液；左侧腹部肠系膜增厚，考虑炎症粘连；肝左静脉侵犯及静脉内癌栓可能。

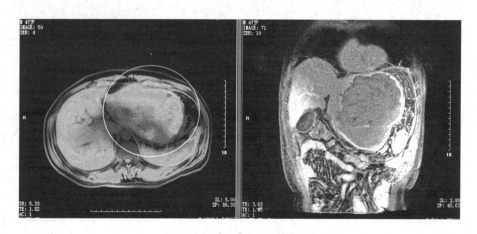

图 22-1　高某 2015 年 11 月 15 日 MR 图像（图中圆形标记为肿块）

患者 2015 年 11 月 20 日入我院，入院时上腹部疼痛，反复中低度发热，纳差，睡眠差，消瘦，舌质红，舌苔厚，脉滑。我院查甲胎蛋白 28849ng/mL，数字减影血管造影（DSA）过程中未见右叶异常浓聚灶，说服患者 2015 年 12 月 4 日于外院行左肝癌姑息切除术，术后病理提示：肝细胞癌，分化差。术后腹痛及发热症状消失，体重稳定，睡眠及饮食正常。2016 年 1 月 13 日行右肝病灶 TACE 术，术中右叶见片状及多发结节状浓密染色灶。2016 年 2 月 18 日查 CT 示：肝癌切除及 TACE 术后改变，考虑肝 S4 段肝左静脉癌栓部分存活，S4 段及 S5 段多发子灶，部分栓塞坏死、边缘部分存活；腹腔及腹膜后多发淋巴结转移。2016 年 2 月 20 日至 2016 年 4 月 1 日行 FOLFOX6 方案化疗 4 程。2016 年 5 月 23 日行第三次 TACE 术。至 2017 年 4 月 6 日复查 CT：肝癌切除及 TACE 术后改变，残肝未见明显存活肿瘤，腹腔及腹膜后少许小淋巴结肿。2017 年 5 月 9 日至 2017 年 6 月 23 日行 FOLFOX 方案化疗 4 程。复查未见肝内病灶，达到完全缓解（complete response，CR）时间为 18 个月。2019 年 12 月肝右叶病灶复发直径约（4cm），行 TACE+ 索拉非尼靶向治疗。此后因经济原因，未能坚持索拉非尼靶向治疗及免疫治疗。自入我院起，全程辨证中药治疗。随访至 2020 年 9 月，患者肝内病灶评价达疾病稳定（stable disease，SD）状态。

分析与小结

病例 2 中，患者初诊时肝内巨块性占位，原发性肝癌临床诊断明确，按照

《原发性肝癌诊疗规范（2011 年版）》，初诊时分期已属ⅡB 期，可以选择的治疗手段包括手术、TACE 治疗、肝移植治疗。指南中指出，行根治性肝切除的局部病变，必须满足下列条件：①单发肝癌，表面较光滑，周围界限较清楚或有假包膜形成，受肿瘤破坏的肝组织＜ 30％；或受肿瘤破坏的肝组织＞ 30％，但是无瘤侧肝脏明显代偿性增大，达到标准肝体积的 50％以上；②多发性肿瘤，结节＜ 3 个，且局限在肝脏的一段或一叶内。

综合评估：①中医评估：有神，形体壮实，化疗及介入治疗前后体重减轻不多，胃气充实；②西医评估：PS ＜ 2 分，体力状况良好，肝功能分级为 A 级，肝炎病史，患者 CT 下未被肿瘤侵犯部分肝脏形态基本正常，已开始接受抗病毒治疗，评估切除术后残肝体积大于 40％，肿块周围界限较清楚，并且单纯 TACE 治疗难以达到完全控制病灶的目的。评估患者正气充实，邪气亢盛，可予以祛邪治疗，治疗手段选择手术治疗。术后 1 月出现肝内转移，正气虽有耗伤，但尚可耐受攻邪，此时当以祛邪为主，祛邪手段选择介入治疗及化疗结合，经介入及 8 程化疗后，肝内病灶消失，达到 CR 效果，并维持了 18 个月。2019 年 12 月肝右叶病灶复发 4cm，行 TACE+ 索拉非尼靶向治疗。此后因经济原因，未能接受西医规范治疗方案。自入我院起，全程配合辨证中药治疗，已带瘤生存约 5 年（表 22-2）。

表 22-2 中西医整合治疗方案优化 2

阶段性治疗目标	姑息性治疗为主（祛邪为主，兼顾扶正）	
扶正方法与手段	中医：配合手术、TACE、化疗等，健脾益气	
	西医：配合手术、TACE、化疗等，营养支持	
祛邪方法与手段	中医：针对瘀、湿热、癌毒等辨证应用中药	
	西医：手术治疗、介入治疗、化疗、抗病毒治疗	
优化思考	①此患者的特点是邪盛（肿瘤巨大）但正气充实（肝右叶大致正常，肝功能 A 级） ②姑息手术是第一阶段最佳祛邪方法，对此巨大肿瘤优于 TACE，祛邪且基本根除肿瘤之邪伤正之疼痛、纳差、消瘦症状 ③后续祛邪扶正手段合理，以西医 TACE 及化疗为主，配合辨证中药，即避免祛邪伤正，又避免单纯辨证中药祛邪力度不足。	

典型病例 3

覃某，男，64 岁。2017 年无明显诱因出现腹胀，2017 年 8 月 28 日至当地三甲医院就诊，查肝功：天门冬氨酸氨基转移酶 58IU/L，γ–谷氨酰转肽酶 395IU/L，总胆红素 53.6μmol/L，直接胆红素 16.3μmol/L，间接胆红素 37.3μmol/L。甲胎蛋白 1219μg/L。腹部彩超示：肝硬化声像图，建议进一步检查；慢性胆囊炎，胆囊泥沙样结石。2017 年 9 月 4 日腹部 CT 示：肝右前叶上腹两个结节灶，考虑肝癌；重度肝硬化；门静脉高压；脾大。当地医院考虑"重度肝硬化"，未给予特殊治疗。遂来我院就诊。中医四诊：望——有神，形体中等，营养一般，自动体位，舌暗淡，苔白。闻——语音清晰，对答切题，无呃逆、嗳气、哮鸣、呻吟等异常声音，无特殊气味。切——腹软，无包块积聚，无压痛、反跳痛，下肢无水肿，肤温正常，脉滑。问——腹胀，腹部隐痛，既往乙型肝炎病史 10 余年，不规律抗病毒治疗。

2017 年 9 月 6 日入住我科，腹部彩超示：结节型肝硬化；肝 S8 实性占位，符合肝 Ca 造影声像表现。乙肝病毒 DNA 定量 1.16×10^6 IU/mL。凝血四项：血浆凝血酶原时间 15.0 秒（正常范围 10.5～13.5），国际标准化比率 1.26（0.80～1.20），活化部分凝血活酶时间 34.0 秒（22.5～34.0）。肝纤四项：Ⅳ型胶原蛋白 132.417ng/mL（0.00～85.00），Ⅲ型前胶原 N 端肽 9.479ng/mL（0.00～15.00），透明质酸 172.887ng/mL（0.00～120.00），层粘连蛋白 138.943ng/mL（0.00～130.00）。2017 年 9 月 12 日行肝穿刺活检病理结果示：（肝）低分化肝细胞癌。2017 年 9 月 14 日行肝肿物氩氦冷冻治疗 1 程。2017 年 11 月 6 日我院上腹部 CT 示：结合病史，符合肝 S8 段肝癌冷冻治疗后改变，未见明确肿瘤存活，建议 MR 复查；肝硬化，脾大，食管–胃底静脉轻度扩张；胆囊及胆囊管多发结石、慢性胆囊炎。后定期复查，未见明显复发征象，至 2018 年 3 月 28 日上腹部 CT 示：S8 段肝癌冷冻治疗后改变，未见明确肿瘤存活；S1 与 S8 交界区新见流出性强化结节，考虑肝癌复发可能性大，建议肝 MR 特异性对比剂增强全面评价；肝硬化，脾大，食管–胃底静脉轻度扩张；胆囊及胆囊管多发结石、慢性胆囊炎。2018 年 5 月 3 日在局麻下行 DSA 引导下 TACE 术，术程顺利。2018 年 6 月 8 日复查 CT 示：S8 段肝癌冷冻治疗后改变，未见明确肿瘤存活；S1 与 S8 交界区结节基本栓塞；S5/6 段小结节，复发未排，建议肝 MR 特异性对比剂增强全面评价；肝硬化；脾大，脾内小条状低强化区，请结合 MR 检查；食管–胃底静脉轻度扩张；胆囊及胆囊管多发结石、慢性胆囊炎。至 2019 年 3 月因消化道出血死亡。

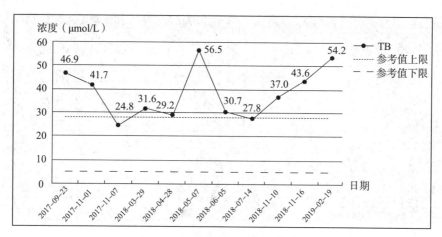

图 22-2　覃某总胆红素曲线

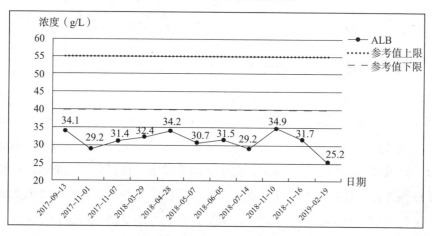

图 22-3　覃某白蛋白曲线

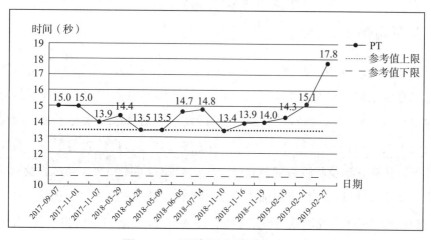

图 22-4　覃某凝血酶原时间曲线

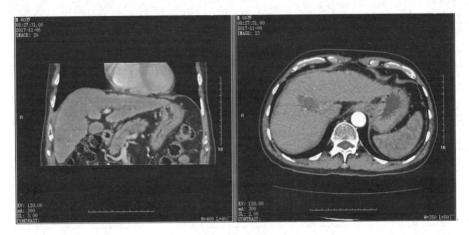

图 22-5　覃某 2017 年 11 月 6 日 CT 图像

分析与小结

病例 3，患者就诊时肝内肿瘤病灶 2 个，肝硬化，脾大，门静脉高压，肝功能分级 B 级，基于指南对患者的全身情况及肝脏储备功能进行评估，患者可以接受的西医祛邪手段包括 TACE/TAE 治疗或者消融治疗。经分析患者患有严重肝硬化，机体自身正气亏耗，耐受抗癌治疗的自身肝储备能力差，但肝癌病灶小，具备阶段性根治的可能，但是祛邪手段中，针对病灶的消融治疗相比 TACE/TAE 及全身系统治疗疗效更好，且对肝功能及肝功能储备的负面影响更可控。优化组合祛邪扶正的手段，采取肝内肿物冷消融及抗病毒治疗，扶正予以护肝，中药予以疏肝健脾益气、软坚散结治疗。

典型病例 4

黎某，女，64 岁，2018 年 8 月 4 日入院。患者 2016 年 12 月无明显诱因出现双侧腹股沟淋巴结肿大，于 2016 年 12 月 16 日在外院行右侧腹股沟肿物切除术，术后病理示：转移性腺癌，考虑女性生殖系统来源（子宫、卵巢）。2017 年 9 月 22 日查盆腔 MR：子宫、阴道多发病灶，病灶较前增多、范围较前扩大，并部分累及膀胱后壁及直肠下段；盆腔右侧团块影，并盆腔及双侧腹股沟多发肿大淋巴结，数量较前略增多，考虑转移；右侧腹股沟囊性占位性病变。2017 年 10 月出现阴道出血、腹胀、腹痛，并逐渐加重，2017 年 12 月初于外院查彩超提示肝内多发占位，经腹腔穿刺置管引流出 1500mL 乳白色腹腔积液。入院时患者精神疲惫，情绪低落，腹胀，腹壁皮下软组织肿胀，带入外院引流管，双下肢水肿，纳差，眠差，PS 2～3 分。入院后患者因畏惧胃肠反应及脱发拒绝化疗，只同意引流腹水及中药治疗，经反复动员后患者同意配合治疗，2017 年 12 月 21 日行氟尿嘧啶 1g 腹腔灌注，2017 年 12 月 23 日行顺铂 40mg 腹腔灌注，2017 年 12 月 24 日行艾素（多西他赛）120mg d1 化疗 1 程。2018 年 1 月入院后查彩超未见明显腹水。2018 年 1 月 17 日至 2018 年 4 月 25 日行多西他赛 120mg d1+ 顺铂 60mg d1～d2 化疗 5 程；2018 年 5 月中旬于我院复查胸腹 CT 后评价为 SD，2018 年 5 月 20 日、6 月 13 日、7 月 4 日行单药多西他赛（120mg d1）化疗 3 程。后患者出现眉毛稀疏、疲乏，虽然实验室检查未见明显贫血、骨髓抑制情况，但综合评价后判断近期疗效满意，继续化疗远期毒副作用可能为持续骨髓抑制状态，遂改为口服中药及卡培他滨治疗。此后在基因检测指导下选用依维莫司口服，间断配合卡培他滨或者替吉奥口服，全程配合中药，辨证依次属脾肾亏虚、肝郁脾虚，血虚、肝胆湿热及血瘀，辨证中药从补益为主到祛邪为主，随诊至 2020 年 10 月，PS 1～2 分，双下肢非凹陷性水肿，精神好，纳眠好，二便正常。此患者已经带瘤生存近 4 年，且四诊合参可见诸症、舌脉好转，PS 评分转低。

分析与小结

中医肿瘤学认为，肿瘤的病机可以概括为"痰、瘀、毒、虚"，治疗上以祛邪为主的方法，中医方面包括活血祛瘀、解毒、除湿、化痰等，西医方面主要是针对肿瘤具体病灶的放化疗、靶向、手术及微创治疗。部分伴随坏死、感染的肿瘤，祛邪方法也包括针对肿瘤感染治疗等。中西医结合治疗恶性肿瘤，不是简单的"中药＋手术/放疗/化疗"治疗，而是在整体观念和辨证论治原则指导下，确定个体化、动态的扶正祛邪策略。此患者无根治性手术指征，故选择"带瘤生存"。国医大师周岱翰教授讲"带瘤生存"的前提是正邪处于相对平衡的状态，所以积极的扶正祛邪才是"带瘤生存"的正确途径，并不是单一的口服中药手段，西医学的手术、放疗、化疗、靶向治疗、免疫治疗、针对炎症的抗生素应用等也是"祛邪"的手段，在扶正祛邪策略指导下，可针对虚、瘀、痰、毒等病机辨证，合理地选用以扶正祛邪。在 TNM 分期及 NCCN 指南的规范下，免疫治疗、营养支持、改善和提高脏腑功能及功能储备等也是中医肿瘤学的"扶正"手段。祛邪减轻了邪伤正，此即所谓的祛邪伤正又扶正，关键在于对"尺度"的把握。此患者对低剂量单药腹腔灌注化疗敏感，即为祛邪伤正少而扶正更多，此后正气逐步恢复，增加双药化疗及后续规范的基于基因分析的靶向治疗、全程辨证中药是获得长期带瘤生存的原因。若没有积极把握恰当的化疗方法，即适度的攻伐祛邪，一味扶正是难奏效的。若患者没有在化疗期间配合中药使胃气来复，一味加大攻伐也会适得其反。

典型病例 5

程某，女，78 岁。患者 1 年前因双目黄染于外院治疗，行腹部 B 超示：肝内外胆管扩张，考虑下段梗阻，胆总管中下段胆汁淤积？不排除其他，建议进一步检查；胆囊结石并胆囊壁增厚；脾、胰未见异常声响。诊断为"胆管扩张查因（肿瘤？胆管结石？）"，遂于 2016 年 12 月 1 日行"剖腹探查＋汇管区肿瘤切除术"，病理示：高分化胆管细胞癌，癌组织浸润胆管部全层，并可见神经侵犯。免疫组化：CK7（＋），CK19（＋＋＋），P53（－），CEA（＋），Ki-67 阳性率 15%，S-100 标记神经束，证实癌组织侵犯神经。术后开始服用替吉奥化疗 10 程至今。2018 年 1 月 11 日于外院复查 PET/CT 示：胆管癌术后，化疗后，术区结节状局灶性高代谢病灶，考虑复发；肝门区、右肺门、纵隔内及右锁骨多个高代谢淋巴结，考虑转移；双肺多发结节影，考虑双肺转移；多发骨转移。2 月前患者出现全身瘙痒，2018 年 3 月 27 日于我院查 CT 示：胆管癌术后 1 年复查，考虑肝门区肿瘤复发（边界不清，范围约 29mm×40mm）、肝内胆管明显扩张，门脉左支局部受侵可能；胆囊缺如呈术后改变；考虑双肺多发转移瘤（较大者约 16mm×12mm，位于左肺上叶舌段），右肺门及纵隔淋巴结转移（较大约 25mm×29mm，邻近支气管受压变扁），右侧第 2、5 肋骨转移。2 天前出现腹痛，入院症见：患者全身瘙痒，皮肤干燥，无红疹斑疹，无恶寒发热，时有咳嗽，干咳无痰，右侧腹部疼痛，伴头痛，纳眠可，大便调，小便黄，量正常。近期体重减轻 1kg。中医四诊：望诊——神清，精神疲倦，身目黄染，形体消瘦，舌暗红，苔白厚；闻诊——言语清晰，未闻及异常气味；切诊——腹部未触及包块。脉弦滑。

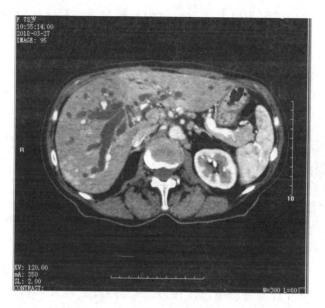

图 22-6　程某 2018 年 3 月 27 日 CT 图像（肝内胆管明显扩张）

入院后辨证属肝癌病肝胆湿热证，治以清热利湿为主，健脾益气为辅，并予以护肝、清热解毒等处理，但患者反复恶寒、发热，予以解热镇痛、护胃处理后症状改善不明显，体温最高达 39℃，一周内体重减轻 1kg，体力明显下降。查降钙素原 0.72ng/mL，总胆汁酸 48.0μmol/L，总胆红素 112.3μmol/L，白蛋白 39.5g/L，直接胆红素 77.8μmol/L，肌酐 82μmol/L，间接胆红素 34.5μmol/L，血液病原菌培养阴性，临床考虑患者反复发热恶寒与病灶进展、胆道梗阻合并局部感染相关可能性大。建议患者行胆道置管引流，必要时行支架植入，家属犹豫不决，似有放弃之意。患者情况持续恶化，精神萎靡，进食极少，身目黄染明显，中药也只能少量口服，再次与家属沟通，同意行 PTCD 术，后引流出黄绿色胆汁并夹有絮状物，引流液培养提示含有大肠埃希菌和近平滑假丝酵母菌，予抗感染处理，并每日经引流管进行局部抗生素冲洗，同时予补充白蛋白、护肝利胆、提高免疫等治疗。经处理后患者精神改善，黄疸减退，恶寒、发热未再发作，但局部肿物压迫，无法植入支架，故持续外引流处理。

分析与小结

病例5中胆道梗阻为患者之急。胆为六腑之一，胆道梗阻则湿热郁积伤肝，宜取"通因通用"治法。《素问·三部九候论》提及："实则泻之"。《素问·至真要大论》提出："坚者削之，客者除之……结者散之，留者攻之……逸者行之。"此患者为肿瘤所致胆总管梗阻，单纯中药治疗的力道必然不足，故取西医 PTCD 实现外引流，邪去则正安，及时有效祛除病邪，减少病邪对机体的进一步损害。辨证论治是中医学的特色，而西医学在解剖研究领域的成就和西医学的检验检查技术也非常值得借鉴。

典型病例 6

苏某，男，66岁，因发现肝内占位2年，干咳不能平卧1周就诊。患者2年前发现"肝右叶占位"，肝穿刺病理示：中分化肝细胞癌。患者及家属拒绝手术治疗，予 TACE 及氩氦冷冻治疗后病灶稳定，后以中医药辨证治疗为主。此后逐渐进展至多发肝、肺转移。1月前复查 CT 提示肝内病灶稳定，肺内多发转移灶较前增多。1周前突然出现刺激性干咳，伴有血丝痰、胁痛，无胸痛气促，无发热，无腹痛，胃纳一般，眠可，舌淡暗，苔薄黄，脉细弦，经中药及可待因止咳处理无效，症状逐渐加重，不能平卧，PS 评分2分。复查胸部 CT 发现右上肺主支气管内见新生物，随之行纤维支气管镜检查，病理提示转移性肝细胞癌，考虑肝癌肺转移。患者属肝癌肺转移，以姑息治疗为主，辨标本缓急，肝内肿物稳定，目前影响生活质量的为持续刺激性干咳，已经严重影响睡眠，如不及时处理，可能出现大咯血，甚至危及患者的生命。会诊后对右主支气管内新生物进行局部立体定向放疗，咳嗽症状迅速缓解，可平卧，纳、眠恢复接近正常。此后予中医辨证治疗及姑息放疗，生存期6个月。

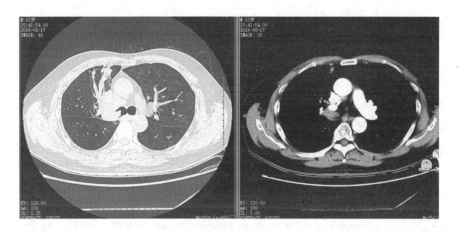

图 22-7　苏某 CT 图像

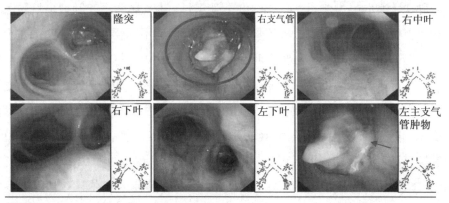

检查所见：

经鼻腔进入，声门活动可、闭合良，气管通畅，隆突锐利。

右主支气管通畅，上叶支气管开口可见新生物，距离隆突约1.5cm，大小约2cm×2.5cm，黏膜粗糙，血管丰富，上叶开口完全闭塞，中间支气管上段狭窄气管镜可通过，中叶、下叶支气管及各段、亚段支气管通畅，黏膜稍充血，见少量白色黏性分泌物，未见新生物。

图 22-8　苏某纤维支气管镜下图像

（右主支气管通畅，上叶支气管开口可见新生物，开口完全闭塞）

分析与小结

病例 6 为肝癌肺转移病例。从肿瘤的生物学行为特点分析，原发性肝癌远处脏器转移最常见的部位为肺部，以双肺多发、圆形或类圆形病灶常见，新发于支气管内的病灶少见。中医方面考虑患者病期较长，既往接受 TACE 治疗及冷冻治疗等，耗伤脾胃气机，脾胃受损，患者平素性格急躁，加之疾病影响，肝气横逆犯脾，脾土虚弱，肺气受影响，升降失常，故见干咳，遂予以疏肝健脾、柔肝降逆。国医大师周岱翰教授强调肿瘤患者"病、证、症多层次的标本缓急"。此患者以可待因及中药均无法有效控制的导致不能平卧的刺激性干咳症为急，结合 CT 检查，发现器质性病变病灶，及时调整思路，以姑息性祛邪为主，在多个肝及肺转移病灶中，独取新发于支气管内病灶予立体定向放疗祛除病灶，邪去正安。

典型病例 7

陈某，女，2018 年 3 月 9 日就诊。2018 年 1 月开始反复咳嗽、咯痰，未诊治。2018 年 4 月开始明显消瘦，体重减轻 8kg。行 PET/CT 示：左肺上叶软组织肿块（4.9cm×4.4cm×4.8cm），气管旁下、主动脉旁下、肺门多发肿大淋巴结，左侧胸膜增厚，胸 2 椎体骨质破坏，糖代谢不同程度增高，考虑左上肺癌伴以上部位多发转移；右肺上叶和左肺多发斑片影，糖代谢增高，考虑感染性病变可能性大，建议治疗后复查以除外部分为转移。病理回报示：浸润性腺癌。肺组织驱动基因检测报告示：EGFR exon 21，突变位点位于 L858R，基因丰度 16.14%。评估患者邪气强盛，正气有所损伤，目前治疗以扶正祛邪并重。患者胃气尚存，有神，可耐攻邪。根据 NCCN 指南及中国版 CSCO 肺癌指南，患者 TNM 分期为 Ⅳ 期，属于不可治愈肿瘤，基因表达存在驱动基因突变情况，首选靶向治疗，给予吉非替尼 250mg qd 治疗。服药 1 月后患者因全身多发皮疹复诊，查头面、背部明显，皮疹色红，伴有瘙痒，局部渗液，舌质红，舌体正常，苔薄白，脉细数，辨证属肺胃热盛，八纲辨证属于表证、标证，考虑伴随兼证、急证。急则治其标，以改善患者生存质量，提高治疗依从性。患者自诉外院予局部对症处理后改善不明显，改用糖皮质激素外用后症状改善，停药则加重，深受其扰。CT 复查病灶稳定。结合辨证，考虑标急为皮肤反应，本在肿瘤，可以标本同治，予清热解毒、润肺养阴中药口服，并予清热祛风中药外洗。经治疗患者皮疹颜色转暗，渗液减少，瘙痒减轻，舌质转淡红，可以继续配合服用吉非替尼。治疗 1 月后面部少量皮疹，复查 CT 评价 SD。3 月后复查，达到部分缓解（partial response，PR），维持 13 个月后出现双肺疾病进展（progressive disease，PD）。中医四诊：有神，步态正常，形体适中，声音稍嘶哑，咳嗽，痰中少许带血丝，胃纳正常，胸背部隐痛，眠稍差，舌质红，舌苔薄白，脉细滑。

分析与小结

基于基因分析的肺癌靶向治疗疗效显著，此患者 L858R 突变，丰度 16.14%，吉非替尼疗效较好，配合中医药辨证处理吉非替尼的副作用。结合四诊，实时辨证，动态评估疗效预后和正邪变化，通过影像学监测肿瘤原发灶及转移灶大小、数量和活性变化，判断评估生活质量变化、中医四诊改变，评估阶段性治疗效果和正邪改变，调整阶段性治疗目标和方案，最终达到生存时间延长及生存质量改善的目的。

二十三、中西医整合疗效的评价

现代肿瘤学中 RECIST 是最早得到广泛认可和运用的标准，其后修改版 RECIST1.1、mRECIST 和实体瘤免疫疗效评价标准（immune RECIST, iRECIST）都有循证证据的支撑。生存时间、生存质量是不可治愈中晚期肿瘤最常用的疗效评价标准。而相对公认的如 PS 评分、营养状况、心肺肝肾等重要脏器功能、骨髓功能、免疫功能及 WHO 毒副作用分级标准等也被认为对生存质量及生存时间有一定的影响。而中医对疾病预后的认知突显在 4 个方面：①正邪变化决定疾病发生发展与转归；②有胃气则生；③四诊合参判定疾病顺逆；④得神者昌，失神者亡。中西医的疗效标准各有优势及不足，故应相互参照，取长补短。基于 RECIST、mRECIST 和 iRECIST 评估瘤体的变化更客观、具体，而基于中医的四诊合参的评估更简便、实用。中西医的疗效标准并非常常一致，而是经常矛盾的。疗效评估，不单单是评价某一阶段治疗的效果，更是下一程治疗的依据，在接受姑息性治疗的患者的全程管理中尤其重要。

典型病例 1

黄某，男，38 岁，未婚。患者 8 月余前无明显诱因出现腹痛，呈间断性，右侧卧时明显。2018 年 3 月 26 日患者右下腹出现明显疼痛，伴发热，最高体温 39.6℃，发热反复，持续 4～5 天，服用"百服宁"后可退热，2018 年 4 月 8 日在外院查胸部、上腹部、下腹部、盆腔平扫加增强 CT 示：结肠肝区 – 横结肠近端管壁不均匀增厚，考虑结肠癌；邻近系膜区、肠系膜根部多个淋巴结，考虑淋巴结转移可能性大；肝门区、肝总动脉周围、门腔间隙、腹腔干周围数个淋巴结，不排除转移；肝各叶多发结节，考虑转移瘤；脾前极结节，可疑转移瘤。2018 年 4 月 10 日外院结肠镜示：横结肠肿物。肝穿刺病理：符合结肠中分化腺癌肝转移。实验室检查：癌胚抗原 173.60ng/mL，血红蛋白 112g/L。在外院接受多疗程贝伐珠单抗联合化疗后要求中医药治疗转入我院。中医四诊：精神一般，面色萎黄，时有腹部隐痛，胃纳差，睡眠可，自化疗开始体重下降5kg，舌淡红，苔薄白，脉细数。

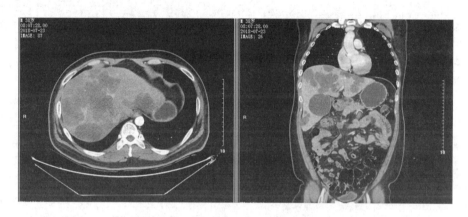

图 23-1　黄某 2018 年 4 月 8 日 CT 图像

评估患者 TNM 分期属Ⅳ期，属于不可治愈肿瘤，影像学提示肝内、淋巴结多发转移，肿瘤负荷大，按照实体瘤评价标准，患者可以接受姑息性化疗。但仔细查看患者影像资料，肝内多发占位，残余正常肝组织偏少，评估肝内残余正常肝组织不足 40%，肝脏脏器功能储备不足，外院第一阶段多疗程贝伐珠单抗联合化疗后，病灶有所缩小，癌胚抗原 63.00ng/mL 较前明显降低，但血红蛋白 74g/L，并面色萎黄，肌肉瘦削，胃纳差，近期体重减少 5kg，PS 2 分。

综合评估，不建议患者行静脉化疗，结合指南建议，2018 年 5 月 4 日开始口服卡培他滨 1.5g bid d1～d14 治疗。中药予以疏肝健脾、软坚散结处理。2 程化疗后复查 CT 评价肝内病灶直径缩小，RECIST 评价 SD，体重增加。继续予以口服卡培他滨化疗共 8 程。2018 年 11 月患者复诊。中医四诊：有神，面色轻度萎黄，形体、步态正常，语音洪亮，言语清晰，无腹痛腹泻，无恶心呕吐，二便正常，体重恢复。实验室检查：血红蛋白 95g/L，癌胚抗原 94.60ng/mL。CT（对比 2018 年 4 月）提示肝内病灶数目稳定，最大病灶长径、短径均缩小 1cm。

分析与小结

表 23-1 中西医整合疗效评价 1

第一阶段： 贝伐珠单抗 + 静脉化疗	中医： 神：稳定。四诊：逆。胃气：逆。正邪：邪稳定而伤正	调整策略：增加扶正，减少祛邪力度及预防祛邪伤正 具体方法：改卡培他滨单药化疗 + 加强中医扶正方药
	西医： RECIST 评价：SD。其他：CEA 降低、贫血加重、体重明显降低等	
第二阶段： 卡倍他滨单药化疗 + 辨证中药	中医： 神：稳定。四诊：顺。胃气：顺。正邪：邪稳定而正气来复	西为中用，因正虚（残余正常肝组织偏少）是不可逆的，故效不更方
	西医： RECIST 评价：SD。其他：CEA 上升、贫血减轻、体重恢复等	

典型病例 2

陈某，女，2016 年 10 月就诊。2016 年 4 月开始反复咳嗽、咯痰，未诊治。2016 年 10 月开始明显消瘦，半年内体重减轻 8kg。2016 年 10 月 22 日行 PET/CT 示：左肺上叶软组织肿块（4.9cm×4.4cm×4.8cm），气管旁下、主动脉旁下、肺门多发肿大淋巴结，左侧胸膜增厚，胸 2 椎体骨质破坏，糖代谢不同程度增高，考虑左上肺癌伴以上部分多发转移；右肺上叶和左肺多发斑片影，糖代谢增高，考虑感染性病变可能性大，建议治疗后复查以除外部分为转移。病理回报示浸润性腺癌，未行驱动基因检测。2017 年 1 月开始出现声音嘶哑，偶有背部隐痛，复查 CT 提示肺内肿物增大。2017 年 1 月 29 日开始自行服用"盐酸埃克替尼"1 片 tid。2018 年 2 月因胸背部疼痛加重伴有声音嘶哑复诊，CT 提示左肺肿物（6.1cm×5.4cm×5.3cm），胸 2、3、4 椎体骨质破坏。中医四诊：有神，步态正常，形体消瘦，声音嘶哑，咳嗽，痰中带血，胃纳减少约 1/3，胸背部疼痛，眠差，舌质淡暗，舌苔薄白，脉细弦。

再次行病理活检示浸润性腺癌，驱动基因阴性，行培美曲塞 + 顺铂化疗 2 个疗程后，复查 CT 提示肺部病灶部分进展及新增 2 个 1cm 左右的小病灶。中医四诊：神疲乏力，体重减 2kg，声音稍嘶哑，咳嗽，痰中少许带血丝，纳差，胸背部隐痛，眠稍差，舌质暗红，舌苔白厚，边有齿印，脉弦细数。更改化疗方案为白蛋白紫杉醇单药＋卡瑞利珠单抗，3 个疗程后，复查 CT 提示肺部病灶部分稳定、部分缩小，无新增病灶。中医四诊：有神，胃纳好，胸背部隐痛已愈，眠可，体重恢复，声嘶哑及咯血丝痰好转，舌质暗红，舌苔白，脉细滑。

分析与小结

表 23-2　中西医整合疗效评价 2

第一阶段：埃克替尼	中医：神：稳定。四诊：逆。胃气：逆。正邪：邪进而伤正
	西医：RECIST 评价：PD。其他：体重降低等
第二阶段：培美曲塞＋顺铂化疗＋辨证中药	中医：神：逆。四诊：逆。胃气：逆。正邪：邪盛而正虚
	西医：RECIST 评价 PD。其他：体重减轻等
第三阶段：白蛋白紫杉醇＋卡瑞利珠单抗＋辨证中药	中医：神：顺。四诊：顺。胃气：顺。正邪：邪稍退而正气来复
	西医：RECIST 评价：SD。其他：体重恢复等

二十四、多疗程扶正祛邪的治则及相应中西医整合方法与方案的优化组合

现代肿瘤学的全程管理建立在以 CSCO/NCCN/ESMO 等指南进行规范化诊疗的基础上，强调多学科合作，突出针对肿瘤性疾病治疗的系统性、长期性，贯穿疾病从诊断到康复的全过程。中医肿瘤学是基于整体观念指导的辨证论治的全程管理，是基于肿瘤性疾病与非肿瘤性疾病的评估，是基于治疗措施、毒副作用及并发症的对"证"的综合干预，兼顾标本缓急，进而"论治"的个体化治疗过程。

中西医整合肿瘤学临床则集中西医之长，取长补短，比较中西医扶正与祛邪方法，评估近期与远期疗效及毒副作用，从而指导组合方案中的中西医方法与方案的优先与优化选择，是治疗规范化与个体化的高度统一。

典型案例 1

叶某，男，62 岁，2014 年 1 月因反复咳嗽 2 月就诊。症见：咳嗽，咯痰色白，质地黏，无血丝，无声音嘶哑，无胸痛气促，胃纳减，二便调，舌淡红，苔白厚，脉细滑。2 月内体重下降 2 kg。经肺穿刺活检明确为中分化腺癌。中医诊断：肺癌病，脾虚痰湿证。西医诊断：左肺周围型中分化腺癌，EGFR（－），ALK（－），Ⅳ期。

患者 PS 评分 1 分，无明显化疗禁忌证。考虑 TNM 分期Ⅳ期，基于指南，无根治性手术指征，治疗原则属姑息性。患者营养评估良好，脏器功能正常，无须支持治疗。中医评估患者形体壮实，有神，邪实初起，正气尚实，病位在肺，与脾、胃相关，可以耐受攻伐。一线方案选择培美曲塞＋顺铂方案化疗 4 程。中药治以健脾益气、化痰利湿，方以二陈汤加味。处方：法半夏、橘红、

桔梗各 10g，茯苓 20g，甘草、壁虎各 6g，桃仁、丹参、鱼腥草、浙贝母、白术、厚朴各 15g，仙鹤草、薏苡仁各 30g。化疗期间上方去鱼腥草、仙鹤草、壁虎，加麦芽 30g，炒山楂 20g，鸡内金 10g。每天 1 剂，水煎服。患者化疗期间曾出现 I 度骨髓抑制情况，2 程后 CT 评价 SD，4 程化疗后，2014 年 4 月复查 CT 与基线对比评价 SD，症状分级由 II 级（间断咳嗽）下降至 I 级（偶有咳嗽）。治疗有效，邪实得到有效抑制，正气虽有所亏虚，但机体正邪尚可维持动态平衡，此阶段治疗以"带瘤生存"为目标。予益气除痰中药维持治疗，方以六君子汤加味。处方：五指毛桃、仙鹤草、半枝莲各 30g，法半夏、桔梗各 10g，陈皮 5g，甘草、壁虎各 6g，茯苓 20g，白术、桃仁、丹参、鱼腥草、苦杏仁、厚朴各 15g。每天 1 剂，水煎服。纳差时去仙鹤草、半枝莲，加麦芽 30g，砂仁 6g（后下）。持续服用，每 3 月复查 CT。维持中药治疗至 2015 年 3 月，共 11 个月。

至 2015 年 3 月，患者咳嗽咯痰症状加重，伴有胸痛，舌质红，有瘀斑，苔白厚，脉弦滑。CT 提示肺内病灶进展，PS 1 分。此时辨证属气滞血瘀、邪气炽盛、正气亏虚。先治其标，同时予扶正治其本。予氩氦刀消融治疗及吉西他滨＋顺铂方案化疗，辅以止痛、营养支持。第 3、4 程化疗患者均出现 III 度骨髓抑制，主要为中性粒细胞及血小板数值下降；治疗 4 程化疗后 CT 评价 PR。考虑患者此时正气亏虚，邪气已受打压，尚不亢盛，遂调整为扶正为主、祛邪为辅，继续予中药维持治疗，方选四物汤加减。处方：当归、川芎、山慈菇各 10g，重楼、枳壳、白芍、黄精、桃仁、莪术、延胡索各 15g，茯苓 20g，土鳖虫 6g。每天 1 剂，持续服用。合并骨髓抑制则去土鳖虫、山慈菇、重楼、莪术，加女贞子、桑寄生各 30g，杜仲、牛膝各 15g；疼痛明显则加细辛 3g。

2015 年 11 月复查病情再次进展，症见咳嗽，咯痰，痰少质黏，口干，舌嫩红，苔白干，脉弦细，PS 3 分。考虑患者正气亏虚、邪气渐盛，治疗以益气养阴、祛瘀散结为法，以扶正为主、祛邪为辅，以提高患者生存质量、延长生存时间为主。方选沙参麦冬汤加味。处方：沙参、麦冬、玉竹、太子参、茯苓各 20g，枇杷叶、浙贝母、石斛各 15g，麦芽 30g，桔梗 10g，甘草、土鳖虫各 6g。每天 1 剂，持续治疗。2016 年 10 月，因肺部感染合并呼吸衰竭死亡。

分析与小结

该患者治疗全程，其邪正的消长是动态演变的。诊治初期，正盛邪亦实，故以攻邪为主，辅以扶正。经治疗后邪实遏制，正气亦亏，基于延长生存时间的目的，予益气除痰中药维持治疗，以扶正为主。病情二次进展时，患者邪气炽盛，正气亏虚，尚可耐受攻伐，本着"带瘤生存"的原则，仍以积极祛瘀攻毒为主，同时予扶正治其本。然此阶段患者正气亏虚程度较初起发病时更为严重，因此攻邪之后，后期治疗调整为以扶正为主。病机再次演变、进展后，转变为阴虚毒结。正气亏虚在于气阴两虚，邪实在于毒、瘀，邪实而正虚，患者无法耐受攻伐。故而调整治疗原则为扶正为主、祛邪为辅，力求维持两者消长平衡，以达到带瘤生存的目的。

典型病例 2

冼某，女，34 岁。患者 2019 年 5 月无明显诱因出现双下肢浮肿，持续不缓解，逐渐加重并伴有腹胀、低热。2019 年 5 月 24 日行全腹 CT 平扫＋增强，提示：考虑肝内多发转移瘤，下腔静脉肝内段、肝左静脉、门静脉左支受侵待排；双侧髂总静脉、髂外静脉可疑充盈缺损，请随访；腹腔、盆腔多发稍大淋巴结，转移待排；腹盆部皮下水肿。2019 年 6 月 17 日我院 CT 示：考虑右侧乳腺癌，符合 BI-RADS 5 类，并右侧乳内、胸大小肌间隙及腋下、锁骨上、锁骨下窝多发淋巴结转移；肝脏多发转移瘤；门静脉左支及肝左静脉受侵犯可能，下腔静脉肝段至双侧髂总静脉、髂外静脉可疑充盈缺损，造影剂充盈不良与癌栓鉴别，建议随访；所见肋骨、脊柱多发骨转移瘤可能，右侧髂骨骨岛与转移瘤鉴别。颅脑 MR 平扫＋增强扫描（3T）示：脑实质未见明显占位。2019 年 6 月 21 日行超声引导下腋窝淋巴结穿刺活检术，病理示：（腋下淋巴结）转移性腺癌，符合乳腺浸润性导管癌 II 级。免疫组化示：GATA-3（＋），HepPar-1（－），E-Ca（＋＋＋），ER（－），PR（－），Her-2（3+），P53（约 95%），Ki-67（平均指数约 30%，热点区域约 40%）。阳性体征：右乳外上象限可见 8cm×6cm 肿物，表面破溃，可见大量血性及脓性分泌物，触痛，肝脏右肋下 10cm 可触及，肝区叩痛，双下肢浮肿。实验室检查：血红蛋白量 56g/L，癌胚抗原 1938ng/

mL。肝肾功能基本正常，白蛋白 32.6g/L。西医诊断：右乳腺浸润性导管癌，ERBB2+ 型，ER（-），PR（-），Her-2（3+），Ⅳ期。PS 2 分。既往无基础疾病。中医四诊：稍疲惫，面色萎黄，步态稳，语音清晰，语声正常，无异味，腹胀、右侧腋窝疼痛，纳可，眠不佳，近期体重无明显减轻，四肢温暖，腹部可触及包块，下肢浮肿。舌暗红，边有瘀斑，苔薄白，脉细数。

患者分期为Ⅳ期，ERBB2（3+），有内脏转移，肝肾功能基本正常，肿物表面破溃，可见大量血性及脓性分泌物，低蛋白血症，血红蛋白量 66g/L，PS 2 分。虽为邪盛伤正，但阶段性目标为扶正抑瘤，西医方案予局部伤口冲洗换药及静脉抗生素、补充营养、输注红细胞及白蛋白，中医以健脾温肾、益气养血为主，治疗 10 天后发热已消退，溃烂皮肤脓性分泌物明显减少，复查血红蛋白量 67g/L，血清白蛋白 30.3g/L，仍存在中重度贫血。患者暂不符合广东省输血指征，乳房肿块破溃与肿瘤相关，存在相对化疗禁忌证。中医四诊合参，有神、有胃气，正气尚实。考虑患者既往无其他疾患，有神、有胃气，此时祛邪可减少肿瘤负荷，有助于正气的恢复。根据指南推荐，选择多西他赛单药化疗，患者血红蛋白 67g/L，为减少心脏毒性，暂时不适用曲妥珠单抗。中药仍以健脾温肾、益气养血为主。3 程化疗后于 2019 年 9 月 21 日复查癌胚抗原 77.82ng/mL，血红蛋白量 93g/L。2019 年 9 月 23 日 CT 示：右侧乳腺癌，侵犯邻近胸壁，较前有所进展；右侧腋窝多发淋巴结转移较前改变不大，肝脏多发转移瘤较前好转，广泛骨转移并多发病理性骨折大致同前。

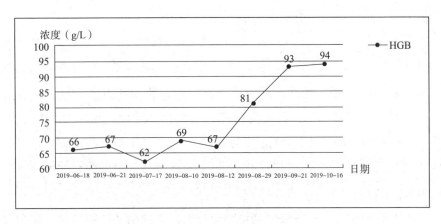

图 24-1　冼某血红蛋白曲线图

患者精神、体力状况、食欲明显好转，体重逐步增加，下肢浮肿消退，仍纳稍差，舌质淡暗，苔白厚，边齿印，脉沉细。现患者正气来复，邪气仍然炽盛，具体表现为局部肿物进展，肝内病灶好转，需要调整祛邪手段，因此改用白蛋白结合紫杉醇化疗联合安罗替尼，中药加强疏肝健脾、益气养血之力，4程化疗后，肉眼可见右乳肿块缩小，2019年12月23日查癌胚抗原29.52ng/mL，血红蛋白量99g/L。CT示：右侧乳腺癌，侵犯邻近胸壁，较前缩小；右侧腋窝多发淋巴结转移较前缩小，肝脏多发转移瘤较前好转，广泛骨转移并多发病理性骨折，左侧髂骨病灶范围较前略增大，胸骨密度较前增高。整体评价为PR。2019年12月12日所查血液NGS检测结果回报：ERBB2基因扩增2.5倍；ERBB2 ERBB2-IK2F3高幅20.8%；TMB 4.6个突变/Mb。右乳溃破面积减小，渗液减少。下肢浮肿消失，无腹部包块。结合CT及NGS检测，患者化疗后肿瘤负荷下降，祛邪治疗有效，同时患者贫血、低蛋白血症改善，癌胚抗原持续下降，PS评分改善，祛邪有助于扶正，下一步治疗仍可以祛邪为主。故将化疗方案调整为白蛋白结合型紫杉醇联合曲妥珠单抗治疗，3程化疗后可见肝内病灶进一步减少，右乳肿块缩小，正常皮肤逐渐生长。患者体重较2019年6月增加3kg。

2020年4月开始予以曲妥珠单抗序贯吡咯替尼维持，间断增加口服卡倍他滨，2020年10月予以帕托珠单抗、曲妥珠单抗联合酒石酸长春瑞滨，2020年12月予以吉他西滨单药化疗。初期辨证予疏肝健脾、益气养血中药，后期予辨证疏肝利湿、清热解毒之方药。

分析与小结

该患者诊治初期，邪盛正衰，予扶正祛邪，邪为肿瘤之邪与炎症感染之邪，为防祛肿瘤之邪伤正，首祛炎症感染之邪。控制炎症感染之邪及扶正后，逐步加强化疗与靶向治疗抗肿瘤之邪的力度及基于基因检测的温和化疗与靶向治疗维持，同时正气也逐渐恢复。中医证型也从脾肾阳虚证到肝郁脾虚证再转变为肝郁湿热证。

此患者邪盛正衰时，予低剂量单药化疗，动态评估此低剂量化疗配合扶正中药，待正气逐渐恢复后逐步增大化疗及联合靶向治疗祛邪力度，全程动态评估正邪的变化,调整扶正祛邪的原则与方案组合,倘若初期考虑风险不化疗则邪胜正难安,或者双药化疗联合曲妥珠单抗则祛邪太过反伤正。

典型病例 3

曾某,女,75 岁。2019 年 4 月因腰背钝痛伴进行性消瘦就诊,入院后查 CT 示:胰尾部占位,考虑胰腺癌,侵犯脾动脉、脾静脉、左肾静脉,肝多发异常强化灶,考虑转移。行肝穿刺活检,考虑为胰腺癌。PS 评分 3 分。四诊:望——形体瘦小,失神,步态稳,舌淡暗,边有瘀斑,苔白腻;闻——语声偏低,言语清晰,无异常气味,无咳嗽嗳气;问——腰背部疼痛,影响睡眠,纳差,为发病前约 1/3 饭量,眠差,近期体重减轻 3kg;切——四肢末端偏凉,腹部无包块,脉沉细。患者体重仅有 35kg,身高 150cm。西医诊断:胰腺癌并肝转移,Ⅳ期。根据指南,患者分期为Ⅳ期,PS 评分 2 ~ 3 分,根据指南,患者属于体能较差者,可以选择卡培他滨或替吉奥或吉西他滨治疗。整体评估病情,患者高龄,体质较差,纳差,失神,四肢不温,脉沉细,正气耗伤明显;疼痛,消瘦,并见舌暗边有瘀斑,属瘀毒内停,不通则痛,邪气炽盛。辨标本缓急,标实在于邪实停留,瘀毒内停,本虚在于正气亏虚,脾肾阳虚。若单纯扶助脾肾之阳,阳气渐盛之时,瘀毒内停易日久化热,故需在扶助脾阳的同时适当予以化瘀散结。在加强营养支持、止痛的同时,应给予姑息性的化疗以控制病灶生长,因此在中医药治疗、营养支持的同时,给予口服卡培他滨处理。但患者正气亏虚明显,口服卡培他滨后胃肠反应明显,无法坚持,并且在 5 月并发脑梗死一次,未遗留肢体活动障碍。评估患者正气亏虚,邪气炽盛,不耐攻邪,无法耐受化疗,标本缓急以本虚为急、为标,如再次出现脑血管意外,可能影响患者生存时间及生存质量,故此时不能急于攻邪。因此调整治疗策略,予营养支持及止痛处理,中药以温补脾肾阳气为主。

然而患者疼痛持续控制不佳,止痛药物由最初的第二阶梯的曲马多缓释片联合塞来昔布胶囊,快速升到第三阶梯的羟考酮缓释片,至 2019 年 9 月已增加到羟考酮缓释片 120mg q12h,每天的止痛药物需要使用 240mg。复查 CT 提示胰腺病灶稳定,肝内转移灶增大,子宫直肠窝种植性转移。PS 评分仍为

2 分，体重稳定，未再下降。此时再次分析患者病情，非肿瘤性疾病——脑血管事件已基本治愈，肿瘤性疾病进展迅速，CT 可见新发病灶及原有病灶进展，肿瘤相关性症状持续加重，患者体力状况未再变差。经过前一阶段的扶正治疗后，患者正气来复，邪气炽盛，如不祛邪，邪气进一步炽盛，肿瘤进一步发展，造成肝功能损害、低蛋白血症，则再无逆转可能；如予小剂量姑息化疗，患者可能出现胃肠道反应、骨髓抑制等短期毒副反应，但在中医药整体观念指导下，预先予扶正治疗后，患者预期恢复时间应较短。综合考虑下，决定行化疗治疗，基于指南，选用按照体表面积计算的 80% 剂量的白蛋白结合型紫杉醇，3 周进行一次。化疗后一周，患者如预期所测，出现Ⅱ度骨髓抑制、中度贫血，在提前调整中药治则基础上，予以健脾养血方药口服，结合升白细胞处理，10 天后患者骨髓抑制纠正。经 2 程化疗后患者疼痛症状减轻，羟考酮口服量下调至 80mg q12h。

分析与小结

在恶性肿瘤的治疗中，中医肿瘤学的"整体观念"及个体化的"辨证论治"，体现在明确恶性肿瘤各阶段核心病机，判正邪的定性、定位，辨标本缓急，明确阶段性治疗目标，综合运用各种扶正、祛邪方法，分析肿瘤性疾病与非肿瘤性疾病，在治未病理念指导下早期干预，是在中医思维指导下的全程管理。此患者正虚邪实，但四诊合参，应该以扶正为主，但肿瘤所致疼痛始终控制不佳，阶段性减量蛋白结合型紫杉醇单药化疗祛邪，达到了疼痛控制良好的阶段性目标，改善了生存质量。

典型病例 4

陈某，男，49 岁，2017 年 8 月 18 日入院。患者于 2017 年 7 月出现右上腹胀痛，2017 年 7 月 27 日于外院查 CT 平扫提示肝脏多发占位性病变。2017 年 8 月 2 日于外院查乙肝病毒 DNA 2.15×10^6/L，甲胎蛋白 5.51ng/mL。MR 示：肝 S7/8/4 多发、巨大肿物，考虑肝癌，病灶内合并出血，门静脉主干、左支、右支及各级分支广泛癌栓，门静脉海绵样变。肝功能 A 级。2017 年 8 月 6 日开始口服索拉非尼 0.4g bid，服用 10 天后出现身目黄染，遂来求诊，症见：神清，精神疲倦，身目黄染，右上腹疼痛，双下肢浮肿，胃纳差，口干口苦，眠差，小便黄，大便烂。既往乙肝病史 10 余年，未行抗病毒治疗。评估 PS 2 分，查体身目黄染，腹平坦，无腹壁静脉曲张，肝脾肋下未触及。移动性浊音阴性。入院后查：血红蛋白量 77g/L。凝血四项：血浆凝血酶原时间 15.0 秒，国际标准化比率 1.26，活化部分凝血活酶时间 38.3 秒。生化全套：总胆红素 55.6μmol/L，直接胆红素 32.7μmol/L，间接胆红素 22.9μmol/L，白蛋白 33.7g/L，碱性磷酸酶 757U/L，天门冬氨酸氨基转移酶 160U/L，丙氨酸氨基转移酶 77U/L，γ - 谷氨酰转肽酶 185U/L。

外院初诊时，肝功能 A 级，看似符合索拉菲尼应用指征，然结合影像评估正常肝体积不足且乙肝病毒活跃，化疗后肝功能迅速减退为 B 级（＞7 分），证实肝脏已无法负荷抗肿瘤治疗带来的副反应，邪气亢盛，正气亏虚，遂先嘱患者停用索拉菲尼，中药予以健脾益气、疏肝和胃处理，并调整止痛药物，予以护肝、改善贫血等处理，治疗 3 周后至 2017 年 9 月初复查总胆红素 50.9μmol/L，直接胆红素 36.4μmol/L，总胆汁酸 25.9μmol/L，血红蛋白量 85g/L。贫血改善，肝功能稳定，疼痛控制良好，腹水减少。故继续予以护肝、营养支持，中药以健脾益气、疏肝利胆为主。

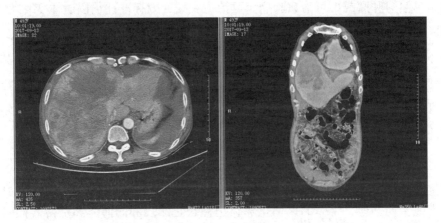

图 24-2　陈某 2017 年 9 月 13 日 CT 图像

分析与小结

病例 4 中，四诊合参，患者少神，胃气亏虚，八纲辨证整体属阴，脏腑辨证为脾胃功能亏虚，肝胆湿热内蕴，整体以正气亏虚为主，局部邪实亢盛。结合肿瘤疾病分析肝内肿瘤负荷大，相关脏器功能分级 A 级，按照指南可行靶向治疗，但肝脏储备功能差，正气亏虚，邪实亢盛，祛邪治疗的同时易耗伤正气，不耐攻伐，结合口服索拉非尼 0.4g bid，10 天后出现身目黄染，证实祛邪伤正，停用索拉非尼，以健脾益气中药治疗为主，兼以清利肝胆湿热。参照西医学标准，肿瘤负荷大，重要脏器功能储备不足，营养状态差，预期抗肿瘤效果差，故以营养支持和对症处理为主。

正确进行正邪的定性、定量与定位是制定合理治疗措施的关键。中医四诊合参与西医检验检查结果各有所长，相互借鉴与补充，方能得出最准确的评估。

结语

更好的"带瘤生存"有赖于合理应用中西医整合方案并及时动态评估疗效并调整方案。①四诊合参，实时地、动态地评估证型变化，评估正邪、胃气及神的动态变化。西医学的 TNM 分期、PS 评分、脏器功能及功能储备、影像、病理及基因表达等可西为中用，作为评估的参考依据。②参照西医标准，明确属于可治愈肿瘤或不可治愈肿瘤。可治愈肿瘤疗效标准评估以瘤体变化为主，兼顾生存质量评估。不可治愈肿瘤疗效评估以生存质量与生存时间为主，兼顾瘤体变化。③关注肿瘤病及合并的其他非肿瘤疾病，尤其是不良预后因素的动态变化。④准确掌握中西医治疗方案的适应证（症）、禁忌证（症）、预期疗效与可能发生的毒副作用是优化中西医整合治疗方案的关键。⑤注意动态调整扶正祛邪的治则及相应中西医整合方法与方案的优化组合（表 24-1）。

《金匮要略·脏腑经络先后病脉证》曰："虚虚实实，补不足，损有余。"在整体观念指导下，当基于肿瘤性疾病与非肿瘤性疾病评估，个体化地辨病与辨证，动态地、个体的评估正邪，把握扶正、攻邪的博弈和平衡，同时以治未病的观念评估中西医现有各项治疗措施的可能疗效、可能带来的毒副作用及并发症，包括近期与远期疗效、近期与远期毒副作用，从而优化选择，制定下一步治则、诊疗措施，并及时以中西医疗效评价标准动态评估疗效。在患者每一个治疗的转折点都应坚持以这样的方式选择最合适患者的治疗方案。

表 24-1　多疗程中西医整合方案调整

基于病灶评估	基于中医四诊评估	中西医整合方案调整
好转（CR 或 PR）	顺	无须调整
好转（CR 或 PR）	逆（西医治疗副作用所致？非肿瘤疾病所致？）	调整中医方案为主
稳定或缓慢进展（SD）	顺	无须调整；伴寡转移增加局部治疗
稳定或缓慢进展（SD）	逆	调整中医方案；伴寡转移增加局部治疗或调整西医方案
快速进展（PD）	顺	调整西医方案
快速进展（PD）	逆	调整中医、西医方案

二十五、用心之作

1. 刍议恶性肿瘤之阴阳属性

恶性肿瘤的中医药辨证论治越来越受到关注，发挥中医学整体观念，辨治恶性肿瘤是值得深入研究的课题。然而，虽然所有恶性肿瘤都有相类似的临床表现和形态结构、代谢特点、生长与扩散等生物学特征，中医学界至今却未有关于恶性肿瘤的阴阳属性的定论，这为指导临床辨证论治带来一定困扰。有观点认为，依据《内经》"阳化气，阴成形"的理论，恶性肿瘤与其他一切有形之邪皆属于阴。但这一观点与临床常用清热解毒方药治疗恶性肿瘤的情况不相符。本团队通过对中医阴阳学说和恶性肿瘤的形态结构、代谢特点、生长与扩散及临床表现进行综合探讨，分析了中西医结合视域下的恶性肿瘤的阴阳属性。

(1) 以恶性肿瘤之形态结构辨其阴阳属性

宏观上，恶性肿瘤的大体形态多呈不规则结节状或巨块状，并如树根样、蟹足样侵入周围组织，边界不清楚，没有包膜，浸润性生长，破坏周围组织细胞。微观上，恶性肿瘤细胞大小和形态不一，通常较其起源细胞更大，细胞核体积也较大，核内 DNA 增多，且染色较深，核仁数目多，常见核分裂象，并多为病理性或异常核分裂象。恶性肿瘤在宏观上是有形实体，有"阴"的属性。同时，恶性肿瘤呈现蟹足样形态，破坏周围组织，呈外向弥散的运动形态，边界不清，有火之象，同火毒入血分致疮痈之状类似，与恶性肿瘤细胞较大、核较大、DNA 增多等微观细胞形态共同表现出外向、弥散、运动的特性，功能上"阳"的属性明显。

（2）以恶性肿瘤之代谢特点辨其阴阳属性

恶性肿瘤的代谢特点主要表现在核酸代谢、蛋白质代谢、糖代谢的特殊性。恶性肿瘤的核酸代谢迅速，合成 DNA 和 RNA 的能力强，为肿瘤细胞迅速生长提供了物质基础；恶性肿瘤的蛋白质合成与分解均增强，并且合成代谢明显超过分解代谢，甚至可以夺取正常组织的蛋白质分解产物，并引起机体免疫反应；恶性肿瘤存在 Warburg 效应，糖酵解酶活性高，通过糖酵解途径产生大量乳酸，通过生成葡萄糖及糖异生作用增加获得肿瘤所需能量。可见，恶性肿瘤患者体内三羧酸循环增加，葡萄糖和蛋白质转化增加，脂解作用增强，糖原合成加速，机体整体代谢率增高，加上恶性肿瘤局部病灶血供丰富，与阳邪产生的病理性偏亢状态类似，呈现出兴奋、升举、运动等属"阳"的特性。

（3）以恶性肿瘤之生长与扩散方式辨其阴阳属性

生长

恶性肿瘤生长迅速，具有局部浸润和远处转移能力。恶性肿瘤生长与扩散的过程为：首先是细胞的恶性转化，细胞进入复制期，细胞群体中增殖阶段细胞的比例增大，生长分数增高，诱导血管生成，共同影响转化细胞进行克隆性增生，造成局部浸润生长，破坏周围组织细胞，最后通过血管、淋巴管或种植进行远处转移。

扩散

恶性肿瘤的扩散分为直接蔓延、淋巴道转移、血道转移和种植性转移。直接蔓延的瘤细胞沿着所在部位的组织浸润，破坏邻近组织、器官。其他三种转移则是从原发部位侵入淋巴管、血管和体腔，继续生长形成转移瘤。

恶性肿瘤的生长和扩散都表现出了外向运动的侵略性，与风邪轻扬、善行数变，暑邪易散，以及火热之性燔灼、易入血脉"动血"的描述相似，其局部区域血供的丰富则如迫血妄行之象，共同表现出属"阳"的特性。

（4）以恶性肿瘤之临床症状辨其阴阳属性

恶性肿瘤临床症状复杂多样，主要分为局部压迫症状和全身反应。一般认为，临床常见中医辨证分型有正虚、气滞、血瘀、痰饮凝聚和热毒。

正虚多为恶性肿瘤局部病灶影响全身而产生的病理状态，可分为气虚、血虚、阴虚、阳虚。气虚者形体消瘦，少气懒言，语声低怯，常自汗出，动则尤甚，体倦健忘，舌淡，苔白，脉虚弱；血虚者面色苍白，唇舌、爪甲色淡无华，眩晕，心悸，失眠，舌淡，苔白，脉虚细；阴虚者低热，盗汗，手足心热，午后潮热，口燥咽干，心烦失眠，头晕耳鸣，舌红，少苔，脉细数无力；阳虚者面色㿠白，手足不温，怕冷，易出汗，大便稀，小便清长，口唇色淡，口淡无味，食欲不振，舌淡，苔白而润，脉虚弱。气虚、阴虚以属"阴"为主；血虚、阳虚以属"阳"为主。正虚者则总以属"阴"为主。

气滞则可见胃纳减少，胃脘胀满疼痛，嗳气呃逆，胁痛易怒，乳房胀痛，痰多喘咳，大便秘结，舌色暗，脉弦等，以实为主，性属"阳"。

血瘀可见疼痛如针刺，痛有定处而拒按，夜间加剧，面色黧黑，肌肤甲错，口唇爪甲紫暗，舌紫暗或见瘀斑瘀点，脉细涩，亦以实为主，性属"阳"。

痰饮凝聚可见咳吐痰涎，恶心呕吐，胸闷发堵，胁肋胀痛，饮食不顺，心悸眩晕，舌苔厚腻，脉滑等，亦以实为主，性属"阳"。

热毒可见发热，口干，咽喉干燥，尿黄，便秘，烦躁，甚则神昏谵语，舌红，苔黄，脉数，性亦属"阳"。

可见，从恶性肿瘤的中医临床表现辨证分析看，恶性肿瘤局部病灶以属"阳"为主，恶性肿瘤的全身症状则随患者的体质、发病节气特点、地域环境特点及治疗手段的不同而错综复杂。

由以上分析可知，虽然恶性肿瘤在临床上表现出寒热虚实错杂的症状，不同体质、不同肿瘤、不同病程的患者有不同的四诊结果。然而，溯本求源，恶性肿瘤病灶本身是有共性可寻的。恶性实体肿瘤都是局部有形之实体，本体上有"阴"的属性；其又呈蟹足样等不规则向外扩张的形态，生长迅速，浸润性生长，局部血供丰富，各种代谢加快，在功能及病理变化上有"阳"的属性。因此，恶性肿瘤总体上呈现本体属阴，功能变化属阳的"体阴而用阳"的特征。故临床在针对恶性肿瘤患者进行个体化辨证治疗的基础上，可针对恶性肿瘤局部病灶热毒阳邪之病理功能变化，增加清热解毒、以毒攻毒、活血化瘀、除痰散结之药，以达调整阴阳之功。

（王雄文　林龙）

参考文献

[1] 张玉芝. 浅谈中医药抗肿瘤的思路与体会 [J]. 时珍国医国药，2006，17（8）：1566.

[2] 刘传波，胡凯文. 论阳虚与恶性肿瘤 [J]. 新中医，2010，42（8）：3-4.

[3] 万德森. 临床肿瘤学：第3版 [M]. 北京：科学出版社，2011：43.

[4] 周岱翰. 中医肿瘤学 [M]. 北京：中国中医药出版社，2011：37.

2. "有胃气则生"的肿瘤预后观

恶性肿瘤的发病率在全球范围内呈逐年升高趋势，我国恶性肿瘤发病约占全球恶性肿瘤发病的 21.8%，防治肿瘤面临严峻的考验，虽然目前先进的治疗手段日新月异，肿瘤的治疗现状较前有所改观，但是在我国逾 2/3 的肿瘤患者在确诊时已是晚期，其中相当比例患者属老年、体质差、基础疾病复杂等情况，对抗癌治疗的依从性低。对于晚期或终末期肿瘤患者可行的治疗措施十分有限，中医药在晚期恶性肿瘤的治疗中有一定的优势，《临证指南医案》云"有胃气则生，无胃气则死"，强调顾护"胃气"的重要性，这一思想为后世医家所重视并不断发扬，现在已有现代科技佐证，为晚期不可根治的恶性肿瘤提供了治疗思路，指导肿瘤的预后。

（1）"胃气"经典理论的现代研究

"胃气"为脾胃功能的体现

"胃气"最早见于《素问·平人气象论》。"平人之常气禀于胃。胃者平人之常气也。人无胃气曰逆，逆者死"，指出了胃气为人体之本。《医宗必读》提出"脾为后天之本"，即人体依赖脾的运化功能使血气得以充养，精血得以充盈，从而维持生命。《伤寒论》中注意保养胃气，所列方剂多含姜、枣、草，服药养护也以顾护脾胃为主，中病即止。由此可见，保养"胃气"实质为顾护脾胃功能。

脾胃与消化吸收功能

脾胃位居中焦，中医经典理论认为"脾主运化，胃主受纳"，"脾主运化"功能与西医学消化系统的关系最为密切，机体对水、饮食物等消化分解产物的吸收和转运有着复杂的系统构成和运行机制，在一定程度上反映了脾主运化的生理功能。在宏观方面，中医脾胃病通过运用纤维内窥镜等现代检查方法与胃肠道的组织形态学联系起来，如慢性胃炎脾气虚者胃镜多可见黏膜变薄，红白相间，以白为主；在微观方面，有学者提出了中医"脾－线粒体"学说，认为中医脾的功能不仅仅指食物在胃肠道的消化吸收，更重要的是营养物质在线粒体内的生物氧化产能过程。从病理角度看，脾失健运致胃肠动力学、酶系统及肠道菌群等改变，并影响饮食物在体内的吸收、代谢和排泄等过程。

脾胃与骨髓功能

脾胃为气血生化之源，而骨髓是人体内的造血器官，从这一层面上可认为中医之脾胃与骨髓有一定的相关性。有实验研究显示脾气虚证小鼠骨髓 $CD34^+$ 与血清干细胞因子（SCF）的含量明显降低，而健脾益气中药治疗贫血类疾病能通过增进食欲、改善脾胃功能，从而增加造血营养物质的吸收和利用，可以说是对"脾生血"理论实质的验证。

脾胃与神经内分泌功能

脾的藏象理论本质涵盖了神经－内分泌网络，有研究认为其调控中心在下丘脑，接受肠神经系统等反馈调节，通过物质转运、能量转换和信号转导等途径，来调控物质代谢、凝血、微循环等与脾相关疾病发生的关键环节。实验研究发现脾虚证大鼠胃泌素、胃动素、β－内啡肽、甲状腺激素等均出现下降，生长抑素升高，这表明脾虚证主要表现以消化系统为主的胃肠激素紊乱，同时存在甲状腺和免疫功能的降低。

脾与肌肉活动的研究

"脾主肌肉"是依靠脾主运化的功能来实现的，肌肉的壮实丰满及其收缩功能的发挥，都有赖于脾胃运化水谷精微的营养滋润。正如黄元御《四圣心源》所言："肌肉者，脾土之所生也，脾气盛则肌肉丰满而充实。"骨骼肌的电生理运动和能量代谢密不可分，脾气虚时，骨骼肌存在着能量产生不足及能源物质匮乏；由于骨骼肌细胞缺氧及线粒体结构的异常改变，与有氧氧化相关的酶活性下降，供能不足，代偿性地使无氧酵解活跃，从而使与无氧酵解有关酶的活性增加，骨骼肌纤维结构发生异常改变。

脾与免疫功能

中医"四季脾旺不受邪"及"内伤脾胃，百病由生"等思想与人体免疫功能的改变具有一定的共性。脾虚证在免疫功能方面的研究，主要包括胸腺、脾脏等免疫器官重量的减少及超微结构的改变，分泌细胞因子能力、NK 细胞杀伤能力、ADCC 作用的下降，以及巨噬细胞吞噬、杀瘤能力的下降等，这些都解释了脾虚证患者免疫功能下降的原因。

（2）肿瘤的不良预后指征

营养不良是不良预后指征

营养不良在不同癌症患者中的发生率不等，是癌症患者的常见死因。营养不良是导致恶性肿瘤患者恶病质的重要因素，其本质以脾虚为主。一方面，恶性肿瘤细胞的迅速生长和引起的疼痛大量消耗机体营养物质，加之患者进食减少使合成的营养物质减少，出现贫血、肌肉消瘦等一系列恶病质表现；另一方面，肿瘤坏死产生的毒性物质可引起机体代谢进一步紊乱。恶性肿瘤患者机体的能量代谢重编程是脾虚癌性营养不良的内在本质，肌肉、脂肪等组织消耗是其外在表现。有观点认为保胃气理论与疾病治疗中的营养支持相对应，胃气的健存是保证营养支持在治疗中取得最佳疗效的基础。因此，对伴有营养不良的恶性肿瘤患者而言，在抗肿瘤治疗中的营养支持治疗已成为不可缺少的综合治疗措施之一。

贫血是不良预后指征

癌性贫血是恶性肿瘤的常见并发症之一，其中消化系统肿瘤癌性贫血的发生率较高。癌性贫血可明显降低患者的生活质量、影响放化疗的效果，从而降低生存率，是影响肿瘤患者生存期的独立预后不良因素之一。陈杨等研究晚期胃癌患者肿瘤相关性贫血与预后的关系，结果表明贫血越严重，生存期则越短。

免疫低下是不良预后指征

免疫系统是全身的安全防御系统，机体免疫功能低下时，有利于肿瘤细胞生长及侵袭，则预后较差。淋巴结转移的数目是影响肿瘤预后的重要因素之一。《素问·刺法论》言"正气存内，邪不可干"，以胃气为本，即脾胃功能的强弱就代表机体正气的强弱，也就代表着抗病能力的强弱，胃气的盛衰有无，直接关系到生死存亡。而健脾益气治疗能在一定程度上使机体的免疫功能增强。

PS 评分低是不良预后指征

PS 评分是从患者的体力来了解其一般健康状况和对治疗耐受的能力，由患者自我感觉、医生主观判断及其他客观因素共同决定。脾主四肢肌肉，脾虚则出现乏力、纳差，肢体活动受影响，进一步带来不良的自我感受，进而影响 PS 评分。研究表明化疗前 PS 评分是影响老年晚期肺癌生存预后的独立危险因素。

肌肉减少是不良预后指征

恶性肿瘤晚期患者常伴有不同程度的肌肉减少，而肌肉减少可引起和加剧恶病质。有研究通过 CT 定量发现肌肉减少的食管癌或胃食管结合部癌切除术后患者生存期较短。另一项研究发现肿瘤患者体重若下降30%，肌肉蛋白贮备将下降75%，每月体重下降超过 2.75% 是生存期缩短的独立危险因素。肿瘤患者的体重下降以骨骼肌和脂肪消耗为主。

脾虚证是独立不良预后指征

脾虚证是脾之气血阴阳不足、运化摄纳功能失调所致，是较为常见的病证。陶志广等认为脾虚是中晚期肺癌独立的重要预后因子之一，随着脾虚程度的加重，患者的生存期趋向缩短。因此，可以认为脾虚既是肿瘤发生的原因，又是肿瘤发展的结果，伴随着肿瘤的发生发展过程。这一研究的提出为中医预后观提供了强有力的证据。

（3）"有胃气则生"的预后观对肿瘤的临床指导意义

补充 TNM 分期的不足

中医学理论认为正邪决定疾病的发生、发展及转归。"正"可泛指脏腑功能（结构）及功能储备，而"邪"可泛指伤害机体的一切因素。TNM 分期系统是恶性肿瘤重要的预后因素，但在临床实践过程中发现即使处于相同 TNM 分期的患者，预后也不尽相同，因 TNM 分期作为"邪实"量化标准评定肿瘤负荷程度，并未评估不同患者在脏腑储备上的个体差异，是否存在"正虚"，故在评估患者病情时又增加了如肝功能 Child-Pugh 分级、肝癌中国分期等可评估患者脏腑功能储备情况的指标，这就属于中西医结合进行综合评估，以判断正虚邪实的消长情况。近年来，西医在评估肿瘤患者预后时越来越重视患者 PS 评分，它通过评估患者体力来了解其一般健康状况和对治疗的耐受能力，"有胃气则生"的肿瘤预后观正是通过整体辨证评估患者正气虚衰进行的，这在一定程度上补充了 TNM 分期中的不足。

用于指导辨证论治

肿瘤是一种"局部属实，全身属虚"的疾病，"有胃气则生"的中医预后观重视诊治过程中动态的四诊合参，协调治疗过程中补虚与祛实的变化，将抗肿瘤的各种治疗手段与扶助正气相结合，重视顾护脾胃，有利于恶性肿瘤的中西医综合诊治方案的决策。临床上，恶性肿瘤患者病情变化多端，在面对各种个体化因素的改变时，就需要临床医师缜密而灵活的判断，"有胃气则生"的中医预后观正如《临证指南医案》所言："有胃气则生，无胃气则死，此百病之大纲也。故诸病若能食者，势虽重而尚可挽救；不能食者，势虽轻而必致延剧。"

用于肿瘤疗效评价

西医实体瘤疗效评价标准——RECIST 标准，以治疗前后实体瘤大小变化评估疗效，具有一定的局限性，这一评价标准忽略了患者整体的生存质量，而生存质量与患者预后息息相关。"有胃气则生"的肿瘤预后观则注重以人为本，评估肿瘤患者的正虚邪实情况，动态地判断病情变化，评估疾病严重程度及预后转归。"留得一分胃气，便存一分生机"，若肿瘤治疗后胃气得复，则疗效较好，可继续行下一步抗肿瘤治疗，若经放化疗等抗肿瘤治疗后胃气渐弱，精神渐衰，则患者对于治疗反应欠佳，治疗应适可而止。通过对恶性肿瘤患者进行疗效评估来有效运用各种医疗措施，既不造成过度治疗，又可让患者最大程度获益。有观点认为胃气衰败是危重症的病机关键，胃气理论指导判断危重病转归和预后。临床上常见到恶性肿瘤患者如食欲健旺、摄纳有权，即使处于疾病晚期，也可保证相对较好的生存质量，可期带瘤生存，预后相对较好；而脾虚甚至胃气衰败的患者即使处于肿瘤早期，也会很快出现疾病进行性恶化，肿瘤复发转移，出现贫血、肌肉进行性减少等一系列恶病质情况，加快疾病进程，这类患者往往对于放化疗等手段不耐受，抗肿瘤治疗效果欠佳，多预后不良。

（4）结语

脾虚表现是一组能够比较集中地反映中医脾的各种生理功能失调的"综合征"，尤其在肿瘤的临床诊治中。中医脾胃理论及"有胃气则生"理论是基于中医理论系统及大量临床实践的分析观察与归纳的。随着医疗技术的发展，通过现代科技手段从消化吸收、神经内分泌、免疫、血液、分子生物学等多个方面对脾本质进行了多学科的研究，给这一经典理论提供了强有力的证据，使得对肿瘤的预后有了宏观把控，为肿瘤临床工作者提供了治疗指导思路，为中西医结合抗肿瘤的发展提供了动力。

（王威　贺凡　王雄文）

参考文献

［1］Siegel R，Ma J，Zou Z，et al. Cancer statistics，2014［J］. CA Cancer J Clin，2014，64：9-29.

［2］陈万青，郑荣寿，张思维，等.2013年中国恶性肿瘤发病和死亡分析［J］.中国肿瘤，2017，26（1）：1-7.

［3］胡凯文.肿瘤的"绿色治疗"［J］. 北京中医药大学学报（中医临床版），2013，20（4）：5-7.

［4］刘友章.从亚细胞水平探讨中医脾的本质（附51例胃黏膜超微结构之研究）［D］.广州：广州中医学院，1987.

［5］丛培玮，尚冰，许南阳，等."脾为气血生化之源"生血、统血机制的实验研究［J］.辽宁中医杂志，2013，40（5）：1036-1038.

［6］高秀兰，张广霞，谢鸣.不同健脾方对脾虚证模型大鼠胃肠、甲状腺及免疫功能的

影响［J］.中药药理与临床，2016，32（3）：16-19.

［7］王天芳，杨维益."脾主肌肉"的实验研究进展［J］.北京中医药大学学报，1996，19（5）：22-24.

［8］杨舒，钱会南.中医脾虚证的免疫机制研究进展［J］.辽宁中医杂志，2008，35（9）：1433-1435.

［9］Agarwal E，Miller M，Yaxley A，et al. Malnutrition in the elderly：a narrative review［J］.Maturitas，2013，76（4）：296-302.

［10］靖林林，陈筱婷，孙学刚.肿瘤诱导细胞自噬致营养不良与脾主肌肉四肢的相关性探讨［J］.中华中医药杂志，2015，30（12）：4365-4367.

［11］戚淑娟，贾建伟.中医胃气理论在重症治疗中的指导作用［J］.中医研究，2011，24（7）：5-7.

［12］Caro JJ，Salas M，Ward A，et al.Anemia as an independent prognostic factor for survival in patients with cancer：a systematic，quantitative review［J］.Cancer，2001，91（12）：2214-2221.

［13］陈杨，王艳荣，张权，等.晚期胃癌患者其肿瘤相关性贫血与预后的关系［J］.解放军医学院学报，2015，36（4）：351-354.

［14］刘印，贺利平.结肠癌淋巴结转移程度与预后关系的研究［J］.中国普通外科杂志，2013，22（4）：502-505.

［15］陈筱玲，方健，聂鋆，等.160例老年小细胞肺癌预后多因素分析［J］.中国肺癌杂志，2014，17（1）：15-23.

［16］Tamandl D，Paireder M，Asari R，等.CT定量肌肉减少预测食管癌或胃食管结合部癌切除术后预后不良的研究［J］.国际医学放射学杂志，2016，39（4）：450.

［17］Nourissat A，Vasson MP，Merrouche Y，et al.Relationship between nutritional status and quality of life in patients with cancer. Eur J Cancer，2008，44（9）：1238-1242.

［18］陶志广，周岱翰，周宜强.中晚期非小细胞肺癌脾虚证的预后分析［J］.新中医，2007，39（7）：102-103.

［19］毛帅，马欢，张敏州.胃气理论在危重病诊治中的应用［J］.中医杂志，2014，55（16）：1376-1379.

［20］胡人匡，蔡佳吟."保胃气"理论在危重病中的应用举隅［J］.中国中医急症，

2013，22（6）：952-954.

3.论"汗、吐、下"治法在肿瘤治疗中的运用

(1)"汗、吐、下"治法起源与应用发展

"汗、吐、下"治法概念最早出现在《素问·阴阳应象大论》。"其高者，因而越之。其下者，引而竭之。中满者，泻之于内。其有邪者，渍形以为汗。其在皮者，汗而发之"，阐释了通过因势利导的方法将不同病位有形之邪消除的指导思想。张仲景遵《内经》而创《伤寒杂病论》，将汗法、吐法、下法运用发挥到极致，外邪袭表之太阳表证通过发汗而使邪解于表；通过涌吐痰涎治疗邪郁胸膈之证；通过通腑泄下的方法治疗邪结于内者，将"汗、吐、下"治法具体而灵活地运用于临床实践中治疗各种外感与内伤杂病，为后世医学的发展做出重要贡献。张子和据《内经》理论及《伤寒论》的汗法经验，发展汗法，拓展运用"凡在表者皆可汗"，不局限于"表证""表邪"，旨在宣发表气，"开玄府而逐邪气"；"凡在上者皆可吐"，不仅运用药物如三圣散、稀涎散、肺痿独圣散，而且拓展运用"引涎、漉涎、嚏气、追泪"等非药物疗法，以求"吐之令其条达"；"凡在下者皆可下"，"催生、下乳、磨积、逐水、破经、泄气，凡下行者，皆下法也"，通过各种手段以达"下者，是推陈致新也"。因其善用"汗、吐、下"而创攻邪派。至清代医家程钟龄《医学心悟》将历代治法归类总结为汗法、吐法、下法、和法、温法、清法、消法、补法八法，至此"汗、吐、下"作为正式的中医治法内容在中医治疗学中占据了一定地位。

"汗、吐、下"在临床具有广泛的使用价值，尤其目前肿瘤防治形势严峻，中医治疗肿瘤有独特优势。然而现今对于"汗、吐、下"的理解多停留在攻邪治疗的层面，因此在肿瘤的治疗中运用非常有限，笔者深为可惜，故而略做发挥，下文简述之。

（2）"汗、吐、下"与机体自然防御反应

"汗、吐、下"简言之即通过发汗的方法以解表邪，通过涌吐痰涎等方法使在胸膈之上的病邪排出，通过通利二便以使下焦之邪从二阴而出。生理状态下，机体通过皮肤排汗、前后二阴排泄二便将新陈代谢废物排至体外，维持机体正常活动功能；应激状态下，机体通过呕吐反射排出有毒物质以保护机体免受侵害。机体通过自身防御反应以行自我保护的职责，实则与"汗、吐、下"三法借助机体窍道以驱邪外出的功效等同，正体现了中医"天人合一""道法自然"的最高思想理念。"汗、吐、下"促进人体自然排泄以达到治疗疾病的目的，即促进机体自愈，顺应自然规律。"汗、吐、下"位居八法之首，亦体现出中医"道法自然"思想在治疗上的重要指导作用。

（3）"汗、吐、下"治疗肿瘤的思想

微"汗"发阳，过"汗"伤阳

《素问·阴阳别论》谓"阳加于阴谓之汗"，汗出即是机体自主调节阴阳的一种模式，通过汗法以激发阳气，使其布散周身以行蒸腾气化的目的。然而过汗可致津液丢失，徒耗阳气，加重病情。《伤寒论》将汗法的运用发挥得淋漓尽致，对于汗后调复亦有详细交代，如服桂枝汤少量频服，以微微取汗为度，后啜热稀粥助汗，"不可令如水流漓，病必不除"。"阳化气，阴成形"，就肿瘤的成因方面看，可认为肿瘤属阴积，肿瘤患者多素体虚弱或邪盛正衰，阳气不足，则应避免强发汗以过伤阳气。通过微微发汗以鼓动阳气从而祛外邪、化寒结、消肿块。对于肿瘤的发汗亦非特指显性之汗，而是包括了肿瘤"阳化气"过程中一系列的状态演变，"汗"出是使阳气散布于全身的一种或显性或隐性的手段而非目的。现代实验研究发现汗法可通过影响汗腺分泌和血管舒张反应以排除或中和毒素，抑制细菌与病毒，以及加强机体吞噬细胞防御能力等；可通过扩张周围血管以散热而起退热作用；可通过改善机体的循环功能，促进代谢产物的排泄和局部炎症的吸收；可通过汗出及全身循环的加强，增加肾小球过滤功能，排除体内的水分潴留等。

"吐"含吐纳之意

《素问·至真要大论》载有"酸苦涌泄为阴，咸味涌泄为阴"，《神农本草经》载有瓜蒂、藜芦、常山等催吐药，《伤寒论》中载有瓜蒂散等催吐方剂均为后世临床行涌吐法之不二法则。故而现今对"吐"法多理解为通过涌吐的方法使停留在咽喉、胸膈、胃脘的痰涎、宿食及毒物等从口中吐出的一种方法。由于医家对吐法理解片面、患者难以接受等社会因素，故目前临床鲜有使用。中医"天人合一"的指导观渗透在治疗的各个方面，"吐"作为实现人体窍道与外界相通的一种途径，不仅仅代表涌吐之意，更包含了"吐纳"的思想内涵。吐纳见《庄子·刻意》："吹呴呼吸，吐故纳新。"即吐出浊气，纳入清气，完成新陈代谢。《抱朴子》说："得胎息者，能不以鼻口嘘吸，如人在胞胎之中。""服药虽为长生之本，若能兼行炁者，其益甚速。若不能得药，但行炁而尽其理者，亦得数百岁。"呼吸吐纳将调神、调息、调身合而为一，诠释了其对愈病强身保健的重要作用，体现了中医"天人合一""道法自然"的思想，既丰富了中医养生学的内涵，又为防病治病提供了辅助手段。肿瘤患者多忧思而气结，久而形成心理疾患，通过对肿瘤患者进行呼吸吐纳等引导，增强自身对疾病的控制力，可使其病情向愈。正如王冰曰"达，谓吐之，令其条达也"，吐能令身心条达，通利全身气机。

"下"而能安

下法临床一般通过运用具有泄下作用的药物攻逐水饮、结块、痰凝、燥矢等以从下窍而出，张子和认为"下者，是推陈致新也"。肿块结聚体内，影响局部及全身的代谢功能，造成机体毒素堆积、循环障碍。临床常见晚期恶性肿瘤的患者二便障碍，一方面"久病及肾"从而影响肾主二便的功能，另一方面与代谢产物堆积不通、机体无力运化有关。有研究通过泄下通腑法治疗慢性肾功能衰竭，取得显著疗效，且无明显不良反应。西医学亦证明通下治疗中风急性期因胃肠蠕动受抑而导致肠内容物蓄积，肠源性内毒素加剧脑血液循环障碍的病情有良好疗效，不仅可排除毒物，促进新陈代谢，且可减轻脑水肿，改善脑细胞缺血缺氧状态。刘铁军治疗慢性肝病过程中善用下法，不但可减少内毒素的吸收，还可改善肝脏血液循环，防止肝细胞变性、坏死，降低门静脉压力，促进肝脏血流量提高以增加营养物质的供应，最终减轻毒素对肝、脑的损害。"六腑以通为用"，陈谦峰广泛辨证使用攻下法治疗胃肠道肿瘤，常获良效。综上可知，下法不仅仅是攻下积热，也并不局限于排除机体的有害物质，而是通过给邪以出路来促进机体新陈代谢、改善循环并保护机体重要脏器功能，起到通腑安脏作用，即达到"邪去正自安"的目的。

(4)"汗、吐、下"运用层次及时机

"汗、吐、下"虽使用广泛，但运用前当先审清病情，运用得当可获良效，运用不当则错伤正气。历代医家无不以顾护脾胃、辅助正气为要，在使用时均明确了使用禁忌，《伤寒论》在论汗法时列有明确宜忌、调复方法和误汗后变证坏证的诊治等内容；吐法虽能取效迅捷，但吐后易伤胃气，运用呼吸吐纳亦需精充气足方可为之，且由于医家对于运用吐法把握不足及患者心理因素等原因，临床运用较少，张子和亦列了举吐法禁忌，"吐法且对于性情暴躁者、信心不坚者、病情危重者、老弱者、吐症者及各种血症者，皆不可用"；下法用之不当亦可伤正，且导致群证蜂起。肿瘤患者只有在病情尚轻浅、正气尚充足时可行"汗、吐、下"，且中病即止；若病重邪深，非峻猛之力莫达，如腹胀如鼓、心下坚满，病情较急时，可行十枣汤荡涤水饮，但需把握用量，且下后应注意行调护措施。肿瘤疾病病情复杂、病证多变，临床多无某一治法单独使用，常常联合其他治疗措施灵活施治，在配伍用法、用量、运用时机及治疗后调护等方面时时留意，方可确保不失。

(5) 结语

对于"汗、吐、下"的认识不应囿于攻邪手段，它是刺激机体代谢、促进机体阴阳平衡、协助自身修复的积极方法。通过对"汗、吐、下"内涵的深入认识和对肿瘤治疗时机的准确把握，此三法在肿瘤治疗中的运用价值可进一步推广。但目前尚未有具体的相关临床试验及深入的现代病理、免疫、神经内分泌及细胞分子学机制进一步研究阐释，望广大医者共勉，为中医治疗肿瘤疾病做出贡献。

（叶存思　贺凡　王雄文）

参考文献

［1］由凤鸣，沈涛，祝捷，等.汗法论治肿瘤的中医理论基础［J］.成都中医药大学学报，2015，38（2）：109-110，116.

［2］郑川，严然，由凤鸣，等.微汗法治疗肿瘤的理论探析［J］.中国中医基础医学杂志，2016，22（10）：1312-1313.

［3］姜静娴.谈汗法的祛邪特点与作用机理［J］.中国医药学报，2002，7（2）：76-77.

［4］任明霞，刘玉娟.呼吸康复训练对改善脑卒中患者吞咽功能的效果研究［J］.吉林医学，2012，33（35）：7776-7777.

［5］张向阳.穴位针刺配合呼吸吐纳治疗失眠临床研究［J］.中医学报，2011，26（11）：1403-1404.

［6］展照双.内科病症应用通腑法述要［J］.中国中医急症，2010，19（8）：1391-1392.

［7］凌方明，陈景亮.逐瘀化痰通腑法治疗急性脑出血作用机理的探讨［J］.中国中医药科技，2003，10（5）：309-310.

［8］刘铁军.中医下法治疗肝病体会［J］.吉林中医药，2007，27（1）：11-12，24.

［9］陈谦峰，郭树明，魏丹丹，等.攻下法在肠道肿瘤中应用探析［J］.中医学报，2011，26（6）：649-650.